LA
DIPHTÉRIE

SON TRAITEMENT ANTISEPTIQUE

PAR

Le Dr **J. RENOU** (de Saumur)

Études cliniques précédées d'une préface
du professeur GRANCHER

PARIS

OCTAVE DOIN, ÉDITEUR

8, PLACE DE L'ODÉON, 8

1889

LA
DIPHTÉRIE

LA
DIPHTÉRIE

SON TRAITEMENT ANTISEPTIQUE

PAR

Le Dr **J. RENOU** (de Saumur)

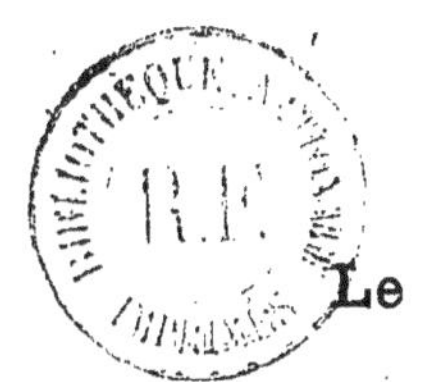

Études cliniques précédées d'une préface
du professeur GRANCHER

PARIS

OCTAVE DOIN, ÉDITEUR

8, PLACE DE L'ODÉON, 8

—

1889

PRÉFACE

Je suis d'autant plus heureux de présenter au lecteur français le livre de M. Renou, que, professeur de clinique à l'hôpital des enfants, je m'intéresse par devoir à tous les progrès que peuvent faire la prophylaxie et la thérapeutique de la diphtérie, et que, parmi beaucoup d'autres mérites, ce livre a celui d'être le fruit d'une observation pratique et personnelle. Partout le lecteur y sent la conviction, l'ardeur même et aussi l'autorité d'un médecin qui connaît les diphtériques pour combattre chaque jour leur maladie.

La diphtérie devient chaque jour plus redoutable, et MM. Brouardel et du Mesnil ont récemment demandé à la société de médecine publique et d'hygiène professionnelle une enquête ayant pour objet l'étude de ses modes de propagation, des moyens de défense dont nous disposons. A l'appui de cette demande d'enquête, MM. Brouardel et du Mesnil citent des chiffres qui tendent à prouver que la diphtérie est, de toutes les maladies épidémiques aiguës, la plus meurtrière.

En France, pour deux cent dix villes ayant plus de 10,000 habitants, la diphtérie a causé en 1886, 4838 décès, tandis que la fièvre typhoïde a donné seulement 4334 et la variole 3229 décès.

MM. Brouardel et du Mesnil ajoutent fort judicieusement que la diphtérie des campagnes fait encore, toutes proportions gardées, plus de ravages que la diphtérie des villes. M. Renou et les médecins qui exercent dans la même région que lui ne contrediront pas cette assertion.

Mais la diphtérie ne paraît pas avoir atteint son maximum de développement. Elle semble au contraire envahir chaque jour un nouveau domaine. Et dans les villes où elle a fait son apparition, les morts qu'elle cause augmentent d'année en année. Les statistiques de M. Janssens établissent que pour Bruxelles, la mortalité a subi la progression ascendante que voici :

$$
\begin{array}{lll}
1881 & - \text{ décès } - & 25 \\
1882 & - \qquad - \ - & 36 \\
1883 & - \qquad - \ - & 59 \\
1884 & - \qquad - \ - & 108 \\
1885 & - \qquad - \ - & 163
\end{array}
$$

D'autre part il semble, à en croire MM. Archambault, Cadet de Gassicourt et M. le professeur Joseph

Teissier de Lyon, que non seulement la mortalité par diphtérie s'accroît par la multiplication des cas, mais aussi par la malignité plus grande du mal, comme si le microbe diphtéritique augmentait de virulence par la série de ses passages à travers l'organisme humain. Les statistiques fournies par M. Teissier donnent pour l'année 1881 un taux mortuaire de 37 0/0

pour 1882. . . . . 72 0/0

1883. . . . . 55 0/0

1884. . . . . 72 0/0

1885. . . . . 62 0/0

Je ferai quelques réserves avant d'accorder que la malignité de la diphtérie augmente en proportion de sa durée dans le même milieu. Le fait n'est pas impossible, il n'a rien de contradictoire avec ce que nous savons sur l'exaltation progressive de la virulence d'un microbe dans un milieu de culture favorable. Je pense toutefois que la preuve n'est pas suffisante.

Il semble au contraire tout à fait démontré que chaque épidémie a sa malignité propre qui peut dépendre de conditions diverses : qualité du germe morbide, quantité du germe envahissant l'économie, mode et lieu de pénétration, enfin terrain organique plus ou moins préparé à le recevoir.

Il est également démontré que le chiffre de la population des grandes villes ne gouverne en rien leur chiffre de mortalité par diphtérie. En 1885 on a compté à Paris 1651 décès par diphtérie, à Berlin 1857, et à Londres 1772 décès. Or la population de Londres est au moins le double de celle de Paris et le quadruple de celle de Berlin.

M. le docteur Renou se préoccupe avant tout du traitement de la diphtérie, et il se trouve à en juger par les résultats qu'il apporte, que le traitement qu'il propose est non seulement efficace pour enrayer la marche de la maladie et la conduire à guérison, mais est efficace aussi à titre de moyen prophylactique. En effet la contagion si commune dans la chambre du malade qu'elle devient un effroi pour la famille et quelquefois une cause d'abandon, cette contagion, dis-je, paraît avoir été supprimée par l'emploi des moyens thérapeutiques que préconise M. Renou.

Si la méthode de traitement recommandée par notre confrère avait cette double efficacité, elle réaliserait un idéal, et nous ne saurions trop la recommander. Mais il est assez difficile, pour ne pas dire impossible, de juger quelle part revient aux vaporisations phéniquées et quelle autre part aux soins de propreté, désinfection des instruments, du linge et des vêtements dans les belles statistiques de M. Renou.

Ce microbe de la diphtérie, s'il flotte dans l'air,

est-il tué par les vapeurs d'acide phénique? ou au contraire la contagion est-elle évitée par la désinfection immédiate de tout objet souillé? C'est poser la question suivante : la diphtérie se propage-t-elle surtout par l'air ou par les objets?

Pour mon compte, et en me fondant sur des raisons que je crois bonnes, j'estime que la main des médecins ou de l'infirmière, que les ustensiles de cuisine, les linges ou les jouets sont les véhicules ordinaires du germe infectieux.

Une chose est certaine tout d'abord : c'est l'inoculabilité directe d'homme à homme, par la fausse membrane, du virus diphtéritique. Combien de médecins en pratiquant la trachéotomie ou en examinant la gorge d'un enfant, ont été contagionnés par la projection sur le visage de fausses membranes rejetées dans un accès de toux! On connaît les faits de Herpin, de Gendron, de Baudrey, de Loreau, de Justin et celui d'Arango qui se pique l'index en ouvrant la trachée et qui s'inocule la diphtérie. Quarante-huit heures après l'accident, la piqûre était couverte de fausses membranes et huit jours après, Arango succombait à une diphtérie pharyngo-laryngée. Albarran a failli mourir après une morsure et une diphtérie d'abord locale, puis pharyngée, qui en fut la conséquence. M. Renou cite encore dans son livre le fait curieux de Guersant, chirurgien des enfants malades qui, dans sa clientèle, opère trois phimosis et trois fois donne la diphtérie. Guersant, qui écrivait en 1859, en conclut qu'en temps d'épidémie, il faut cesser d'opérer. A trente ans de distance, et mieux éclairés sur les conditions de contagion des maladies virulentes, nous concluons qu'il faut, si l'on veut éviter tout danger de contagion, que le chirurgien désinfecte avec la plus grande rigueur ses instruments, ses vêtements et ses mains. Car l'instrument souillé par un germe diphtéritique gardera longtemps la souillure, s'il n'a pas été l'objet de lavages méthodiques et rigoureux.

Je considère cette proposition comme démontrée, à savoir que la diphtérie est inoculable.

Une seconde proposition résulte tant de mes observations que de celles que j'ai pu recueillir çà et là ; elle peut se formuler ainsi : La contagion de la diphtérie a besoin, pour se faire, d'un contact immédiat. M. le docteur Lancry cite dans sa thèse deux observations qui le démontrent. Dans la première, empruntée au docteur Dumez, une école communale composée d'une seule pièce rectangulaire abrite pendant toute la journée, à droite les garçons et à gauche les filles, séparés par un espace libre de 2 mètres de largeur. Le pupitre de l'instituteur seul sépare les garçons et les filles. Or une fille apporte la diphtérie du dehors et la communique autour d'elle à huit de ses compagnes ; mais aucun des garçons qui vivaient cependant de l'air commun dans la même salle, pendant plusieurs heures chaque jour, ne prit la dipthérie.

La seconde observation appartient au docteur Cazin : elle montre que dans la famille d'un instituteur comprenant quatre groupes : le maître d'école et sa famille, les serviteurs, les pensionnaires et les demi-pensionnaires, ceux-là seuls qui vivaient continuellement côte à côte et le jour et la nuit, furent atteints de diphtérie. Les autres groupes qui partageaient l'air des salles échappèrent à la contagion. De sorte qu'avant d'incriminer l'air des salles pour expliquer un cas de contagion, il faudrait en bonne logique commencer par démontrer que le contact immédiat n'a pas pu se produire. Or, si on veut bien réfléchir à tous les modes de contagion possible, qui sont la conséquence nécessaire des soins donnés à nos malades, on comprendra combien cette preuve est difficile à fournir. Un seul repas souille une foule d'objets qui peuvent devenir de près ou à distance autant de sources d'infection. Le verre, la cuiller et la fourchette, le couteau, la serviette, etc..., qui ont servi à un diphtérique le matin et qui, sans avoir été suffisamment désinfectés, servent au dîner d'un autre enfant, le soir, peuvent transmettre la diphtérie. Or, dans

nos salles où nous n'avons pas depuis fort longtemps à
notre disposition la possibilité de laver tous ces objets à l'eau bouillante, la contagion a dû se faire souvent par cette voie. Le pain qu'une infirmière touche
de ses mains souillées et donne à un enfant sain peut
être aussi le véhicule du germe morbide. Les jouets
qui sont une propriété indivise ne sont pas moins dangereux. La poupée, le sifflet, le crayon, après avoir été
souillés par la main ou la bouche du diphtérique,
peuvent, longtemps après, contaminer un enfant sain.
Enfin, tous les objets de literie qu'on ne peut pas les-
siver, y compris le fer ou le bois du lit, sont des
sources de contagion. Sans doute, après le passage du
diphtérique, nous donnons l'ordre de désinfecter le lit
suspect, mais nos lits ne sont pas démontables, ils sont
trop lourds pour être transportés en bloc en dehors de
la salle; enfin nous n'avons pas d'étuve à désinfection
à vapeur sous pression, mais seulement une étuve à
air sec, instrument de désinfection tout à fait impar-
fait. Et voilà pourquoi la diphtérie séjourne à demeure
dans nos salles, et de temps en temps se ranime sans
cause apparente, sous la forme de petits foyers nouveaux. Car la ténacité, la résistance du germe diphtéritique est grande. Elle est telle que M. Révilliod ayant
constaté que dans soixante-cinq familles observées, par
lui, la diphtérie paraissait frapper des générations suc-.

cessives, en avait conclu à une sorte d'hérédité diphtéritique par prédisposition familiale. Il expliquait ainsi
comment la diphtérie apparaissait dans la même famille
chez des membres différents à trois ou quatre ans de
distance. A mon sens, il est plus logique de conclure des
faits de M. Révilliod, que le germe diphthéritique résiste
indéfiniment à la dessiccation que de conclure à une
prédisposition héréditaire. Le fait suivant que je dois
à mon confrère, M. le docteur Worms, a la valeur
d'une expérience décisive : Un homme de cinquante
ans, n'ayant, par sa profession, aucun rapport avec des
malades, fut pris de diphtérie grave suivie de paralysie très étendue. L'enquête de la cause du mal démontra que M. X..., atteint d'une angine catarrhale,
avait été badigeonné au citron avec un pinceau qui,
quatre ans auparavant, avait servi au même usage pour
sa jeune fille, alors âgée de huit ans et atteinte de
diphtérie de moyenne intensité qui avait guéri. Ce pinceau avait été depuis conservé et oublié, roulé dans
un papier. Le docteur Darolles raconte l'histoire d'un
berceau qui, dans la même famille, après avoir servi
de couchette à deux enfants qui succombaient tour à
tour à la diphtérie, communiqua, deux ans après, la
même maladie à un troisième enfant, et cela deux fois
de suite à quelques mois de distance, car le docteur
Darolles n'avait pu obtenir des parents ni que le ber-

ceau fût brûlé, ni qu'il fût désinfecté. M. Nocard, directeur de l'École d'Alfort m'a communiqué l'histoire à peu près semblable concernant une famille où, deux ans après la mort d'un enfant dans un berceau, celui-ci, qui n'avait pas servi pendant cette longue période, donna la diphtérie au frère cadet qui avait obtenu par faveur de coucher dans la chambre de son aîné, close depuis sa mort. Enfin, s'il fallait une preuve nouvelle de la persistance du germe diphtéritique dans le lit des malades, je pourrais invoquer l'observation faite dans mon service depuis trente-deux mois, du 1er novembre 1885 au 1er juin 1888. Nous avons eu dans ce laps de temps, soixante-neuf cas de diphtérie contractée dans les salles. Or, à Sainte-Geneviève, salle de vingt-huit lits, sur trente et un cas de diphtérie, seize ont éclaté dans cinq lits. A Saint-Thomas, salle de vingt-huit lits, sur trente-quatre cas de diphtérie, douze se sont produits dans quatre lits. A Sainte-Catherine, salle des chroniques de vingt-deux lits, nous n'avons eu que quatre cas de diphtérie, mais deux dans le même lit.

Tout cela démontre que dans une salle d'hôpital où la diphtérie a passé et où une désinfection rigoureuse n'a pas tué les germes morbides, ceux-ci vivent pendant des mois et des années, attendant qu'une circonstance fortuite les prenne là où ils sommeillent pour

les porter sur un terrain de culture, muqueuse ou
peau dénudée, et provoquer une nouvelle éclosion de la
maladie. Sinon, comment expliquer l'innocuité relative
du séjour prolongé dans nos salles? Assurément le service médical a payé son tribut, puisque douze élèves
dans le cours de ces trente-deux mois ont pris la
diphtérie et que l'un d'eux, Wilbien, a succombé. Mais
quelque nombreux qu'ils soient, ces cas de contagion
sont une exception rarissime, si l'on suppose que l'air
atmosphérique est le véhicule habituel de la contagion.
S'il en était ainsi, comme nous avons eu, chaque mois,
des cas nouveaux de diphtérie, et que le germe de
cette maladie est en permanence dans nos salles, comment tant d'enfants, de médecins et de visiteurs
auraient-ils échappé à la diphtérie? On explique cette
immunité par la résistance individuelle, comme on
explique les cas de contagion par un affaiblissement
momentané des victimes. Il n'en est rien à mon sens.
Et si l'affaiblissement des forces joue un rôle dans le
développement de la diphtérie, c'est un rôle secondaire. La réceptivité individuelle est chose banale, la
contagion est rare heureusement. Voilà la vérité.

Ces notions relatives à la contagion de la diphtérie
et à la résistance des germes de cette maladie con-
duisent à des mesures prophylactiques que le médecin
doit prescrire dans tous les milieux où il exerce, hôpi-

tal ou chambre de malade. Ces mesures concernent le malade qui doit être isolé autant que possible, l'entourage, qui doit veiller à la désinfection de tous les objets que le malade a pu toucher, le médecin qui prendra les mêmes mesures avec plus de rigueur encore, puisqu'il peut apporter la diphtérie à d'autres malades.

M. Renou, dans son livre, n'aborde pas ce problème. Il considère peut-être avec raison que sa méthode de traitement est à la fois la meilleure thérapeutique et la meilleure prophylaxie. Le traitement préconisé par lui procède d'une conception de la diphtérie qu'un grand nombre de médecins acceptent aujourd'hui comme une vérité démontrée. Dans cette conception, la diphtérie est une maladie générale, le germe morbide pénètre dans l'économie, l'infecte tout entière, et tous les symptômes de la maladie, y compris la fausse membrane, sont le résultat de cet état infectieux.

En conséquence, M. Renou propose une méthode de traitement, qui vise, par sa pénétration incessante dans tous les milieux organiques, la destruction du germe morbide partout où il se trouve : surface des muqueuses, sang, lymphe ou viscères profondément cachés. Cette méthode, le lecteur en trouvera le détail dans plusieurs chapitres de ce volume. Il me suffira de dire qu'elle consiste en vaporisations permanentes d'acide

phénique dans la chambre du malade à une température
de 22 à 23°. Cette atmosphère antiseptique ainsi réalisée
pénètre par les voies respiratoires dans le sang et par
son intermédiaire dans les organes les plus profonds,
où, sans altérer les éléments histologiques, elle ralentit
ou supprime le développement du virus diphtéritique.

M. Renou insiste beaucoup sur le danger ou mieux
sur les inconvénients d'un traitement local, contre
lequel il s'élève au nom de la pratique et aussi au
nom des principes scientifiques qui l'animent. Les
résultats qu'il donne, en conséquence de l'application
de sa méthode, ceux de ses confrères des environs,
ceux de M. Geffrier publiés dans la thèse du docteur Paterne sont bien faits pour inspirer confiance ; et je
regrette pour ma part que les circonstances ne m'aient
pas permis l'essai en grand de cette méthode, dans le
pavillon de diphtérie de l'hôpital des enfants. Malheureusement chacun des médecins de cet hôpital dispose
du pavillon à tour de rôle pendant deux mois, et si ce
temps suffit à l'instruction du groupe d'élèves attaché
à chaque service, il est tout à fait insuffisant pour une
étude thérapeutique sérieuse. En ville, où j'ai eu l'occasion d'appliquer quelquefois la méthode de M. Renou, elle m'a donné, sans aucun inconvénient, de bons
résultats ; mais mes faits sont trop peu nombreux et
trop peu probants, pour entrer en ligne de compte

dans le jugement à porter sur cette méthode. En attendant que mon opinion se soit formée par une expérience personnelle, je ne puis qu'approuver l'idée générale qui a inspiré ce traitement, et la formule qu'en a donnée M. Renou. Je pense même, contrairement à l'opinion, je dois le dire, de quelques uns de mes collègues de l'hôpital des enfants, que le traitement de M. Renou, s'il est surveillé avec beaucoup de soins, peut être appliqué sans danger, même aux plus jeunes enfants.

C'est une objection d'un autre ordre qui me vient à la pensée, quand je vois que M. Renou proscrit formellement, et pour tous les cas, le traitement local, c'est-à-dire l'ablation ou la destruction des fausses membranes. De cette règle de conduite, il donne deux motifs : le premier, c'est que les cautérisations du pharynx ou de la gorge, par la douleur et la répulsion qu'elles provoquent chez les malades, diminuent ou même détruisent l'appétit et font disparaître en conséquence un des leviers les plus précieux de la guérison. Le second, c'est que ce traitement est inutile, puisque la fausse membrane est une sécrétion morbide d'une muqueuse envahie par le microbe pathogène. Le lecteur trouvera dès le premier chapitre une discussion approfondie sur la nature de la diphtérie, que M. Renou a soulevée à propos d'une communication récente faite par M. le docteur Gaucher à la société médicale des hôpitaux. Ce

médecin très distingué a aussi une méthode de traitement de la diphtérie, qui diffère radicalement de celle
de M. Renou, car elle procède d'une idée toute opposée.
M. Gaucher croit que la diphtérie est une maladie
primitivement locale, que sur le point d'infection même
de la muqueuse, l'exsudat pseudo-membraneux, fruit
de cette infection, devient à son tour la source de la
propagation de proche en proche du mal diphtérique,
et qu'enfin l'infection générale du sang est la conséquence plus ou moins tardive d'une lésion spécifique
assurément, mais primitivement locale. En conséquence
il procède d'aussi bonne heure que possible et avec une
grande énergie à la destruction des fausses membranes
et à la cautérisation de la muqueuse sous-jacente ; son
traitement consiste en frictions énergiques et répétées
à l'aide d'un pinceau dur, fait de coton enroulé sur
un bout de bois et trempé dans un liquide caustique
composé de camphre, d'acide phénique, d'alcool en
proportions variables, selon la gravité des cas et
étendu d'une partie égale d'huile d'olive.

Le seul point de contact de ces deux méthodes
de traitement est dans l'emploi de l'acide phénique.
M. Renou et M. Gaucher pensent, et leur opinion est
fondée sur les résultats de leur pratique, que l'acide
phénique est le meilleur antiseptique à opposer à la
diphtérie. Je suis tenté, je l'avoue, de regretter que

l'accord entre ces deux estimables confrères n'ait pas
pu se faire par la conciliation de leurs deux méthodes.
Je le regrette d'autant plus qu'à mon avis chacun
d'eux a partiellement tort et raison dans la thèse qu'il
soutient. La diphtérie est une maladie générale, dit
M. Renou ; c'est une maladie généralisée, dit M. Gaucher ; et je pense qu'ils ont raison tous les deux, chacun pour un certain nombre de cas.

A l'époque où Bretonneau et Trousseau défendaient
l'idée de spécificité de la diphtérie, ils combattaient
en faveur des virus ou du microbe qu'ils ignoraient,
mais qu'ils soupçonnaient, qu'ils affirmaient, contre
l'opinion qui ne voyait dans la diphtérie qu'une inflammation plus ou moins gangréneuse, sans spécificité
d'aucune sorte.

La querelle de MM. Gaucher et Renou est toute
autre, car pour soutenir que la diphtérie est primitivement locale, M. Gaucher ne nie pas qu'elle soit
spécifique et microbienne. Mais il pense qu'une maladie spécifique n'est pas nécessairement répandue dans
tout l'organisme avant de produire ses premiers effets
locaux. D'autre part, il est certain que dans bon
nombre de cas, les fausses membranes ne surviennent
que tardivement, ou en conséquence d'une infection
générale de l'économie ; quelquefois même la diphtérie est fruste en ce sens qu'elle peut tuer avant la pro-

duction des fausses membranes. Enfin, même dans les cas les plus bénins, où, de par les symptômes observés, le médecin est en droit de conclure à une lésion locale dominante et primitive, l'infection dépasse de beaucoup la fausse membrane. Elle occupe déjà la muqueuse et le tissu cellulaire sous-muqueux, les lymphatiques et les vaisseaux sanguins de la région. En conséquence, le traitement local, si on veut qu'il soit efficace, doit être énergique et douloureux, car il doit agir profondément.

Sur ce point, M. Gaucher n'hésite pas, et proclame, en effet, que les cautérisations phéniquées ne sont utiles qu'à la condition d'être très énergiques et malheureusement très douloureuses. Quand le patient s'y soumet et que le médecin a à la fois l'autorité et l'habileté nécessaires pour le conduire avec toute sa rigueur, nous croyons que la formule thérapeutique donnée par M. Gaucher peut être très utile, victorieuse même, si l'infection de l'économie n'est pas très profonde ni trop ancienne. Car il est probable, pour ne pas dire davantage, que si la fausse membrane est le produit de l'infection, celle-ci devient à son tour une sorte d'infection nouvelle.

La microbiologie moderne a modifié sur plusieurs points l'opinion que nous avions autrefois d'une maladie générale et spécifique. Depuis que nous savons

cultiver et manier les microbes du charbon et de la
tuberculose, pour ne parler que de ceux-là, nous savons
faire à volonté, en variant le lieu d'inoculation, la
quantité de microbes inoculés et la virulence de ces
microbes, une infection locale ou générale. Le bacille
tuberculeux pris dans une vieille culture et inoculé en
petite quantité sous la peau d'un lapin, produira lentement une lésion locale d'où partira l'infection des vaisseaux lymphatiques et des ganglions de la région, puis
ceux des régions voisines et enfin de tout l'organisme.
Plusieurs mois seront nécessaires pour l'évolution complète de ce processus infectieux. On peut même rencontrer un état de virulence si affaiblie du bacille tuberculeux que le lapin résiste à son action, tandis que le
cobaye succombe. Et M. Arloing a cru trouver la définition de la scrofule et de la tuberculose dans cette
atténuation du même genre morbide qui le rend inoffensif pour le lapin, lorsqu'il est encore capable de tuer
un cobaye. Inversement, si l'on réunit toutes les conditions d'infection maxima, c'est-à-dire si l'on prend
une quantité notable, un centimètre cube, d'une culture fraîche et qu'on l'injecte dans la veine de l'oreille
d'un lapin, l'animal en expérience succombera en un
temps très court, quinze jours au plus ; et, chose plus
curieuse encore, il succombera à une infection générale,
mais sans aucun tubercule apparent. Les seules lésions

visibles sont une hypertrophie habituelle avec rámol-
lissement de la rate, un état muscade du foie et un peu
de congestion pulmonaire.

L'examen microscopique montre que tous ces organes sont envahis de millions de bacilles et que déjà
des tubercules microscopiques sont en formation ; mais
en somme l'infection, qui a suffi pour tuer l'animal,
n'a produit aucune lésion apparente. De même, le
charbon inoculé en très petite quantité produira
d'abord une lésion locale suivie d'une infection générale.
Au contraire, une dose massive de bactéries charbon-
neuses injectées directement dans le sang tuera avec
une rapidité foudroyante. Et, dans ces deux exemples :
les lésions locales et l'infection paraissent être en
raison inverse l'une de l'autre. Mais que la tuberculose
ou le charbon soient primitivement localisés ou géné-
ralisés, ils ne changent pas pour cela de nature et
restent également spécifiques dans les deux cas.

La question qui se débat à propos de la diphtérie
se discute également pour la tuberculose ou le charbon. Faut-il traiter et guérir la tuberculose locale ?
Faut-il traiter et guérir la pustule maligne ? La réponse
est affirmative pour les deux cas. De même, telle
diphtérie peut être primitivement locale et rester localisée assez longtemps pour que la meilleure thérapeutique soit une thérapeutique également localisée.

Mais la diphtérie étant beaucoup plus maligne que la tuberculose, le médecin a le droit de soupçonner que dans tous les cas, même quand l'affection ne revêt pas la forme toxique, les germes de la diphtérie ont dépassé de beaucoup la région où siège la fausse membrane et déjà ont envahi la lymphe et le sang. De là à conclure à la nécessité d'un traitement antiseptique général il n'y a qu'un pas. Et si le traitement préconisé par M. Renou fait ses preuves de traitement antiseptique à la fois local et général, par pénétration des vapeurs phéniquées dans tous les milieux organiques, il aura sur toutes les autres méthodes ce grand avantage d'être facilement supporté, puisqu'il est indolent, de permettre l'alimentation du petit malade et de réaliser en même temps la meilleure mesure prophylactique. C'est donc en dernier ressort à l'observation qu'il faut en venir. Le temps des discussions oiseuses sur les maladies plus ou moins générales ou plus ou moins généralisées est passé, puisque nous pouvons à volonté localiser ou généraliser d'emblée certaines maladies infectieuses.

Les médecins qui liront ce livre, et qui rigoureusement, scientifiquement suivront la méthode du docteur Renou, ne tarderont pas à se convaincre si elle est supérieure aux autres méthodes. Pour moi, je le souhaite et je l'espère.

INTRODUCTION

L'auteur de ces Études a, par les hasards d'une vie
médicale déjà longue, eu sous les yeux un nombre relativement considérable de cas de diphtérie. Il a pu
en observer toutes les formes, tous les accidents. Passant du malade au livre, il a fouillé cet entassement
énorme de renseignements accumulés sur la pathologie et la pratique de cette terrible affection, entassement qui forme un monument bizarre où se
rencontrent, à côté de véritables merveilles de science
et d'observation, beaucoup d'incohérences et de con-
tradictions. La lumière et l'unité semblent manquer à
ce vaste édifice fondé par Bretonneau et l'école française, auquel Trousseau, après avoir largement tra-
vaillé, aurait voulu ajouter encore si la mort ne l'avait
empêché. Ainsi, sans parler des erreurs que les Allemands ont jetées sur l'anatomie pathologique de la
diphtérie, on a lieu d'être étonné que la religion mé-

dicale ne soit pas généralement fixée sur des points
essentiels comme celui-ci : la diphtérie est-elle infectieuse avant la fausse membrane ou consécutivement
à la fausse membrane ? La fausse membrane est-elle
une simple manifestation, une localisation d'un état
primitivement infectieux, est-elle un point de départ ?
Si maintenant on passe de la diphtérie à son accident
laryngien, le croup, les incertitudes se succèdent sur
sa nature, son mécanisme, ses indications opératoires;
le tout aboutissant à cette erreur commune qui fait de
la trachéotomie le dernier terme de l'effort médical
contre la diphtérie, après lequel on n'a plus qu'à re-
garder vivre ou mourir. Lorsqu'enfin on arrive à la
pratique, ce n'est plus qu'un mélange indescriptible
où tout entre, où tout est passé. Suivant l'opinion d'un
chacun (car l'appréciation de la nature de la diphtérie
est encore affaire d'opinion, et rien n'est inaccessible
comme une opinion) les uns ne veulent que le traitement local, d'autres le dédaignent et le proscrivent
énergiquement; on aborde en plein dans l'empirisme
avec des recettes nouvelles, rajeunies, toujours infaillibles.

Le but de ce travail a été de faire dériver l'action
thérapeutique de notions bien établies sur la nature
de la diphtérie, la symptomatologie, la clinique. Il a
été commencé par la fin en 1883. Nous avons, à cette

époque, publié une formule de traitement basé sur des données de pathologie, dont nous avons aujourd'hui rédigé le résumé. Une thèse inspirée par le docteur Geffrier d'Orléans [1], a étudié cette méthode thérapeutique de la diphtérie et consigné ses résultats encourageants. Ce que nous venons de dire de l'incertitude des opinions devait la faire diversement apprécier. Les uns la reléguèrent parce qu'elle laissait de côté la fausse membrane ; ceux qui sont en quête d'un remède, d'un spécifique, n'en virent aucun ; d'autres, retrouvant là l'antisepsie et l'acide phénique, choses heureusement très connues, n'y trouvèrent rien de nouveau. Nous ne pensions pas à un remède, pas non plus à une nouveauté, mais à faire entrer dans le traitement rationnel de la diphtérie un moyen, une méthode ayant surabondamment fait des preuves ailleurs.

C'est le propre de cette maladie traîtresse, d'avoir fatigué, désillusionné, découragé le médecin, peut-être, faut-il l'avouer, de l'avoir quelquefois terrifié. On la regarde trop à travers le crêpe de ce martyrologe médical dont il est partout question à l'endroit de la diphtérie. Comme si toute maladie contagieuse, tout champ de bataille n'avait pas son martyrologe médical ; comme si toute profession n'avait pas le sien,

[1] Docteur PATERNE, th. de Paris, 1887. *Des vaporisations antiseptiques dans le traitement de la diphtérie.*

un peu plus brillant que le nôtre, voilà tout ; comme si la diphtérie était plus contagieuse que telle autre maladie zymotique, ou plus sûrement mortelle. Nous raconterons comment, dans une épidémie épouvantable_ ment toxique, un médecin distingué, le docteur Frouslin, lui-même des premiers frappés, perdit seulement soixante-dix-huit malades sur cent soixante-quinze, sans autre thérapeutique, dit-il, que la médication tonique, tonique à outrance. Le croup peut guérir spontanément à toutes ses périodes, à plus forte raison, avec des soins sagement et énergiquement dirigés. Nous avons vu nous-même guérir cinquante et un diphtériques à des degrés divers de gravité, sur soixante-deux ; seize croups opérés « in extremis » sur vingt-trois ; Geffrier, trente-six sur cinquante. De Nantes, d'Angers, de Jonzac, d'Algérie nous sont venus des résultats analogues à l'appui de notre traitement. Et sans vouloir étayer ici un système qui n'a pas subi une expérimentation suffisante, ne peut-on trouver dans les statistiques des hôpitaux de Paris, ou pourtant, dit M. Cadet de Gassicourt au cours de ses admirables leçons sur la diphtérie, celle-ci se présente avec des conditions particulièrement lamentables, de sérieuses promesses d'une lutte avantageuse ? Mais c'est à la campagne surtout que la diphtérie tue, non par elle-même, mais par l'absence de soins , l'affolement, les hésitations, les remèdes, grâce à l'isolement du médecin, son peu de confiance en ses ressources, les difficultés de l'intervention chirurgicale. Il y a contre la diphtérie une véritable croisade à essayer. Si on ajoute que, d'après les observations les plus exactes et les plus répétées, elle augmente incessamment en quantité et en gravité, moissonne surtout les enfants dont la patrie a raison d'être avare, parce qu'elle ne suffit plus à les remplacer ; on comprendra l'importance de plus en plus grande de cette question. Si donc nous pouvons réussir à vulgariser des notions scientifiques bien exactes, que nous n'avons, pour la plupart, qu'à transcrire et coordonner, à simplifier l'étude de la diphtérie et rendre d'abord inoffensive sa thérapeutique, tout en la précisant, nous croirons avoir réalisé la seule ambition qui ait guidé ce travail et avoir fait œuvre utile et pratique.

Janvier 1888.

LA DIPHTÉRIE

SON TRAITEMENT ANTISEPTIQUE

I

NATURE DE LA DIPHTÉRIE

Une chose étonne, lorsqu'on se livre à l'étude de la
diphtérie, c'est qu'il n'y ait pas sur sa nature une doctrine bien établie, indiscutée, acceptée par tous les mé-

decins. Une chose effraye qui est la conséquence inévitable de ce fait, c'est le désordre, nous dirions volontiers le désastre d'une thérapeutique luttant avec des armes quelquefois terribles contre un ennemi qu'elle ne sait où atteindre. Un diphtérique étant donné, si l'on demandé au médecin par où il va attaquer la diphtérie, l'un répondra, abrité derrière l'illustre autorité de Bretonneau et de Trousseau, qu'il l'attaquera par la fausse membrane. « On peut comparer en effet ce qui se passe ici avec ce qui se passe dans la pustule maligne, où, en attaquant directement l'affection locale, nous enrayons l'affection générale, dont c'est la première manifestation [1]. »

M. E. Gaucher [2], médecin des hôpitaux, reprenait, il y a quelques jours, la défense de cette opinion d'une façon trop explicite pour que nous nous dispensions de citer en entier l'exposé qu'il en fait. « Il n'y a aucun doute sur la nature infectieuse de la diphtérie, dit-il ; mais, que cette infection soit *générale d'emblée*, voilà ce que je conteste. Elle est d'abord locale et se généralise. Elle se généralise très rapidement, je le reconnais [3], mais en somme, la diphtérie grave ou maligne n'est pas une infection générale, mais une infection généralisée. —

[1] Trousseau, *Clinique médicale de l'Hôtel-Dieu*, t. Iᵉʳ, p. 385.

[2] E. Gaucher, médecin des hôpitaux. *Sur une méthode de traitement de l'angine diphtérique par l'ablation des fausses membranes et la cautérisation antiseptique de la muqueuse sous-jacente (Arch. de laryngologie*, 1887.

[3] M. Bourneville dans un travail analogue prédisait davantage : — Elle se généralise, disait-il, vers le quatrième jour.

Je ne soulève pas ici une querelle de mots. Il y a une grande différence de doctrine entre ces deux manières de concevoir l'infection diphtérique ; il y a une plus grande différence entre les conséquences thérapeutiques qui découlent logiquement de l'une ou de l'autre. Si la diphtérie est d'emblée, une maladie générale, il est évident que tous les efforts que l'on dirigera contre l'angine n'auront que peu d'efficacité et que c'est l'état général qu'il faudra soigner, surtout dès le début. A quoi bon détruire les fausses membranes, s'il existe une cause interne qui les fait repulluler immédiatement, et si l'angine, comme on l'a dit, n'est que le résultat et la manifestation de l'infection ?

Que si, au contraire, l'angine est l'accident primitif, si elle est la source de l'infection au lieu d'en être une conséquence, c'est elle qu'il faudra traiter avec la plus grande énergie, car, en détruisant les fausses membranes, c'est la cause même de l'infection secondaire qu'on atteint.

A mon avis, c'est la seconde manière de voir qui est la vraie, et voici les arguments sur lesquels je m'appuie pour soutenir cette opinion.

C'est d'abord l'existence de diphtéries bénignes, sans infection générale, ou avec une infection tardive; de diphtéries localisées à la gorge pendant tout le temps de leur évolution, ou pendant une grande partie de leur durée. Je trouve un nouvel argument dans le siège primitif de la production pseudo-membraneuse qui peut être autre que le pharynx. Ce n'est pas toujours sur la gorge que le germe diphtérique se dépose en premier lieu. C'est habituellement par la gorge que la diphtérie commence, parce que ce vestibule commun des voies respiratoires et digestives est le plus exposé à recevoir les germes venant de l'atmosphère ; mais il y a des stomotites diphtériques primitives, il y a des croups d'emblée, il y a des bronchites diphtériques, avec croup ascendant et angine consécutive ; il y a des diphtéries cutanées primitives. Si la peau est dénudée, si les muqueuses dé la bouche, du larynx ou des bronches sont enflammées, c'est là que le germe infectieux peut s'implanter et se développer tout d'abord. Il n'y a plus de contestation possible relativement à la stomatite dipthérique, au croup d'emblée, à la diphérie cutanée. Quant à la bronchite diphtérique, elle existe aussi; j'en ai observé un cas bien frappant. L'angine, donc, n'est pas la manifestation de l'infection, elle en est le point de départ. » La conséquence pratique est la cautérisation énergique, antiseptique, qu'on peut d'ailleurs varier à l'infini, et si, comme cela arrive quelquefois, la fausse membrane est limitée aux amygdales, leur ablation a été proposée par M. Bouchut.

Sans entrer dans une discussion pour laquelle les arguments se pressent et s'entassent, demandent des développements que nous leur donnerons dans la suite, nous indiquerons simplement ici : qu'on a vu, sur des surfaces de section d'amygdales enlevées, la fausse membrane se reproduire aussitôt et s'étendre ; que, d'après l'avis des médecins les plus autorisés, la destruction de la fausse membrane a largement donné la preuve de son impuissance à enrayer la diphtérie ; que les cas observés sont nombreux. de généralisation immédiate, simultanée des fausses membranes à la gorge, en même temps que dans les bronches, les fosses nasales, d'autres muqueuses, la peau, et que ces cas échappent à la loi de l'extension consécutive ; qu'il y a une raison indépendante de la fausse membrane, à ce que sa propagation ne se fasse jamais par les voies digestives trouvées toujours indemnes de ce produit pelliculaire ; que jusqu'à explication nouvelle des notions acquises sur l'introduction de germes contagieux dans l'organisme, les croups d'emblée, les croups ascendants, les diphtéries cutanées primitives, invoquées par M. Gaucher, semblent aller précisément à l'encontre de son opinion du point de départ infectieux ; la fausse membrane, d'après lui-même, serait non pas l'accident primitif, mais, comme le chancre induré, le premier des accidents secondaires. Or, personne aujourd'hui n'émettra la prétention d'arrêter la syphilis par la cautérisation, même antiseptique, du chancre. Quant à l'argument tiré de la diphtérie bénigne, concentrant dans l'évolution pseudo-membraneuse toute sa pathologie apparente ; quant à la diphtérie à intoxication tardive, est-ce qu'on peut se refuser à admettre que la variole, la scarlatine, la fièvre typhoïde, toutes les maladies infectieuses en un mot, aient ces bénignités sans cesser d'être générales primitivement ? Enfin, un argument d'ordre également clinique et qui paraît aussi nettement établi que possible, est l'existence des diphtéries appelées par

Trousseau lui-même, des *diphtéries frustes,* c'est-à-dire sans fausse membrane.

Derrière cet argumentateur, que nous laisserons pour le moment, convaincu ou non, un autre se trouve. Pour lui, bien qu'il admette l'infection organique primitive, la fausse membrane reste un ennemi terrible, justiciable de toutes les rigueurs de la cautérisation ; ce n'est plus le point d'inoculation, mais c'est le support du germe morbide, le nid des microbes, la source d'une infection secondaire. Il faudrait démontrer, à la suite de cette assertion, comment détruire un microbe sur son terrain de prédilection c'est empêcher l'envahissement organique déjà fait, puisque ce microbe est là. « D'autre part, dit Sanné, il y a, pour quiconque a observé quelques cas de diphtérie, un principe que je me suis efforcé de mettre en évidence : c'est qu'il est impossible d'établir un rapport constant entre les caractères de la fausse membrane et l'intoxication. » L'étude anatomique de la fausse membrane nous apprendra d'ailleurs plus loin qu'il faut la réduire au rôle d'une simple manifestation éruptive ; et le fait de sa généralisation immédiate, dont nous avons déjà parlé, enlève toute valeur à la théorie d'une infection secondaire.

Enfin, nous ne mentionnerons qu'à titre de constatation (puisque leur conduite n'a aucun mobile scientifique) les médecins, et ils sont nombreux, qui cautérisent, badigeonnent, irriguent la fausse membrane, parce que c'est passé dans les mœurs médicales et dans celles du public; qui ne comprendraient pas que, là où on voit un mal, on ne porte pas un remède ou quelque chose qui lui ressemble. — « Ils sont tellement préoccupés de la fausse membrane qu'ils lui attribuent, presque malgré eux, une valeur nosologique excessive, ne peuvent se décider à la mettre au second rang. Ils admettent en théorie que, détruire la fausse membrane n'est pas détruire la maladie ; mais, en pratique, lorsqu'ils se trouvent en face de ces produits couenneux si redoutables en apparence, ils ne résistent pas au désir de les faire disparaître, et croient avoir gagné quelque chose lorsqu'ils les ont en partie détruits. »

« C'est ainsi que les doctrines et les conséquences pratiques réagissent les unes sur les autres, et qu'il est bien difficile de se faire une idée exacte d'une maladie, lorsque la conception première manque de justesse. J'ai voulu faire toucher du doigt cette vérité, en montrant l'influence des théories sur le traitement local de la diphtérie; mais on comprendra sans peine que cette influence n'est pas moindre sur l'ensemble de la maladie. La symptomatologie tout entière ne saurait être jugée sainement par ceux qui accordent à un détail une importance exagérée, et qui méconnaissent la subordination des faits. »

« Il faut le dire bien haut, sous peine de ne rien comprendre à l'histoire de la diphtérie : la diphtérie est une maladie primitivement infectieuse dont la fausse membrane est seulement la manifestation extérieure. La fausse membrane n'est pas plus la diphtérie que la pustule n'est la variole, que l'exanthème n'est la rougeole ou la scarlatine [1]. »

On s'est donc trompé, on se trompe encore tous les jours sur la nature de la diphtérie. — Les conséquences pratiques de cette erreur sont considérables. — Nous n'avons parlé que de l'une d'elles parce qu'elle est caractéristique : la cautérisation ; mais il est facile de voir les routes opposées ouvertes au médecin par une telle divergence d'appréciation dès le début. — Nous allons grouper les raisons qui feront trouver dans les mêmes principes : la pathologie de la diphtérie, une conclusion uniforme, après, toutefois, avoir signalé les causes d'une erreur aussi étrange et aussi funeste.

L'erreur vient de la diphtérie même, essentiellement protéiforme et du siège de sa manifestation.

La diphtérie ne peut se juger que sur une vaste expérience, sur un grand nombre de cas présentant l'intoxication à des degrés divers avec des localisations différentes du virus. Il arrive qu'elle empoisonne si vite, que la fausse membrane n'a pas le temps d'évoluer. Fût-elle constatée, son importance est absolument nulle dans l'effondrement général. Ailleurs, elle se montre avec un visage bénin, mais des manifestations multiples. La gorge a peu de chose, mais l'albuminurie est énorme, la paralysie sera grave. Ou bien, la gorge n'est point seule prise par l'éruption pseudo-membraneuse. Elle s'est étendue

---

[1] Cadet de Gassicourt, *Traité clinique des maladies de l'enfance*, t. III, p. 11.

aux bronches, aux fosses nasales, il y a de la broncho-pneumonie. Vous trouvez un point blanc sur une amygdale qui, comme dans le cas où Gillette a contracté une diphtérie rapidement mortelle, vous fait hésiter plusieurs jours entre l'angine herpétique et une petite angine couenneuse ; tout d'un coup, le malade meurt sous la plus foudroyante intoxication. Ou enfin, le croup éclate, qui accapare à lui seul toute la scène : accident prévu et terrible de toute diphtérie. La diphtérie commune, la sporadique, la bénigne, commence sans tapage, sans état général ; l'enfant joue et mange plus ou moins jusqu'au moment où un ganglion, une toux rauque attirent l'attention vers la gorge. A voir, en effet, cette marche fréquente de la maladie qui aboutit d'une façon traîtresse au croup ou à l'empoisonnement, il est très difficile de ne pas accorder à la fausse membrane une responsabilité énorme, et on comprend que la main du médecin se soit armée pour ainsi dire toute seule contre ce « mal Egyptiac », cet « ulcère syriaque », cette « angine pestilentielle, maligne », ce « garotillo », desquels Bretonneau fit la magnifique synthèse à laquelle son nom restera attaché. Mais, d'autre part, il ne saurait y avoir une diphtérie, et une autre diphtérie. Celle qui tue en quarante-huit heures a les mêmes symptômes, les mêmes lésions nécropsiques, la même signature pseudo-membraneuse que celle qui tue plus lentement en laissant éclore la série des accidents liés à la manifestation. Pourquoi chercher dans une genèse différente ce qui s'explique simplement, par une différence de dose toxique, avec des

analogies si saisissantes dans des maladies similaires? Le
croup lui-même, l'accident propre à la diphtérie, n'a-t-il
pas son analogie dans d'autres infections, suivant leurs
localisations également : la perforation intestinale pour
la fièvre typhoïde, la broncho-pneumonie, pour la rougeole, l'ophtalmie, pour la variole, l'albuminurie pour
la scarlatine ?

La nature primitivement infectieuse de la diphtérie
nous semble ressortir de sa symptomatologie, de son anatomie pathologique, des découvertes modernes sur les
maladies infectieuses, de sa contagion.

Preuves fournies par la symptomatologie. — Pour
toute maladie infectieuse, le processus morbide est iden-
tique. L'infection est extrême, forte ou faible. Ce n'est
pas dans une atténuation infectieuse, qu'elle vienne de
la résistance plus énergique et victorieuse de l'organisme
contaminé ou de l'influence du virus, en quantité ou en
qualité, qu'il faut chercher sa véritable physionomie. Or,
voici ce qui se passe dans la diphtérie toxique : dans
une forme extrême, hypertoxique, le malade est sidéré,
comme le fut Valleix; il meurt en vingt-quatre ou quarante-huit heures. L'angine a tout au plus le temps de
se manifester, elle apparaît violacée, noirâtre ; la fausse
membrane aussitôt gangréneuse ne se montre pas toujours ; si elle se montre, elle peut être dans des conditions qui excluent toute idée de cause à effet. Sanné
cite des faits de ce genre ; nous en avons observé, nous

trouvons l'exemple suivant dans les leçons de M. Cadet
de Gassicourt :

« Il y a dix-huit mois environ, j'étais appelé par un
de mes confrères près de sa nièce, très gravement malade. Le pauvre homme était affolé : « Venez vite, me
disait-il, je perds la tête, j'ignore absolument quelle
peut être la maladie de cette pauvre enfant. » J'arrive,
et je constate tous les caractères d'une diphtérie hypertoxique : pâleur et bouffissure du visage, adénopathie
énorme, jetage abondant, odeur fétide de l'haleine, pouls
petit, rapide, misérable, etc..., enfin, l'examen de l'arrière-gorge me fait voir les amygdales, les piliers, le
voile du palais, rouges, tuméfiés, excoriés par place,
saignant au moindre contact. « Hélas ! dis-je, c'est
« une diphtérie hypertoxique ! — Mais c'est impossible,
« me répondit mon confrère, il n'y a pas de fausses
« membranes ! » — C'était la vérité, Messieurs, il n'y
avait pas de fausses membranes, ou plutôt celles qui se
produisaient étaient si limitées, si petites, si ténues que
le moindre attouchement les faisait disparaître. Cela
n'empêcha pas la pauvre enfant de mourir en soixante-
douze heures. »

A un degré au-dessous, et les degrés sont nombreux
dans la diphtérie, on a, comme signe de début, non la
fausse membrane, mais les signes généraux de l'infection : fièvre à pouls petit et déprimé, précédée de frissons,
vomissements [1], teint animé d'abord, puis promptement

____

[1] Dr GABRIEL, *Du vomissement comme signe de début de la diphtérie grave.* Th., Paris, 1884.

pâle, livide, plombé; puis, angine d'un rouge foncé, immédiatement accompagnée d'engorgements ganglionnaires, puis, fausse membrane. Celle-ci, nous l'avons déjà dit, peut être immédiatement multiple, surgir à la même heure aux fosses nasales, aux yeux, à l'anus, à la vulve, à la peau, en même temps qu'à la gorge.

Si l'intoxication est légère, la diphtérie bénigne, il se passe pour elle ce qui se passe pour la variole discrète, le médecin est appelé quand l'éruption est constituée. Même dans ce cas, et pour peu que vous ayez affaire à un malade qni puisse rendre compte de ses sensations, ou à un entourage attentif, vous pouvez presque toujours retrouver, atténués, les symptômes initiaux de l'infection. C'est si vrai que pas un auteur, traitant de la forme bénigne, n'omet d'en commencer la description par les symptômes généraux, pour aussitôt s'attacher à la fausse membrane d'une façon inconsciemment contradictoire, en décrire minutieusement les formes, le siège, en déduire des conséquences pronostiques, etc...

Enfin, la même diphtérie qui nuage comme à plaisir le point de départ de l'infection organique, a dévoilé elle-même l'inanité du rôle de la fausse membrane en deux formes récemment étudiées: la diphtérie prolongée avec reproduction et desquammation pseudo-membraneuse, pendant des semaines et des mois même, et les interversions bizarres des localisations diphtériques. C'est ainsi qu'on a observé des diphtéries commençant par la paralysie, et finissant par la fausse membrane, des diphtériques ayant la néphrite, l'albuminurie, avant la fausse membrane. Ces faits fournissent un argument clinique sans réfutation possible.

PREUVES FOURNIES PAR L'ANATOMIE PATHOLOGIQUE. — La fausse membrane peut se rencontrer sur toutes les muqueuses exposées à l'air et sur toute la surface cutanée. Elle paraît, par ordre de fréquence, au pharynx, aux fosses nasales, au larynx, à la trachée et aux bronches, à la muqueuse buccale, à l'oreille moyenne, à la conjonctive, à l'anus et à la vulve, au prépuce, au scrotum, à la peau. Il est douteux qu'on l'ait constatée sur les muqueuses à l'abri de l'air, comme celles de l'œsophage, de l'estomac, de l'intestin.

Nous ne voulons garder de sa description que les points intéressant le but clinique poursuivi dans cette étude: Elle est plus adhérente au pharynx et dans la région sus-glottique. Elle se détache facilement, grâce à la différence de structure de l'épithélium et elle est plus mince dans la région sous-glottique, la trachée et les bronches. — C'est d'abord une pellicule blanchâtre comparée à la membrane vitelline de l'œuf, qui s'épaissit par stratifications fibrineuses jusqu'à consistance de la couenne. Le microscope y trouve: (*a*) au-dessous d'une couche de cellules épithéliales, modifiées soit par le processus de dégénérescence fibrineuse (Wagner) soit par le processus de névrose (Weigert), dont les prolongements se confondent avec le réseau fibrineux qui forme la trame de l'exsudat ; (*b*) les travées épaisses et irrégulières d'une couche de fibrine entre lesquelles une poussière de micro-

coccus plus épaisse à la surface ; (*c*) c'est la zooglée, en
amas globuleux qui présentent souvent des bâtonnets à
leur surface ; (*d*) on trouve en outre, surtout du côté de
la muqueuse, des cellules lymphatiques migratrices, et
des globules rouges.

En poursuivant l'examen histologique sur la muqueuse,
on a : 1° le derme muqueux, dénudé d'épithelium ; 2° le
tissu conjonctif enflammé, infiltré de cellules lymphatiques et de globules rouges ; 3° les capillaires distendus
par les globules blancs ; 4° à un degré de plus d'incita-
tion morbide, la muqueuse devient ecchymotique, ru-
gueuse, infiltrée, altération correspondante à la fausse
membrane noire, gangréneuse.

Cornil et Ranvier (*Manuel d'histologie pathologique
1882*) donnent une description de l'amygdale pseudo-
membraneuse peu favorable à l'idée du principe de l'infection à la fausse membrane.

« Sur la surface de section, disent-ils, on voit des
lignes blanches, opaques, représentant le contenu des
cavités crypteuses qui sillonnent l'amygdale. Ces lignes
partent des ouvertures creusées à la surface de la glande,
se continuent jusqu'à la partie profonde et sont formées
par un exsudat qui remplit la cavité amygdalienne. Dans
les cas moins graves, on peut voir la fausse membrane
remplir la partie profonde des cryptes, arriver à leur ouverture, s'arrêter à ce bord, *sans s'étaler à la surface de
l'amygdale*. Quand la fausse membrane est étalée et recouvre l' mygdale, elle semble être la continuation
de la fausse membrane des cryptes qui lui constitue

comme un chevelu et des adhérences profondes. »

Si on compare la fausse membrane de la diphtérie à celle qu'on rencontre dans les états pathologiques variés, on a : 1° pour la fausse membrane des maladies infectieuses, la diphtérie, la variole, la fièvre typhoïde, identité absolue de structure; 2° les fausses membranes cantharidiennes, celles qui recouvrent certaines plaies, n'en diffèrent que par l'absence des microbes; 3° les exsudats herpétiques, l'enduit pultacé de la scarlatine, sont formés d'épithélium, de globules de pus, de globules sanguins sans fibrine.

La physiologie pathologique de la fausse membrane est, en résumé, celle-ci : sous l'épithélium altéré, soulevé, détruit, s'opère la transsudation à travers les vaisseaux modifiés (Conheim) d'une substance fibrinoïde, supportant la zooglée, avec diapedèse d'un certain nombre de leucocytes. Suivant l'importance du travail exsudatif, c'est-à-dire suivant l'état de la muqueuse, dépendant lui-même de l'intensité de l'infection, la largeur, l'épaisseur, les apparences plus ou moins gangréneuses de ce dépôt fibrinoïde augmentent. Une fois formé, il subit l'une ou l'autre des deux terminaisons suivantes : ou l'inflammation spécifique de la muqueuse s'arrète, il se produit un rétablissement fonctionnel, l'interposition d'un mucus, et la fausse membrane tombe comme un fruit mûr pour se reproduire souvent ensuite au même point; — ou bien elle subit les modifications de toute fibrine, qui devient, au bout de quatre ou cinq jours, granuleuse, granulo-graisseuse, se transforme même, dit-on, en mucine ; la fausse membrane se fait pulpeuse, se ramollit, se désagrège.

Jusqu'à Bretonneau, on pensait que la fausse membrane était une escharre. L'école allemande a repris cette idée et a voulu en faire le point de départ d'une classification nosologique d'après laquelle il y avait : un exsudat *diphtérique* dont le caractère distinctif serait d'être interstitiel aux tissus ; un exsudat *croupal* ou simplement inflammatoire, laissant intact le derme sous-jacent. On eut alors des bronchites, des pneumonies, des laryngites, des néphrites croupales, tandis que la stomatite ulcéro-membraneuse, la dysenterie, la pourriture d'hôpital devenaient des diphtéries. Théories sans fondement dans l'observation, qu'on délaisse partout aujourd'hui pour revenir à l'appréciation de Bretonneau, confirmée par les recherches exposées tout à l'heure. Non pas l'opinion trop exclusive qu'il émettait, d'après laquelle la fausse membrane serait le produit d'un travail analogue à celui qui fournit la fausse membrane pleurale, en respectant l'intégrité de la plèvre. Trousseau, Roger, Peter, Rilliet et Barthez, Laboulbène n'ont pas eu de peine à établir que l'état de la muqueuse, proportionnel à l'empoisonnement organique, peut dans la diphtérie comme dans la plupart des maladies infectieuses, s'altérer à une profondeur variable, se gangréner jusqu'à déterminer des perforations du voile du palais (Sanné).

En résumé, l'anatomie pathologique montre la fausse membrane comme un produit fibrineux de nature iden-

tique quelle que soit son siège, quelle que soit même la
cause générale qui préside à sa formation (*Etude comparée des fausses membranes*). Là où la diphtérie est
bénigne, l'exsudat unique ou multiple est simplement
posé pour ainsi dire sur la muqueuse dénudée de son
épithélium, et légèrement congestionnée. — Là où la
diphtérie est grave, l'exsudat, absolument le même
comme structure, sera serti dans une muqueuse violacée, turgescente, ulcérée. Qui fait la différence entre
cette diphtérie et cette autre ? Ce n'est pas la fausse membrane, c'est la muqueuse.

Anatomiquement, donc, l'infection ne va pas de la
fausse membrane à son substratum, mais de celui-ci à
la fausse membrane. Or cette muqueuse c'est l'organisme infecté. C'est l'intoxication organique qui déter-
minera la localisation sur les muqueuses, comme sur un
lieu d'élection spécial à cette variété virulente; et chacune a le sien. Suivant donc le degré d'irritation spécifique, la muqueuse laissera transsuder ces enduits
fibrineux, cachet de la maladie, qui se détacheront
comme des squammes, si le retour fonctionnel est
prompt ; deviendront pulpeux s'il est lent à venir, et
s'élimineront avec l'escharre, si l'inflammation est allée
jusqu'à ce terme, manqueront si la diphtérie est fruste.
Véritable éruption évoluant comme l'éruption intestinale de l'intoxication typhoïde, comme l'éruption cutanée de l'intoxication variolique, au lieu de choix du
virus diphtérique. La pustule maligne (Trousseau), le
chancre induré (Sanné) n'ont avec elle aucun point

de rapprochement anatomo-pathologique possible.

D'autres considérations l'en écartent encore plus. Nous verrons en effet, en étudiant le mode d'entrée de l'infection, que le mode par effraction ou inoculation est rare, tellement rare que Roger le nie absolument. Or, la fausse membrane, accident primitif, suppose l'inoculation, qui demande des conditions la plupart du temps irréalisées.

Une nouvelle preuve que l'inflammation de là muqueuse est tout, et la fausse membrane rien, preuve qui vient bien à l'appui de ce principe, développé par Sanné, qu'il n'y a aucun rapport constant entre les caractères de la fausse membrane et le degré d'infection diphtérique, est l'inflammation ganglionnaire, si bien corrélative à l'angine. — A muqueuse légèrement tuméfiée, ganglion cervical petit et roulant sous le doigt ; puis, proportionnellement à l'état toxique, accroissement de cette tuméfaction, empâtement de l'atmosphère celluleuse qui unit les ganglions, jusqu'à ce bubon, « qui sent la peste », décrit par Trousseau. « Sans doute, dit M. Cadet de Gassicourt, l'adénite est consécutive à la lésion laryngopharyngienne, mais cette inflammation spécifique est déjà le fait de la diphtérie ; mais, les vaisseaux lymphatiques intermédiaires entre l'amygdale et le ganglion sont pris par la diphtérie : c'est sous l'influence de la diphtérie que le ganglion se congestionne et s'enflamme. Les recherches modernes ne laissent aucun doute à cet égard. » En effet : « Les ganglions lymphatiques sousmaxillaires sont tuméfiés presque dès le début de l'angine. Sur une surface de section, ils offrent une couleur d'un gris rosé sur laquelle tranchent des grains opaques qui ne sont autres que des follicules hypertrophiés. Par le râclage, on obtient un suc laiteux qui contient des spores et des petits bâtonnets. Sur des coupes, on constate au microscope que les follicules lymphatiques contiennent de petites cellules granuleuses, et que les spores du micrococcus sont accumulés dans les follicules et dans les tissus périfolliculaires. Les vaisseaux sanguins du tissu caverneux présentent dans leur intérieur une grande quantité de cellules lymphatiques et leurs cellules endothéliales sont tuméfiées [1]. »

Nous devons faire passer sous les yeux les principales données d'anatomo-pathologie de la diphtérie, plus complètement analysées par Sanné, en insistant un peu sur les points qui rentrent dans notre sujet et jettent quelque lumière sur sa nature si complexe.

Du côté de l'appareil respiratoire on trouve au larynx des œdèmes, la dégénérescence graisseuse des muscles laryngiens (Charcot et Vulpian), la bronchite pseudo-membraneuse, presque toutes les lésions du parenchyme : congestion-pulmonaire, broncho-pneumonie, pleurésie, emphysème, apoplexie, gangrène. Les micrococcus ont été constatés dans les aréoles. C'est au professeur Peter que revient le mérite d'avoir démontré la fréquence de ces états morbides et d'avoir prouvé qu'ils n'étaient pas des complications dues à l'influence du hasard ou du

---

[1] Cornil et Ranvier, *Manuel d'anatomie pathologique*, 2ᵉ édition.

refroidissement, mais constituaient des manifestations locales d'une maladie générale.

Les lésions du rein vont de l'hypérémie simple à l'inflammation la plus intense, portent principalement et primitivement sur l'élément épithélial. Le rein est mou, friable, montre à la coupe une substance corticale jaunâtre, augmentée, qui envoie entre les pyramides des prolongements exubérants, suffisants pour étouffer la substance médullaire rouge. Il est quelquefois comme le foie en stéatose simple, par hasard en dégénérescence amyloïde (Labadie-Lagrave). « Dans les examens du rein faits à l'état frais, il est extrêmement facile de constater la présence de nombreuses bactéries. Sur les coupes faites après durcissement et rendues transparentes par le carbonate de soude, les bactéries apparaissent d'une façon très évidente dans le tissu interstitiel et dans la lumière des canalicules [1]. »

La néphrite diphtérique est une néphrite infectieuse.

Les désordres du système nerveux, déterminent ce symptôme si particulier à l'intoxication diphtérique, la paralysie (observée assez souvent après la diphtérie cutanée sans angine, ce qui exclue par conséquent la paralysie ascendante); ils ne sont pas encore suffisamment établis, malgré les travaux de Charcot et Vulpian, Lorain et Lépine, Bulh, Pierret, Déjérine. On sait seulement que la paralysie est d'origine centrale, infectieuse, spécifique,

---

[1] Professeur Bouchard. Artel, Hunter, Tommasi, Gaucher, 1881, sont aussi affirmatifs. Fürbingel, Weigert (*Wirchow'archiw*) soutiennent le contraire.

qu'elle est, bien que très rarement, le premier phénomène
de la diphtérie.

Enfin, quand nous aurons ajouté à ces constatations
anatomiques l'état du sang, fluide, brun, tachant comme
la sépia, le *sang dissous;* dans l'intestin, la rougeur et la
tuméfaction des plaques de Payer; la dégénérescence
graisseuse avec disparition des stries dans les muscles,
nous aurons complété un ensemble de lésions communes
à toutes les maladies infectieuses, quelle que soit la nature
du poison qui en aura été la cause déterminante.

Découvertes modernes sur les maladies infectieuses
et la contagion. — Toute maladie infectieuse, en effet,
suppose un principe infectieux. —Quel est-il? — Ici, les
découvertes de Pasteur ont introduit dans la science des
données tellement importantes, ont apporté aux notions
d'infection, de contagion, d'évolution des virus dans
l organisme vivant, des renseignements si démonstratifs,
que toute maladie infectieuse ne peut désormais être
étudiée qu'à leur lumière.

Il convient d'abord de rendre cette justice à l'observation qu'elle avait depuis longtemps ouvert en quelque
sorte le chemin. Fracastor avait démontré l'influence des
contacts sur les maladies, et comment elles pouvaient
résulter de matières inconnues transportées par l'air.
Sydenham avait établi les susceptibilités individuelles;
les constitutions médicales ; — sans quitter la diphtérie,
Bretonneau ne parle-t-il pas, avec une intuition véritablement extraordinaire dans ce petit livre renfermant

la *description des épidémies de Touraine :* « de la transmission des maladies, des germes spéciaux à chacune
d'elles; engendrant chacun la sienne, rien que la sienne.
Il dit que ces germes peuvent sommeiller, puis, sous
certaines conditions indéterminées, se développer, s'é-
tendre, créer des foyers d'épidémie au milieu desquels
s'établissent ces immunités qui sont le privilège de
quelques individus [1]. »

Et Trousseau : « Ces miasmes, ces principes, ces
germes, peu importe la dénomination qu'on leur donne,
peuvent rester latents, sommeiller plus ou moins longtemps, enfouis sous des substances organiques, puis, à
un certain moment, dans certaines conditions tellu-
riques, atmosphériques, que nous ne connaissons pas
non plus, mais dont personne ne révoque en doute l'existence, ils se développent pour frapper ceux qui sont disposés à les recevoir. »

C'est ce *Quid ignotum,* germe, contage, virus, élément
infectieux, miasme, que Pasteur a pénétré.

En 1860, Pasteur démontre l'existence des germes dans
l'air atmosphérique, établit les lois de la fermentation,
œuvre toute-puissante et exclusive de ces germes. Peu
de temps après, cette découverte reçoit une magnifique
preuve, une heureuse consécration, dans les applications
qu'en fit la chirurgie. — Alph. Guérin soustrait la plaie
par son pansement ouaté à cet agent qu'il nomme
miasme, tandis que Verneuil l'appelle sepsine, substance

---

[1] Duclos (de Tours), *Discours sur Bretonneau.*

qui modifie le pus, et le rend infectieux. « Non seulement, écrit Lefort, la contagion existe, mais nous savons comment elle s'exerce. Elle s'exerce par l'air de la salle qui transmet, sous forme de germes, les poussières des pansements faits à nos malades infectés ; elle s'effectue par nous, par nos aides, par nos instruments, notre appareil de pansement, c'est en détruisant ces germes par l'acide phénique que Lister de Glascow a obtenu l'amélioration de ses résultats.»

De 1876 à 1881, Pasteur, après avoir établi l'existence de la bactéridie de Davaine, démontre qu'elle seule produit le charbon dont l'éclosion spontanée est aussi impossible que l'éclosion spontanée de la bactéridie (d'où cette phrase souvent répétée: « Le charbon est la maladie de la bactéridie, comme la gale est la maladie de l'acarus ») ; il l'isole, la cultive, la décrit sous deux états : 1° corps brillants (sorte d'état larvé) extrèmement résistants, qui expliquent à longue échéance les éclosions dites spontanées de la maladie ; 2° la bactéridie, moins résistante. Il fait la preuve du sommeil des germes dans le sol où des animaux morts du charbon ont été enterrés. Une fouille, le travail des vers de terre, les ramènent à la surface, où ils peuvent reproduire la maladie. Enfin l'atténuation du virus charbonneux, la vaccination qui en est la conséquence, sont également découvertes.

Puis, les mêmes études sont reprises avec les mêmes succès, avec la même méthode, pour le choléra des poules et le rouget des porcs, tout dernièrement pour la rage.

« Pasteur a établi le rôle des micro-organismes dans la pyohémie, la septicémie, la putréfaction ; il a donné, dans le choléra des poules, un modèle des recherches de ce genre. Il a de plus trouvé le moyen d'atténuer certains virus et de les transformer en vaccins préservatifs. L'atténuation des virus du charbon, du choléra des poules, du rouget des porcs, de la rage, a acquis à notre illustre compatriote la reconnaissance des peuples et l'admiration des savants. En même temps, et sur tous les points de l'horizon, apparaissent de nouveaux travaux confirmant le rôle des micro-organismes dans la pathogénie, non seulement des maladies aiguës, infectieuses, telles que la rougeole et la variole, mais aussi des maladies aiguës ou chroniques, dans lesquelles la contagion était soupçonnée plutôt que démontrée [1]. »

Comme on le voit, Pasteur a personnifié dans le microbe les idées acquises par l'observation sur les maladies contagieuses. Le microbe est à l'origine de tout état infectieux. Sans doute, la preuve expérimentale n'est faite que pour un nombre encore restreint de maladies toxiques, mais l'analogie est forcée : la généralisation, pour celles où cette preuve reste à faire, s'impose, et Sanné écrit avec raison : « Pour la diphtérie, l'avenir est là ! » « La doctrine du microbisme et du parasitisme universel n'a-t-elle pas rendu la puissance aux chirurgiens, la sécurité à l'accoucheur; n'ouvre-t-elle pas aux yeux émerveillés du médecin la perspective tant

---

[1] Cornil et Babès, *Les Bactéries*, deuxième édition, p. 2.

désirée d'une thérapeutique et d'une prophylactique enfin efficaces ? — N'a-t-elle pas donné des garanties scientifiques pratiques, suffisantes, dans la vaccination préventive, dans les maladies des vers à soie et du vin ? N'est-ce pas cette doctrine féconde qui a découvert le remède de la rage ? Elle n'infirme en aucune façon les richesses d'observation accumulées par nos devanciers, pour la tuberculose par exemple ; elle les explique [1]. »

On peut donc conclure de la nature infectieuse d'une maladie au parasite. Jusqu'au jour de la connaissance complète de ce parasite, jusqu'à l'argument irréfutable fourni par sa culture, il sera le pivot d'une théorie. Théorie soit, mais la seule qui eût été faite déjà avant qu'on connût le microbe, la seule possible à plus forte raison aujourd'hui, elle se présente à l'esprit avec un tel ensemble de faits acquis, qu'elle n'est que l'aurore d'une saisissante réalité.

La recherche du microbe de la diphtérie n'a commencé véritablement qu'à l'époque où l'expérimentation est entrée dans une voie scientifique avec la méthode de Pasteur en 1874. — Tigri, Hallier, Jaffé, Letzerich, Kohn, Zahn, Talamon, Quinquaud, ont produit des travaux dont les résultats ne sont ni concordants, ni probants. Klebs trouve : des micrococcus caractérisant, suivant lui, la diphtérie du pharynx, des bâtonnels caractérisant celle du larynx. Il retrouve ces micro-organismes dans le sang, les reins, le système nerveux.

[1] D<r> Lancry, Th. Paris, 1887.

Lœffler, assistant de Koch (Mittheilungen, 1884), retrouve et multiplie ces microcoques et ces bâtonnets. Les chaînettes cultivées à l'état de pureté ont été inoculées sans succès, d'où Lœffler conclut que ces organismes n'ont rien à voir avec la diphtérie. Les bâtonnets cultivés sur le sérum gélatineux et peptonisé ont fourni des taches blanches, opaques, assez larges. Les bâtonnets, rectilignes et légèrement incurvés, ont la longueur du baccile de la tuberculose avec une épaisseur un peu plus grande. Leur virulence résiste au temps, elle est entière après sept semaines. Une température de 60° la détruit. Les cultures de Lœffler ont été faites à 37°. Des cobayes, des lapins, des pigeons, des poules, des singes inoculés dans les muqueuses ouvertes ou enflammées, sont morts de diphtérie, ou bien sur le point de l'inoculation une fausse membrane avec œdème et exsudat hémorrhagique s'est développée. Malgré l'intérêt de ces expériences, Lœffler conclut lui-même que la preuve stricte de la valeur pathogénique du microbe en bâtonnets n'est pas faite ; car il a rencontré dans la bouche d'enfants sains des bâtonnets identiques comme forme et comme propriétés physiologiques. Les recherches de Lœffler, les dernières que nous connaissons sur les microbes diphtérogènes, nous laissent donc à son égard sur la réserve et l'expectative.

Quel qu'il soit, sa nature reste inconnue, mais son existence est, d'après ce que nous venons de dire, hors de doute, puisque la diphtérie est non seulement infectieuse, par conséquent microbienne, mais contagieuse, transmissible par contact (*cum tangere*) de l'individu malade à l'individu sain. Or, l'agent contagieux est encore le microbe [1], c'est-à-dire un élément qui se multiplie, se reproduit dans l'organisme ou d'autres milieux, se modifie, conserve plus ou moins longtemps ses propriétés, peut s'attacher à tout objet, flotte dans l'air, peut vivre dans l'eau, pénétrer l'organisme avec ou sans effraction. Chaque microbe a son espèce, ses particularités, ses conditions de développement, et un tissu organique, lieu d'élection, favorable à ce développement.

Comment donc le microbe diphtérogène pénètre-t-il l'organisme humain, quels sont à cet égard les points acquis à la science par l'observation, notre seul guide encore sur la contagion de la diphtérie?

Elle se transmet par contact immédiat, inoculation ; par contact médiat, l'air atmosphérique.

INOCULABILITÉ. — « Je suis surpris de lire, dit le professeur Grancher, même dans le livre de M. Cornil, qu'elle n'est pas démontrée. On a invoqué contre l'inoculation des cas dans lesquels des expérimentateurs courageux (Trousseau, Peter, Duchamp) se sont badigeonné la gorge avec des fausses membranes. Mais, en pareille matière, les expériences négatives ne comptent pas, tandis que les faits positifs sont nombreux. Un nombre important d'exemples d'inoculation de la diphtérie se trouvent dans la science, j'en puis citer quelques-uns.

« En 1843, Herpin, de Tours, reçoit dans la narine

[1] Travaux de Pasteur sur les germes atmosphériques, 1860.

gauche des fragments d'exsudats diphtéritiques ; quelques jours plus tard il est atteint de coryza, puis d'angine diphtéritique et enfin d'une paralysie du voile du palais, d'une parésie diffuse des membres inférieurs. Herpin guérit.

« Gendron, de Château-du-Loir, est atteint de diphtérie par contact sur la lèvre, il guérit également. Un de mes élèves, le Dr Arango, se pique à l'index gauche en faisant une trachéotomie à la Havane ; deux jours après il est atteint de diphtérie du doigt, et quelques jours plus tard de diphtérie de la gorge ; il meurt.

« Le Dr Baudry se fait une blessure au pouce gauche en pratiquant l'autopsie d'un enfant mort de diphtérie. Le soir même la plaie devient douloureuse et quarante-huit heures après une angine pseudo-membraneuse fait son apparition. Elle dure quinze jours et guérit.

« Le Dr Lorcau faisant une trachéotomie se pique à la dernière phalange du doigt indicateur gauche. Quinze jours après une angine pseudo-membraneuse grave survient, plus tard une paralysie diphtérique suivie de guérison. La femme de notre confrère prit à son tour la diphtérie avec paralysie et guérit également.

« Le Dr Gustin se pique au doigt en faisant l'autopsie d'un enfant diphtéritique ; le lendemain le doigt est douloureux et œdématié, la plaie se couvre peu à peu d'une fausse membrane grise qu'on traite par des applications d'iodoforme. Neuf jours après survient une diphtérie laryngée constatée au laryngoscope par le Dr Aysaguel ; la guérison fut lente mais sans paralysie.

« L'observation de notre interne M. Albaran qui vient
d'être atteint de la diphtérie et par bonheur a guéri, est
particulièrement intéressante :

« Le 16 février 1886 il était mordu à la paume de la
main gauche par un enfant qu'il opérait; trois ou quatre
jours après sa morsure, sa plaie se recouvre d'un exsudat grisâtre adhérent, pelliculaire, d'aspect nettement
diphtérique. La plaie était douloureuse et accompagnée
d'une adénopathie axillaire manifeste. Le traitement :
pansement au sublimé, à l'iodoforme, cautérisation au
nitrate d'argent, aboutit à la cicatrisation de la morsure
qui paraissait complètement guérie à la date du 1er mars.
Ce jour même, M. Albaran fait une nouvelle trachéotomie, il reçoit sur la figure des éclaboussures de sang et
de fausses membranes. Quatre jours après la deuxième
trachéotomie et seize jours après la première, apparaissait une angine diphtérique. La question se pose de
savoir si c'est la morsure ou l'éclaboussure qui a été le
mode d'inoculation. Or, les faits que je viens de vous citer
et surtout le fait intéressant de notre petit malade qui a
mis un mois à passer de la diphtérie cutanée à la diphtérie pharyngée, nous autorise non pas à affirmer, mais au
moins à penser que la morsure a été chez M. Albaran
la porte d'entrée de la diphtérie. En effet, nous sommes
certains, la plaie étant devenue diphtérique, que le germe
de la diphtérie a pénétré dans l'économie ce jour-là.
Nous n'avons pas la même certitude pour les éclaboussures de la face qui n'ont été suivies, *in situ*, d'aucun
effet local. »

A ces faits et à beaucoup d'autres non moins probants qu'on pourrait ajouter, les objections suivantes
ont été faites : 1° la fausse membrane ne se développe
pas toujours au point d'inoculation, ce qui contredit
également le point de départ de l'infection à l'angine
pseudo - membraneuse. M. Bergeron a répondu que
d'autres scepticémies, celles de la morve, de la variole
par exemple, ne donnent également à leur point d'inoculation que la lymphangite simple ou une plaie de
mauvaise nature, ou rien. 2° M. Roger objecte avec
raison que les inoculés vivaient tous dans un foyer de
diphtérie, par conséquent dans les conditions de la contagion habituelle, la plus fréquente et la plus indéniable,
la contagion par inhalation. Mais l'inoculabilité est l'apanage de toutes les infections microbiennes, contagieuses
ou non, et la fausse membrane qui suit assez souvent l'inoculation à son point même, est une preuve de l'inoculabilité de la diphtérie. 3° Une autre objection, également
faite par M. Roger, est la variabilité de l'incubation, après
la diphtérie inoculée, où elle va jusqu'à quinze jours, alors
que les faits ordinaires la montrent de deux à sept jours.
Nous trouvons à cette objection dans la leçon du professeur Grancher, où nous puisions tout à l'heure, la
réponse suivante, trop intéressante et trop autorisée pour
que nous hésitions à la transcrire : « Cette incubation que
l'on s'accorde à reconnaître varier de quelques heures à
quelques jours, peut être en vérité beaucoup plus longue,
si l'on veut bien ne pas confondre deux choses qu'il
faut soigneusement distinguer : le développement sur

place des germes de la diphtérie, et l'envahissement de la gorge. La diphtérie pharyngée dans les observations que je viens de vous citer est survenue à des dates très différentes après l'inoculation de la muqueuse ou de la peau. Pour Valleix, il a suffi de vingt-quatre heures ; pour Herpin et Gendron il a fallu quelques jours; pour Gustin neuf jours ; pour Loreau quinze jours; pour notre petit malade un mois. Pourquoi ne pas accepter que M. Albaran a mis seize jours à passer de la diphtérie cutanée à la diphtérie pharyngée ? Peut-on expliquer ces différences ? Il suffit, je crois, pour les comprendre, d'invoquer les notions nouvelles sur l'incubation.

« L'incubation n'est autre chose que la culture dans l'économie d'un virus, d'un germe qui y a été déposé. Pour que ce germe se développe, il faut qu'il rencontre le terrain qui lui est favorable. Or ce terrain peut être, suivant l'espèce morbide, tel ou tel organe, tel ou tel tissu. Pour le charbon, ce sont les ganglions, c'est la rate ; pour la tuberculose, le tissu conjonctif et lymphatique ; c'est le sang pour certaines formes d'endocardite ulcéreuse ; le vibrion septique trouve son milieu de culture dans les profondeurs des séreuses, l'agent pathogène de la rage se développe surtout dans le tissu nerveux du cerveau, du bulbe et de la moelle ; quant à la diphtérie, c'est sur les muqueuses qu'elle se développe avec prédilection.

« Ces notions étant admises, on conçoit que la culture d'un virus puisse demander un temps plus ou moins long, que selon sa qualité ou sa quantité, le siège de son inoculation varie.

« La *qualité* du virus est chose fort importante. Les expériences actuelles de M. Pasteur sur la rage le démontrent. Vous savez que si M. Pasteur a démontré qu'on peut atténuer les virus, et la vaccination du charbon est fondée sur cette atténuation, il a démontré également qu'on peut exalter certains virus, et la vaccination antirabique est fondée, en partie, sur cette exaltation. Tandis que la rage des rues, introduite par trépanation dans le cerveau d'un lapin, provoque la rage en quinze jours, le virus exalté, dont se sert aujourd'hui M. Pasteur, provoque la rage en sept jours.

« Nous savons d'autre part que toute culture artificielle, c'est-à-dire faite sans un milieu qui n'est pas le milieu de prédilection pour un organisme, tend à diminuer sa virulence, à l'atténuer. Cependant, si l'on quitte le terrain expérimental pour arriver à la pathologie humaine, on est frappé de la fixité habituelle du virus pour chaque espèce morbide. La rougeole, la variole, la syphilis ont des durées d'incubation presque constantes, et la gravité de ces maladies dépend beaucoup moins de la qualité du virus que de sa quantité ou du terrain sur lequel il évolue.

« La *quantité* du virus introduit dans l'économie est un élément de la plus haute importance, et il semble que l'incubation soit d'autant plus courte que cette quantité est plus grande ; la chose est au moins démontrée pour quelques maladies. Toussaint a fait voir que l'incuba-

tion du charbon pouvait être raccourcie presque en proportion directe de la quantité de bactéries inoculées.
Tout récemment M. Pasteur a démontré que si la rage
du loup incube plus rapidement que celle du chien, cela
tient, non pas à la qualité du virus, mais à la profondeur
et au nombre des plaies, c'est-à-dire à sa quantité. Si la
qualité du virus est capable d'influer sur la durée de
l'incubation, la quantité joue donc quelquefois un rôle
prépondérant.

« Mais le *siège de l'inoculation* est peut-être plus important encore à considérer. Quand on porte directement
sur son terrain de prédilection le virus rabique, il évolue
dans un temps presque toujours fixe. La rage donnée
par trépanation se développe en quinze ou vingt jours ;
au contraire, la rage donnée par morsure peut éclater
après quinze jours ou après dix-huit mois. Dans une observation publiée par M. Hallopeau, une incubation de
dix-huit mois fut notée chez un sujet mordu à la main,
et il semble que l'explosion des symptômes de la rage
ait été amenée par des mouvements inusités, imprimés
au membre où le virus rabique était longtemps resté
cantonné.

« Évidemment ces différences dans la longueur de l'incubation après morsure, tiennent uniquement à l'arrêt
momentané du virus rabique dans tel ou tel point de
l'économie, dans la cicatrice, dans les ganglions. Car ce
virus arrivé au cerveau, en quelque quantité que ce soit,
met toujours le même temps à provoquer les symptômes
de la maladie. On sait depuis longtemps que les morsures

du cuir chevelu, de la face et des membres supérieurs
sont plus rapidement dangereuses que celles des autres
parties du corps.

« Il .faut donc soigneusement distinguer le moment où
un microbe pénètre dans nos tissus, et le moment où il
atteint son terrain de culture. Entre les deux dates, il
peut s'écouler un temps plus ou moins long, c'est ce
temps que M. Pasteur a mis à profit pour la vaccination
antirabique, c'est-à-dire pour une certaine imprégnation
de l'économie qui rend le cerveau impuissant à cultiver
désormais le virus de la rage entré par la morsure.

« Si nous faisons à la diphtérie l'application de ces données, si nous acceptons que le virus de la diphtérie est
un virus fixe mais que la quantité du virus inoculé et
surtout le siège de l'inoculation peuvent faire varier le
temps de son incubation, nous comprendrons aisément
tous les faits que j'ai groupés pour cette leçon. L'importance du siège de l'inoculation éclate dans les observations de Herpin et Gendron, si promptement atteints
d'accidents mortels, après avoir été contagionnés par la
muqueuse nasale et la lèvre. Au contraire, parmi toutes
les observations où il est question de diphtérie inoculée
par la peau, il n'en est qu'une seule où la mort ait été
observée.

« Je suis porté à en conclure que les différences relatives
à la durée de l'inoculation ne tiennent pas à la nature
du germe et ne sont pas essentielles, mais bien artificielles, proportionnelles au temps que le germe met à
rencontrer dans l'économie son terrain de prédilection.

Dès le lendemain du jour où Albaran avait été mordu, des fausses membranes s'installaient au point lésé, et il en est presque toujours ainsi ; mais ce qui est variable, c'est l'évolution ultérieure de la diphtérie dans l'économie ; c'est la durée du transfert vers la gorge. Je crois que l'incubation *in situ*, est fixe, et que seul l'intervalle entre l'infection locale et l'angine peut varier.

« Entre le moment où la diphtérie pénètre dans la peau et celui où les symptômes de la pharyngite diphtérique apparaissent, il peut s'écouler des heures, des jours, ou des semaines.

« Nous avons le droit d'espérer, puisque la diphtérie cutanée est en général bénigne, que, pour ces cas au moins d'inoculation à distance du véritable terrain de culture des germes de la diphtérie, nous serons armés quelque jour d'un remède ou d'un vaccin.

« Ainsi, à la lumière des études microbiologiques se dissipe peu à peu l'obscurité qui enveloppait naguère complètement les lois de la contagion et de l'incubation des maladies infectieuses, et c'est en comparant celles de ces maladies qui nous semblent encore les plus mystérieuses à celles dont l'évolution nous a déjà été expliquée, que nous déchirerons les derniers voiles. » (Prof. Grancher.)

L'inoculation, avons-nous dit, n'est pas le mode ordinaire de la contagion de la diphtérie, elle se transmet par l'air, son microbe est aérobie, ou mieux surtout aérobie, mais à propriétés mixtes puisqu'il se développe également dans le poumon, le rein, le système nerveux. Chauveau en 1868 a bien mis en évidence ce mode d'introduction des virus, en montrant que les virus desséchés du vaccin, de la variole, de la morve, conservaient cependant leur virulence, et que, mis en poussière et introduits par la respiration jusqu'à l'absorption pulmonaire, ils reproduisaient leur maladie. C'est par absorption pulmonaire dans la plupart des cas, toujours suivant Roger, que la diphtérie se transmet.

La poussière contagieuse est en suspension dans une atmosphère limitée comme dans le fait rapporté par le docteur Ollivier [1]. Elle s'est déposée sur des parois, sur des tentures, sur des vêtements, sur les coussins d'une voiture, puis est chassée par les secousses comme dans le fait de Parrot qui, recherchant un jour la cause d'une infection diphtérique dont avaient été atteints et étaient morts, trois de ses petits clients, découvrit que ces enfants avaient été conduits en promenade dans une voiture avec laquelle le matin on avait conduit un enfant diphtérique à l'hôpital. Elle se transporte à distance dans des paquets, des linges, comme ont vu Peter et beaucoup d'observateurs. Le docteur Salter a publié le fait suivant : Une couturière dont l'enfant est atteint du croup expédie une toilette à plusieurs lieues. La destinataire reçoit avec sa toilette la diphtérie ; elle est seule à la contracter dans la maison et dans le pays, elle en meurt. La diphtérie s'attache au médecin et l'accompagne, comme dans cette observation communiquée par Guersant à la Société Médicale des hôpitaux :

[1] Docteur OLLIVIER, médecin à l'hôpital des enfants. *Etudes d'hygiène publique (Paris, 1886. Steinhel).*

« Je veux vous parler ici de trois cas assez singuliers
qui se sont présentés dans ma pratique civile. Dans un
court espace de temps j'opérai trois phimosis chez trois
enfants, dans trois quartiers différents, et appartenant à
des familles vivant dans l'aisance ; trois jours après, les
plaies se couvrent de diphtérie, et chez deux de mes
malades l'affection gagne les amygdales. Chez l'un de
mes malades, la mère a contracté la diphtérie et a guéri.
Chez un autre, le père, un frère, et deux domestiques
ont été atteints. Tous ces malades guérirent excepté le
frère, qui, âgé de vingt et un ans, vivement frappé de
son mal, mourut comme meurent tous les adultes, d'une
sorte d'empoisonnement, d'une asphyxie lente. »

Le germe est dans le sol, dont les fouilles le chassent
pour le répandre dans l'air. Ainsi j'ai vu une petite épidémie de diphtérie se développer des deux côtés d'une
rue où l'on faisait de grands travaux de pavage ; deux
autres fois, un groupe de cas simultanés éclore dans
deux écoles auprès desquelles s'exécutaient des travaux
de terrassement. Dans ces trois cas, les poussées épidémiques restèrent isolées. — Attenbner, de Leipzig, cite
avec étonnement l'influence des maisons neuves sur la
diphtérie, fait qu'on pourrait expliquer comme les précédents. Enfin, le docteur Lancry, dont le remarquable
travail nous a fourni beaucoup de renseignements précieux [1] attribue au contage diphtérique *un pouvoir de*

---

[1] Dr LANCRY, *Étude sur la contagion de la diphtérie*. Th ,
Paris, 1887.

diffusion très limité et une *résistance très grande* de durée. A l'appui de la première observation, il cite deux faits très minutieusement analysés se passant dans deux écoles. L'une, à Saint-Dié-sur-Loire, commune aux enfants des deux sexes. La cour de récréation est commune, les classes sont séparées par une sorte de couloir d'un mètre et demi. Une petite fille prend la diphtérie, la communique à neuf petites filles ; pas un garçon ne fut atteint. L'autre, à Berk-sur-Plage ; un enfant est atteint, devient le noyau d'une petite épidémie. Il n'y eut de contagionnés que les enfants les plus proches, placés devant lui, c'est-à-dire dans la direction du courant d'air expiré. Nous citerons nous-même plus tard un cas qui vient à l'appui de ceux-ci. Peter raconte comment, dans une salle d'hôpital, une série contagieuse se produisit de lit en lit d'un même côté, sans prendre aucun malade en face [1]. A l'appui de *la résistance* probable au

---

[1] Le même fait s'est produit pour d'autres maladies infectieuses et contagieuses, le choléra, par exemple. Les professeurs Grancher et Proust ont étudié une épidémie de ce genre. Un homme est amené au n° 7 d'une salle avec un diagnostic incertain. On reconnaît bientôt le choléra. On emporte le malade dans un pavillon d'isolement. Deux jours après, le n° 8 est pris, puis le 9, puis le 10, puis le 11, puis le 12, et ainsi de suite, jusqu'à une sorte de séparation faite dans la salle par une pièce de charpente, à laquelle la série épidémique s'arrêta. Or, aucun des malades couchés dans des lits de 1 à 7, n'ont été atteints par le choléra. La contagion s'est faite d'un seul côté de la salle, et dans une direction unique qui se trouvait être précisément celle du service des malades. L'infirmier en passant d'un lit à l'autre aurait porté et promené le germe. La transmission semble s'être opérée par contact. Ce mode de contagion doit être évidemment commun à toute infection transmissible ; en y joignant la contagion par les déjections qui sont un réceptacle de germes

temps, du microbe diphtérique, qui l'assimilerait sur ce point à la bactéridie charbonneuse, M. Lancry cite les faits que Revilliod attribue à l'hérédité. Celle-ci, vis-à-vis d'une maladie infectieuse, ne peut guère entrer que comme cause prédisposante, indiquer une réceptivité particulière. Révilliod a suivi la diphtérie en soixante-cinq familles ; quatorze ayant eu un premier enfant mort du croup ont présenté de nouveaux croups, deux, trois ans et plus, après. Nous croyons, avec le docteur Lancry, que le germe a sommeillé là quelque part, dans un meuble, une étoffe, un vêtement et secoué un jour le sommeil sous l'action d'un mouvement quelconque, comme dans les cas que nous avons cités où la diphtérie succède à des fouilles pratiquées. Le docteur Dufour de Rouen [1] cite des diphtéries successives dans la même maison occupée par des familles différentes. Nous en avons nous-même observées. Les notions sur la résistance du contage diphtérique et des germes en général, tendent à faire de l'endémie une contagion à longue échéance, ce qui est, en effet, assez probable, et voici à cet égard un fait singulier par lequel nous terminerons cette étude du germe, peut-être un peu digressive.

Je fus mandé par un confrère, en 1875, dans un petit village, situé à trois lieues environ de Saumur,

reprispar les eaux potables, les rivières, etc., on a pour le choléra les seules voies de transmission actuellement reconnues. Le transfert par l'air atmosphérique serait douteux.

[1] VALIN. Th., Paris, 1887.

appelé Courchamps. C'était en juin, par une belle après-midi. Nous trouvâmes notre malade, un homme âgé de cinquante-neuf ans, assis sur un banc à sa porte. Le malheureux avait la figure bouffie, le teint plombé, d'énormes ganglions cervicaux, un jetage abondant des fosses nasales, la gorge tapissée de fausses membranes noirâtres, l'haleine très fétide, la voix éteinte, de la bronchite pseudo-membraneuse. Le pouls était petit et misérable, la prostration extrême, le malade titubait en marchant. Il mourut dans la nuit. Or, le médecin habitait le pays depuis dix-huit ans Il n'y avait jamais vu de diphtérie, mais savait seulement que, quelques années avant son arrivée, elle avait existé à l'état épidémique et avait fait beaucoup de victimes Moi-même, je n'en connaissais aucun cas actuel. Nous nous livrâmes, mon confrère et moi, à une enquête, de laquelle il résulta que, ni avant, ni longtemps après, il n'y eut de diphtérie dans un rayon de plusieurs lieues Cet homme n'avait fait aucun déplacement depuis longtemps, n'avait rien reçu pouvant lui amener la contagion. Il était garde champêtre, mais, de plus, il était fossoyeur, et, six jours avant sa mort, il avait creusé une fosse au cimetière.

Ce n'est pas tout, ce fait eut un épilogue aussi extraordinaire. Huit ans après, à la même époque de l'année, je fus appelé au même village et dans la même maison. On me montra un enfant de cinq ans, mourant d'un croup toxique, et dans un autre lit, le cadavre de son frère, âgé de sept ans, mort le matin. Il y avait bien quelques cas de diphtérie à Saumur et au voisinage,

mais aucun dans le village, ni avant ni après celui-ci. La
corrélation de ce fait au précédent semblerait bien
indiquée, et donne une fois de plus raison à cet axiome :
« Rien ne se crée, rien ne se perd. »

A ces données sur le germe diphtérique dont l'expérimentation pourra reprendre à son tour le contrôle
quand elle l'aura isolé et cultivé, il convient d'ajouter
celle-ci : Entre le moment où la contagion s'effectue
et le développement de l'infection, deux termes qu'on a
souvent eu l'occasion de vérifier, il s'écoule une période
variable de deux à sept jours (Roger), de deux à quinze
jours, dix-huit jours (Sanné, Grancher), période d'incubation ou de culture du virus dans l'économie après son
introduction.

Où s'introduit-il dans la contagion par l'air atmosphérique? Vraisemblablement, où le mène la respiration, au
point où se font les échanges gazeux, entre l'air et le
sang, où le microscope semble l'avoir révélé, dans les
aréoles pulmonaires. Les aréoles sont toutes préparées
à cette absorption, comme à l'absorption très rapide de
tant d'autres substances, charriées par l'air ou volatiles,
ou dissoutes dans la vapeur d'eau que l'air contient,
propriété sur laquelle nous avons fondé l'emploi d'une
antisepsie du poumon et de l'organisme par le poumon.

Supposer que le long du trajet parcouru par l'air
inspiré, sur une muqueuse saine, garnie de son épithélium, d'autant plus ferme, qu'il est plus près du vestibule
commun (si résistant au pharynx et même au larynx

qu'on doit invoquer cette résistance pour expliquer
l'épaisseur plus grande de l'exsudat pseudo-membraneux
qui le soulève), supposer, dis-je, que le microbe s'ac-
croche, se développe, s'ouvre seul une porte d'inoculation pour pénétrer l'organisme, est une hypothèse pure,
qu'aucune analogie ne justifie. Or, en dernière analyse,
toute la théorie de l'infection secondaire par la fausse
membrane repose sur cette hypothèse, sa comparaison
avec la pustule maligne avec le chancre induré n'a pas
d'autre fondement Il a fallu l'erreur clinique dont nous
avons signalé les causes, subordonnant, grâce à la marche
étrangement trompeuse de la maladie, les accidents
généraux à la manifestation pseudo-membraneuse, pour
faire rêver une genèse pathologique qu'on refuserait
sûrement à toute autre maladie zymotique : la rougeole,
la variole ou la scarlatine, par exemple. Il a fallu admettre
pour la diphtérie, rien que pour elle, que le microbe
infectieux, le miasme à qui l'aréole pulmonaire ouvre sa
loge toute prête à le recevoir, s'arrête en chemin à l'endroit le plus difficile, pour le malin plaisir de créer à
la diphtérie une pathologie toute personnelle. Aussi
a-t-il fallu étayer ce système par l'adjonction d'une
autre hypothèse, une inflammation préalable accidentelle, ayant modifié l'épithélium, ou encore quelque
érosion aphteuse. Malheureusement, elle est de nouveau
détruite par l'étude de la contagion même de la diphtérie
qui révèle une certaine manière d'introduction bizarre,
rappelant l'inoculation, assez communément observée
dans les épidémies de diphtérie toxique et les salles

d'hôpital, signalée du reste par Trousseau lui-même. Le germe transporté par l'air ou autrement, peut se déposer sur une plaie, cutanée ou muqueuse, accidentelle, les vésicatoires (ces vésicatoires de précaution, que proscrivait énergiquement Trousseau en temps d'épidémie), un furoncle, une écorchure, une vieille dermatite, une érosion insignifiante de la commissure des paupières ou des lèvres. La marche de l'infection n'offre, en ce cas, aucun caractère spécial, la plaie contaminée se couvre quelquefois d'une fausse membrane, l'infection est plus lente, ce que le professeur Grancher attribue, comme on l'a vu, à l'éloignement des centres ; tout peut se borner à l'accident local si l'organisme est réfractaire. L'organisme peut être envahi sans angine, mais le plus souvent l'angine se développe avec son caractère ordinaire.

On le voit, soit que le germe diphtérique s'introduise par l'air respiré dans l'économie, y détermine une infection dont l'angine est une des manifestations ; soit qu'amené par contact sur une érosion, sur les muqueuses du nez, des yeux, de la bouche même, il pénètre autrement, l'angine pseudo membraneuse n'a rien, même dans les cas bénins, de ce qui caractérise le phénomène initial, constant, du chancre induré pris comme exemple. Elle ne saurait être un point d'entrée, non plus qu'un point de départ.

En résumé donc, une erreur dont les conséquences pratiques sont énormes a longtemps régné et règne encore dans la science, qui fait dériver l'infection de l'accident local. La diphtérie est primitivement infectieuse, la fausse membrane n'est qu'une localisation, une manifestation éruptive, la signature de l'infection. La fausse membrane n'a d'autre valeur que d'être un élément presque toujours indispensable de diagnostic, sa valeur pronostique est insuffisante (Sanné), nous aurons plus tard à contester jusqu'à son rôle mécanique. On ne peut juger la diphtérie que sur un ensemble d'observations. La symptomatologie montre que l'intoxication précède la fausse membrane, toujours, dans les cas graves, le plus souvent dans les cas bénins. Elle peut se passer de la fausse membrane, comme dans la diphtérie fruste. L'éruption pseudo-membraneuse peut se généraliser d'emblée, ce qui exclut toute idée de point de départ à l'accident local; elle peut se prolonger (Cadet de Gassicourt) comme tout symptôme dépendant de l'état général. D'un autre côté, l'anatomie pathologique s'accorde avec la clinique pour en faire une dépendance de l'inflammation spécifique de la muqueuse, dont l'état morbide va manifestement, non de la fausse-membrane à l'organisme, mais de l'organisme à la fausse membrane, par l'intermédiaire de l'inflammation. L'adénopathie cervicale en a fourni une nouvelle preuve. La fausse membrane est par elle-même un exsudat fibrineux, une simple squamme. Enfin, des découvertes si grandes de Pasteur, de l'étude de la contagion, il résulte que le virus s'introduit d'abord dans le sang par inoculation, ce qui est rare, par l'air respiré, ou par contact, ce qui

est la loi commune; il incube dans un temps déterminé.
L'infection se manifeste par les localisations virulentes
sur divers organes, qui forment la base de l'étude nosologique de la diphtérie. Sur les muqueuses exposées à
l'air elle donne l'éruption caractéristique : du côté du rein
l'albuminerie infectieuse; du côté du système nerveux
la paralysie. La définition de la diphtérie est donc celle-
ci : « Une maladie *primitivement* infectieuse, spécifique
générale, contagieuse, capable de se localiser sur les
points les plus divers, adoptant des formes anatomiques
variables suivant les régions, et produisant de nombreuses lésions viscérales, caractérisée surtout par l'angine pseudo-membraneuse. »

II

HISTOIRE D'UNE ÉPIDÉMIE DE DIPHTÉRIE

But de cette étude. — Lenteur de la contagion. — Deux zones. —
Marche de l'épidémie. — Caractères de la diphtérie dans la zone
toxique. — Traitement. — Faits remarquables. — Conclusion.

Ce sont exclusivement les questions relatives à la
pathologie et à la contagion de la diphtérie que nous
poursuivrons dans cette étude. On ne s'attendra pas par
conséquent à des statistiques, très difficiles et surtout peu
concluantes en raison des nombreux dégrés d'intoxication diphtérique, ni à des recherches de détail relatives
aux influences diverses pouvant intervenir : saisons,
sexes, âges, hygiène, habitations, etc., qui perdent d'ailleurs, sous l'influence épidémique, une grande partie de
leur importance. C'est la diphtérie que nous cherchons
sans nous attarder aux malades, en essayant par une
sorte d'abstraction de détacher sa véritable physionomie
du grand nombre de cas observés. Les relations d'épidémie de diphtérie ne manquent pas, cette lacune volon-
taire pourra être facilement comblée par ceux qu'elle
intéresserait.

En effet, pour l'époque même où nous observons, les mémoires de l'Académie de médecine ont enregistré une forte quantité de rapports d'épidémies de diphtérie, presque partout toxique. En 1871, dans le Loir-et-Cher (docteur Picard), en 1872, dans la Haute-Marne (docteurs Pantaire et Flammarion), puis, c'est successivement l'Allier, les Landes, la Seine-Inférieure, le Pas-de-Calais, l'Aube, l'Orne, l'Indre-et-Loire, où le docteur Beaupoil décrit une épidémie à laquelle la nôtre fait suite ; épidémie ayant tenu deux ans aux villages importants de Gizeux et de Continvoir, pays en apparence le plus salubre du monde, quoique déjà visité par la diphtérie toxique en 1856. Le docteur Beaupoil traita cent malades, en perdit soixante, dont vingt-huit adultes.

L'épidémie est à Gizeux en 1872-1873 ; voici la marche lente qu'elle a suivi et qu'on peut suivre sur la carte annexée a ce chapitre. — Elle est à Benais en 1873, passe en même temps à Restigné, où elle établit pendant deux ans une sorte de quartier général. Les renseignements des docteurs Frouslin et Lemesle nous la présentent à un summum de gravité. Elle descend, suivant la froide et étroite vallée d'une petite rivière, le Doigt ; poussée peut-être par un courant d'air habituellement dirigé du nord au sud. L'influence de ce courant semble tout à fait démontrée par ce fait que la petite ville de Bourgueil protégée contre lui par sa situation topographique, malgré des communications journalières avec les environs très contaminés, n'eut pendant la longue durée de l'épidémie pas un seul cas.

Bourgueil est situé sur un plateau assez élevé, défendu vers la vallée par un redent de collines. Le Doigt passe au pied de ces collines situées sur la rive droite. Toute la rive gauche était infectée. Bourgueil ne le fut jamais à si petite distance qu'il fût du fléau.

En 1875-1876, elle est à Ingrandes ; en 1876-1877 à Saint-Patrice ; la Chapelle et Port-Boulet, en 1877-1878. Puis, elle descend sur la rive droite de la Loire le long de la vallée, fait le tour de Bourgueil sans l'atteindre ; en 1878, elle est à Chouzé et à Saint-Nicolas ; donne quelques cas à Varennes en 1879, atteint Villebernier, Allonnes, Vivy en 1880-1831, Saumur et ses environs en 1882-83 et 84.

La zône toxique comprit : Restigné et ses environs, Ingrandes, La Chapelle, Port-Boulet, Saint-Nicolas, Chouzé, Varennes, Allonnes, Vivy ; la diphtérie devint moyenne dans une zone limite très étendue, au-delà de laquelle elle s'éteignit, zone comprenant Saumur et les pays voisins sur une bande circulaire de quatre à cinq lieues.

« Le premier cas qu'il me fut donné de voir, m'écrit le docteur Frouslin, fut une jeune fille âgée de quinze ans, demeurant à l'extrême limite de la commune de Benais, à une bonne lieue de chez moi. Puis deux enfants de mon voisinage immédiat furent pris et moururent ; je fus le quatrième cas et faillis avoir le sort des trois précédents. Mon voisinage eut, de tout le bourg de Restigné, le plus à souffrir. Je me suis demandé si je n'avais point été un agent involontaire de contagion ? »

Il y a une maladie infectieuse pour laquelle le rôle contagieux du médecin et de la sage-femme semble démontré : c'est la fièvre puerpérale. Quant à la diphtérie, le fait communiqué par Guersant à la Société médicale des hôpitaux le démontre également. Si nous voulions chercher pour d'autres maladies infectieuses nous trouverions de nombreux exemples. Les mesures de désinfection pour lui-même et autrui, doivent devenir une des préoccupations du médecin surtout en temps d'épidémie. Toutefois, la faible diffusibilité du germe diphtérique signalée par Lancry, dont la marche lente des épidémies, quelque toxiques qu'elles soient (et c'est un fait noté dans presque toutes les relations), fournit une preuve nouvelle à laquelle nous aurons à ajouter au cours de ce récit, cette faible diffusibilité, dis-je, amoindrit peut-être le danger de transmission par le médecin, tout réel que demeure ce danger.

« La marche de l'épidémie fut constamment celle-ci, dans le rayon de mon observation, pendant deux ans. Une bouffée de cas assez rapprochés en espace, éclatait, après lesquels quinze jours, trois semaines, un mois de répit. Puis nouveau foyer, nouveaux cas simultanés ; nouveau répit. Les arrêts devinrent de plus en plus longs, enfin tout cessa. En intensité virulente, aucune atténuation. Le dernier mourut de la même façon que le premier. Je soignai cent soixante-quinze malades, j'en perdis soixante-douze, dont trente-huit à Restigné sur une population de mille neuf cents âmes. Comme toujours,

le plus gros tribut fut payé par l'enfance, environ les
deux tiers des cas. Mais il m'est impossible de déterminer les causes d'immunité constitutionnelle ; enfants,
vieillards, adultes vigoureux, gens malingres et valétudinaires, me parurent se comporter de même devant
l'épouvantable maladie. Je ne vis que *quatre* cas de
croup, deux furent opérés, inutile d'ajouter sans succès. »
(Docteur Frouslin [1].)

La diphtérie, toujours toxique, toujours « noire », procédant toujours par foyers, par intervalles plus ou moins
longs, descend la vallée de la Loire, suivant, avons-nous
dit, le courant athmosphérique habituel au pays, fait
un trajet à vol d'oiseau, de cinq à six lieues en six ans,
arrive à Allonnes, Vivy, où je pus l'observer ; à Allonnes,
avec le docteur Foucteau, à Vivy avec le docteur Cater-
nault. Ce furent ses dernières étapes, après lesquelles la
fausse membrane prit la forme blanche, blanc-grisâtre,
à part quelques rares exceptions ; c'est-à- dire à Villebernier, Saumur, les environs de Vivy et d'Allonnes sur une
bande territoriale de quatre lieues.

Deux faits relatifs à la faible diffusibilité du germe
me paraissent mériter d'être consignés ici.

Voici le premier :

A Villebernier, l'école de garçons n'est séparée de celle

---

[1] Dans une épidémie de diphtérie toxique observée dans le même
temps aux environs d'Angers, à Saint-Georges-sur-Loire, sur quatre-
vingts cas observés dont les deux tiers atteignant des enfants au-dessous
de dix ans, il y eut *un seul* cas de croup.

des filles que par une petite place et un chemin, en tout,
une cinquantaine de mètres. Sur la place intermédiaire,
les enfants se retrouvent aux heures des récréations, au
moment du catéchisme à l'église, située entre les deux
écoles ; ils s'en vont ensemble, la classe finie. La diphtérie
prit à l'école des garçons dix-sept enfants, dont neuf
moururent. Il n'y eut que deux petites filles à prendre la
diphtérie, non pas évidemment à l'école, mais chez elles
après leur frère, dont il fut matériellement impossible
de les isoler.

Voici le second :

En 1879, deux jeunes gens, l'un de vingt-cinq, l'autre
de dix-neuf ans, furent amenés d'Allonnes où la diphtérie
toxique avait un foyer, à l'hôpital de Saumur. Leur
gorge était recouverte de couennes épaisses, noirâtres,
gangréneuses, d'odeur repoussante, ils avaient le cou
œdémateux avec d'énormes ganglions, l'état général le
plus déprimé, ils moururent l'un le deuxième jour après
son arrivée, l'autre le quatrième. Or, aucun pavillon
d'isolement à l'hôpital de Saumur, aucune chambre dis-
ponible pouvant faire un semblant d'isolement ! Les deux
intoxiqués furent placés en pleine salle des fiévreux. Je
les fis mettre à une extrémité de la salle et écartai le
plus possible les lits voisins. A peine leurs lits vides et
sommairement désinfectés, deux autres diphtériques en
même état, empoisonnés au même foyer et devant subir

le même sort, vinrent les remplacer. Aucun cas intérieur
à l'hôpital de Saumur ne se déclara.

Si maintenant nous abordons le côté nosologique de
cette épidémie, le docteur Frouslin, qui s'est trouvé
placé, comme nous l'avons dit, au plus fort de la mêlée,
nous en fera la description suivante, parfaitement applicable, nous avons pu le vérifier, à toute la zone toxique :
« Il y eut une dizaine de cas de sidération véritable que
je pus voir une fois, ou deux fois, tout au plus. Ils évoluaient en vingt-quatre, trente-six et quarante-huit heures,
avec angine d'emblée noirâtre, sans couennes le plus
souvent, gros ganglions, refroidissement, pouls misérable à 150, un ou deux gros frissons. Mais la généralité
des cas, ceux sur lesquels s'établissait la lutte, souvent
inégale, procédaient ainsi : la fièvre d'abord, avec frissons répétés, non prolongés, vomissements, abattement,
pas beaucoup de température, angine de couleur foncée,
à peine douloureuse, avec envahissement immédiat des
ganglions qui, très rapidement, arrivaient à un volume
considérable, souvent au bubon. J'ai vu bien des fois
l'angine avant la fausse membrane; d'ordinaire, la fausse
membrane était constituée à mon premier examen. Jamais je n'ai vu la pellicule d'un blanc plus ou moins
gris, plus ou moins nacré, c'était ou la fausse membrane
molle d'un gris noirâtre, presque des dépôts pultacés,
ou de vraies masses gangréneuses couvrant le pharynx,
les amygdales, les piliers, la luette. On pouvait les la-
bourer, les taillader, sans faire éprouver la moindre

douleur. Et l'odeur ! l'odeur « *sui generis* » ne permettant
pas à plusieurs mètres de se méprendre sur la nature
du mal, et faisant dire aux gens de la campagne : « Il
faut qu'il ait le sang gâté, il est perdu ! » « Rien n'était
plus vrai » [1].

Nous ne pouvons nous empêcher de faire remarquer
ici à quel point la succession des symptômes décrits par
notre distingué confrère éloigne toute idée de relation
possible entre l'état local, la fausse membrane et l'état général ; combien la diphtérie ressort de son observation
primitivement infectieuse. Son caractère épidémique,
toxique ou hypertoxique ne lui crée pourtant aucune
personnalité nouvelle, elle ne peut logiquement qu'ac-
cumuler les effets proportionnellement à l'accumulation
des doses. L'esprit se refuse à admettre qu'elle puisse
ici sourdre du sang, altéré, désagrégé par un virus,
succéder ailleurs à un point de départ uniforme, guttural,
la fausse membrane ; en d'autres termes, qu'il y ait une
diphtérie et une autre. D'où la nécessité, dont nous
avons déjà parlé pour juger la diphtérie, de l'avoir vue
sous sa forme toxique ou sur un grand nombre de cas,
dans lesquels elle se rencontre toujours. On ne croit
plus à la fausse membrane quand on a été témoin de
faits comme ceux dont il est ici question.

L'étude de la diphtérie, dans toute sa zone toxique
fournit une autre remarque relative au croup : il a été très

---

[1] Ces notes sont extraites de lettres que m'écrivit il y a quelques
années le docteur Frouslin, que je transcris en leur conservant soigneusement leur caractère.

rare. En revanche, il est devenu très commun dans la
zone limite de diphtérie blanche. Sans que nous puis-
sions fournir à cet égard une statitisque précise, nous
croyons pouvoir affirmer que les proportions relatives
ont été renversées ; or, nous avons dit que le docteur
Frouslin n'avait observé que quatre cas sur cent-
soixante-quinze diphtéries dont les deux tiers environ
avaient atteint la population enfantine. Pareil fait a été
déjà souvent constaté et s'explique, puisque le croup est
non pas l'accident de la diphtérie, mais l'accident de sa
localisation. La diphtérie localise d'autant plus, surtout
aux muqueuses, que l'intoxication est moins profonde.

« Mes diphtériques mouraient les uns à la période
aiguë de leur maladie du cinquième au quinzième jour,
ce fut le petit nombre, la plupart mouraient dans une
seconde période pouvant aller jusqu'à quarante ou qua-
rante-deux jours. Ils mouraient d'inanition, l'angine
guérie; j'aimerais mieux dire, ils se laissaient mourir
d'une répugnance invincible à l'alimentation. Les autres,
les derniers, mouraient de paralysie. On se fait très difficilement idée de ce que j'appelle la « mort par inanition »
si on n'a pas vu la diphtérie toxique au degré où je l'ai
observée. Il était parfaitement possible aux malades de
manger et de boire, rien n'étant encore paralysé dans le
mécanisme de la déglutition, il était impossible de les
déterminer à le faire. A force de prières, de menaces, de
voies de fait quelquefois, j'en ai vu avaler très facilement une tasse de bouillon, un verre de vin, un potage;

ils se les précipitaient même dans l'estomac avec l'impatience de la contrainte ; le difficile était d'arriver là. Ce que j'ai passé de temps près des malades qui me paraissent en voie de guérison, à les supplier d'essayer au moins de prendre ce qu'on leur présentait ! Ce qu'il fallait dépenser d'énergie dans cette lutte contre les petits, qu'on finissait par ligoter, afin de leur entonner positivement ce qu'on pouvait avec la cuiller, l'entonnoir et la sonde œsophagienne ! Il arrivait que le patient interrompait tout à coup ces exercices et se mettait à avaler seul, ce qu'il faisait très bien, et, qui plus est, il semblait le digérer. En un mot, c'est l'horreur de la faim remplaçant son instinct. On se laisse mourir.

Je me rappelle un jeune garçon de douze ans auquel je m'intéressais beaucoup. Il était au dix-huitième jour. n'avait rien à la gorge, guérie depuis quelque temps, je combattais avec lui pour l'alimentation. Il se levait encore, mais avait le teint d'une pâleur anémique particulière, et refusait obstinément tout ce qu'on lui offrait. Le curé de Restigné assistait à ma visite et me dit en sortant : « Mais enfin, il est guéri ! » — Guéri ! lui dis-je, dans deux ou trois jours au plus, il sera mort ! » Il mourut le lendemain.

Ce que j'essaye de faire comprendre sur le rôle que joua dans la mortalité de cette épidémie la dépression des forces par l'absence du besoin de les réparer, je l'ai moi-même éprouvé. J'avais reçu d'un de mes petits voisins, les premiers pris à Restigné, une éclaboussure de crachat en plein visage, pendant que je le cautérisais, car je cautérisais encore à ce moment-là ! — Est-ce cela ? Est-ce la contagion ? deux ou trois jours après, j'étais pris très gravement. L'angine guérie, je me sentais déprimer et éprouvai en même temps cette répugnance terrible pour tout ce qu'on m'offrait. J'eus besoin de beaucoup de volonté, et me rappelle l'effort que je dus faire pour me livrer à ce qui me sembla une vraie débauche alimentaire, solide, liquide, alcoolique, le tout assaisonné d'une forte tasse de café. Je sentis à partir de ce moment que le mal était enrayé. » (Docteur Frouslin.)

Cette athrepsie de nature infectieuse due vraisemblablement à une action du virus sur le système nerveux a été signalée par plusieurs observateurs. Trousseau a dit qu'il fallait quelquefois battre les petits malades pour les forcer à s'alimenter. M. de Saint-Germain insiste également sur cette répugnance particulière et invincible à toute alimentation.

« La paralysie diphtérique présenta naturellement tous les types connus. C'était un spectacle curieux que la quantité de gens différemment paralysés à Restigné et environs. Peu de diphtériques y échappèrent ; elle fut en durée et en intensité proportionnelle à la maladie, commença le plus souvent par le voile du palais, pour, de là, gagner tout ou partie. Il y eut quelques malades qu'on dût nourrir durant plusieurs semaines à la sonde œsophagienne. J'ai eu plusieurs cas de morts subites deux ou trois mois après convalescence, de paralysie de cœur avec ralentissement et intermittence au début, puis, affolement; quelques-uns ont guéri. L'électrisation des parois pectorales m'a semblé très utile. » (Docteur Frouslin.)

— « En fait de traitement, nous avons commencé par cautériser. Nous sommes tous, par ici, élèves de l'Ecole de Tours, on nous avait tant recommandé le traitement local! Un jour le docteur Lemesle et moi, nous avions à soigner une petite fille de cinq ans. Nous sortîmes ensemble; nous l'avions cautérisée, martyrisée pour la vingtième fois. Tous deux, tourmentés par la même pensée, ébranlés par le même doute, nous regardâmes comme les augures anciens, cette fois tout à fait sans rire: « Qu'est-ce que nous faisons là! nous dîmes-nous l'un à l'autre? » Nos idées échangées, ce fut fini du traitement local. Nous donnâmes la médication toniqué, tonique à outrance, sous toutes les formes, et ce fut tout. Nous avions pris en haine jusqu'à ce nom « d'angine couenneuse » adopté comme synonyme de diphtérie. — Angine, donne à penser à des accidents inflammatoires qui n'ont rien à voir avec ce que nous avons observé. » (Docteur Frouslin.)

Nous allons réunir en terminant quelques faits saillants formant le principal butin scientifique de cette histoire qui aurait pu sans doute en fournir beaucoup, si les difficultés d'observation n'étaient pas aussi grandes

pour des médecins surmenés en temps de contagion. Le
premier m'a été communiqué par le regretté docteur
Lemesle de Bourgueil et vient à l'appui d'observations
analogues publiées par le docteur Boissarie.

« Je soignai dans une famille des environs de Bourgueil, à Saint-Nicolas, une enfant de huit ans atteinte
d'une diphtérie toxique, analogue à celles qui ravageaient
le pays. Il y avait quatre jours que je venais voir cette
enfant, lorsqu'un matin, je trouvai la mère qui depuis
deux jours m'avait semblé en effet très fatiguée, alitée.
Elle ne pouvait, me disait-elle, remuer ni bras, ni jambes,
nasonnait en parlant, et toussait à la moindre gorgée de
bouillon. Je la questionnai sur un mal de gorge qu'elle
aurait pu avoir quinze jours auparavant ou seulement
quelques jours. Nullement, elle n'avait senti aucun ma-
laise si ce n'est la veille au soir, elle avait eu des frissons
et plusieurs vomissements bilieux. La gorge n'avait absolument rien, il n'y avait pas de ganglions sous-maxillaires. Elle avait de la fièvre, de la pâleur, une prostration considérable, la sensibilité générale était intacte,
les mouvements impossibles dans les deux jambes et le
bras gauche ; elle soulevait péniblement le bras droit et
remuait facilement la main droite ; répugnance alimentaire absolue, déglutition très difficile. Même état le lendemain. Le troisième jour, œdème de la face ; je constate
de l'albumine en grande quantité dans l'urine. Le quatrième jour, angine couenneuse, qui ne fut pas très con-
sibérable, mais prit du matin au soir une allure gangré-

neuse. Le lendemain, elle succombait et fut enterrée en même temps que l'enfant. » (Docteur Lemesle.)

« J'ai vu l'intoxication diphtérique sans angine, écrit le docteur Frouslin, plusieurs fois aussi avec angine couenneuse consécutive, succéder à la fausse membrane développée d'abord sur un vésicatoire, sur des ulcérations de furoncles du cou, sur la plaie alvéolaire d'une dent récemment arrachée, sur des érosions de la peau comme dans le cas suivant : Un homme vint me trouver, il avait une érosion à la face dorsale de la main droite qu'il ne pouvait pas, me dit-il, faire guérir. Je constate sur l'érosion une véritable fausse membrane entourée d'une auréole d'un rouge vineux. Il y avait un gros ganglion sous l'aisselle correspondante, sans traînées lymphatiques sur le bras. L'homme était pâle, abattu, fiévreux. J'examinai la gorge où je ne trouvai rien. Je le questionnai à cet égard, il n'avait rien eu. Comme il insistait pour savoir ce que je pensais de son affaire, je me rappelle lui avoir dit : « Vous avez le mal de gorge à la main. » La nuit suivante on vint me chercher en toute hâte pour lui. Quand j'arrivai, il était mort.

On eut dit que notre atmosphère était saturée de microbes (puisque ainsi tout est microbes aujourd'hui) acharnés contre telle partie du corps qui n'était pas suffisamment protégée, cuirassée, pavée contre eux. C'est ce qui faisait dire à un de nos confrères plus hostile encore que nous, si c'est possible, à la méthode des cautérisations, que c'était un assassinat thérapeuthique, parce

que c'était fournir, grâce aux dénudations épithéliales,
une porte d'entrée à l'ennemi ». (Docteur Frouslin.)

Deux cas de *dipthérie fruste* se sont offerts à ma
propre observation.

Je soignais un enfant de diphtérie à Villebernier. La
mère fut prise, six jours après l'enfant, d'une angine qui
se présenta localement avec tous les caractères de l'angine ordinaire ; très légère adénite concomitante. Je
surveillai tous les jours ces deux malades. A aucun moment, la mère, qui en raison de la contagion possible et
d'un état général peu en rapport avec la lésion, sollici-
tait particulièrement mon attention, n'eut ni fausse
membrane ni enduit pultacé sur la muqueuse pharyngienne, rien non plus de constatable du côté des fosses
nasales. L'angine guérit en quelques jours, mais quinze
jours après elle eut de la paralysie du voile du palais et
un strabisme externe des yeux. Les accidents para-
lytiques se limitèrent là. En même temps un peu d'œ-
dème des jambes et de la face me firent rechercher l'albumine. Elle existait en forte proportion. Elle guérit
rapidement par la diète lactée. C'est le seul cas de
néphrite diphtérique un peu sérieuse qu'il m'ait été
donné d'observer.

La seconde observation est absolument analogue : mère
d'un enfant en traitement du croup. Angine surveillée,
jamais de fausse membrane, albuminurie passagère

pendant l'angine; paralysie fugace du voile du palais ;
guérison.

Nous ne conduirons pas le lecteur dans cette région
limitrophe à l'épidémie toxique où évoluaient nombre
de cas de diphtérie blanche à localisations muqueuses,
le plus souvent compliquées de croup, atteignant presque
exclusivement les enfants. Les points d'observation les
plus saillants trouveront place ici ou là, au courant des
pages suivantes. Ce fut la diphtérie commune, celle
des formes endémiques, celle qu'il est convenu d'appeler
bénigne autant que peut l'être cette redoutable affection.

Il ressort de cette étude écourtée d'une épidémie de
dipthérie un certain nombre de conclusions intéressantes.

C'est d'abord la lenteur de l'envahissement épidémique, par établissements de foyers successifs, se développant à des intervalles assez longs, qui pourrait justifier
le succès contre elle de mesures prophylactiques so-
ciales malheureusement encore inconnues en France.
Cette lenteur d'ensemble et un certain nombre de faits
de détails viennent à l'appui de l'observation très judi-
cieuse du docteur Lancry sur la faible diffusibilité du
germe diphtérique. Une nuée microbienne, lourde, lentement poussée par le vent, plus compacte au centre, plus
légère à ses bords, donne assez exactement idée de la
marche suivie par le fléau et des modifications d'intensité virulente qui nous ont permis de limiter d'après
l'observation : une zone toxique à diphtérie noire ou
gangréneuse; une zone atténuée, à virulence moyenne et

bénigne, à diphtérie blanche, développant les accidents mécaniques, le croup, plus que les accidents toxiques.

Nous n'avons pas besoin, d'ailleurs, d'ajouter que nous n'accordons à cette expression de nuage microbien que la valeur d'une simple comparaison. S'il est, d'une part, tout à fait remarquable que les courants atmosphériques ordinaires dans cette région sont habituellement dirigés du Nord au Sud dans le sens de la propagation de l'épidémie; il est d'autre part également vrai que les relations commerciales et de toute nature entre les habitants, sont forcément dirigées dans le même sens. En sorte que l'opinion, plus scientifique peut-être désormais, du contact nécessaire à la contagion, de la transmission des maladies microbiennes plus par les choses que par l'air atmosphérique, peut également s'appuyer sur la marche de l'épidémie en question, et l'expliquer par la topographie de la contrée où elle évolua. Nous avons constaté son développement lent par foyers successifs qui donne mieux l'idée d'un transfert d'individu à individu, d'un foyer à un autre, en un mot d'un contact entre un point contaminé et celui qui le devient, que d'une infection puisée simultanément, et sur une grande surface atmosphérique. Ce que le docteur Lancry appelle comme nous l'avons vu plus haut « la faible diffusibilité du germe diphtérique » n'est-elle point tout entière en ceci, et faut-il appliquer à la contagion de la diphtérie ces paroles dites à propos de la contagion du choléra par le professeur Grancher ? — « Pourquoi faire intervenir l'action de l'air quand le contact, certainement dangereux, est si facile qu'il est presque inévitable. Il est démontré que l'eau, le lait, nos aliments peuvent être le véhicule du germe. Que l'on songe à toutes les causes d'infection auxquelles est exposée la tasse de lait que nous buvons, et ni le nombre, ni la simultanéité des cas ne sauraient désormais nous étonner. Le lait peut être souillé par la main qui le trait, par les eaux de provenances diverses que le vendeur et ses intermédiaires y versent, par le vase qui le contient, par les mains de la cuisinière qui le prépare, par la tasse où nous le buvons, par nous-même enfin, si nos mains sont malpropres. Appliquez ces réflexions à tous les aliments, et vous demanderez plutôt comment on échappe à une épidémie de choléra que comment on y succombe. Sans doute, l'évidence du contact diminue à mesure que la contamination s'étend et que le foyer s'agrandit, et la piste devient impossible à suivre pour chaque cas en particulier. Comment par exemple, est-il possible de suivre le trajet d'un micro-organisme porté par une mouche et déposé sur un fruit [1] ? »

L'histoire de l'épidémie de diphtérie que nous venons de faire offre à l'opinion de la contagion par contact une objection bien bizarre. La petite ville de Bourgueil est comme le centre du pays envahi par la diphtérie toxique. On a vu que la diphtérie tint quartier pendant environ quatre ans tout autour. Les pays contaminés approvisionnent Bourgueil, il s'y fait chaque semaine un

[1] Prof^r Grancher. Séance de la Société de médecine publique du 23 juillet 1884.

marché considérable où tous les environs se donnent
rendez-vous. Cela dura quatre ans, sans rompre une seule
fois l'immunité de Bourgueil. D'où venait cette immunité? Nous ne voyons pas de meilleure réponse à cette
question que celle qui fut faite à propos du choléra dans
la séance de la Société de médecine publique à laquelle
nous avons déjà emprunté : « Toute épidémie dure un
certain temps, puis elle s'arrête. La maladie ne choisit
pas seulement les individus, elle choisit les endroits,
établissant ses foyers plutôt dans tel endroit que dans
tel autre. Pourquoi n'y a-t-il pas eu de choléra à Lyon ?
je l'ignore. Pourquoi la scarlatine est-elle plus fréquente
à Londres qu'à Paris ? je n'en sais pas davantage. Nous
ignorons, il ne faut pas craindre de l'avouer, encore
bien des choses, et certainement je dirai avec M. Des-
prés que la médecine est une science encore impar-
faite. [1] ».

L'épidémie dont nous venons de parler fournit une
symptomatologie qui met en relief la nature primitivement infectieuse de la dipthérie, une dans son processus et son essence, bénigne ou maligne suivant la
quantité virulente, toujours toxique.

Enfin, elle a offert des faits importants, démontrant
à la fois sa nature infectieuse d'emblée et sa bizarrerie
trompeuse d'évolution, dans l'interversion des localisations morbides du virus, la contagion atmosphérique
à forme d'inoculation, la diphtérie fruste.

[1] Prof^r GRANCHER. Ibid.

III

LA DIPHTÉRIE

Considérations préalables sur le germe, sa qualité, sa quantité, son lieu d'introduction. — Les conditions qui lui sont favorables. — Celles qui sont favorables à la réceptivité de l'organisme. — La symptomatologie de la diphtérie doit être une synthèse. — Causes qui coupent court à son évolution.

Invasion, dans les cas toxiques ; dans les cas légers. — trois localisations du virus.

Localisation sur les muqueuses. — Valeur diagnostique et pronostique de l'éruption pseudo-membraneuse ; des lésions de la muqueuse et des ganglions. — Elle peut manquer. — Elle peut se généraliser à la muqueuse pulmonaire.

Localisation sur le rein. — Albuminurie. — Ses caractères — Sa valeur.

Localisation sur le système nerveux. — Son importance méconnue. — Elle obéit aux règles des autres localisations. — — Elle est limitée au voile du palais ou à quelques autres régions. — Elle se généralise. — Elle atteint le nerf pneumo-gastrique. — Gravité et symptomatologie de la paralysie du pneumo-gastrique.

Étude de l'état général du diphtérique. — L'aspect. — La fièvre. — — Le pouls et la température. — Désordres circulatoires. — Troubles gastro-intestinaux. — Éruptions cutanées.

Nous savons que la diphtérie est l'empoisonnement dû à l'introduction primitive et à la culture dans l'organisme d'un germe spécial. Bien que ce germe n'ait pas encore été isolé, étudié en lui-même, par la méthode

employée pour plusieurs de ses similaires, son existence
ne fait plus un doute. L'étude de la contagion de la
diphtérie nous a permis de connaître et de préciser par
l'ôbservation quelques-unes de ses propriétés, son mode
d'introduction. Nous connaissons enfin les désordres
anatomo-pathologiques, l'infection qu'il détermine, et sa
caractéristique sur les muqueuses : la fausse membrane.
Si, avec le professeur Grancher, nous considérons en
lui les trois facteurs de tout virus infectieux : la qualité,
la quantité, le lieu d'introduction, nous arrivons à ceci :
la qualité doit être uniforme, pour la diphtérie comme
pour la variole, la rougeole, la scarlatine ; le virus n'est
de lui-même en aucune occurence ni exalté, ni atténué ; il
est fixe. L'abondance des germes, ou la quantité, donne-
rait donc la raison de tel empoisonnement plus grand,
de telle épidémie toxique comme celle dont nous venons
de rédiger l'histoire. Le lieu d'introduction varie peu,
c'est presque toujours (Roger) le poumon qui absorbe le
contage ; ce qui devrait amener comme conséquence une
durée d'incubation constante. Plus ordinairement de
quatre à sept jours, elle peut aller jusqu'à quinze et dix-
sept, davantage même, après l'introduction par la peau.
D'où le rapprochement ingénieux fait par le professeur
Grancher pour la diphtérie entre son incubation et celle
d'autres infections où elle est pareillement élastique, la
rage particulièrement. La quantité virulente peut n'être
pas sans influence sur la durée de l'incubation.

Les conditions favorables au principe diphtérogène
semblent être les suivantes : d'abord, les lieux bas et

humides, la diphtérie est rare à une certaine altitude (Sanné) ; le rapprochement des malades, qui forment en effet autant de foyers dont l'accumulation exalte la contagion du milieu aérien, sinon du virus lui-même. Les conséquences pratiques de ce fait sont la dissémination des malades, autant que possible, et l'antisepsie aérienne. La présence du germe dans l'air expiré, signalée et démontrée par le docteur Lancry est un fait gros de conséquences : relativement à la contagion de l'entourage du malade, relativement au malade lui-même.

Si, comme l'admet le docteur Lancry, l'air prend au passage la zooglée sur la fausse membrane, lors de la fonte pulpeuse de l'exsudat, pour lancer au dehors le microbe diphtérique à la manière d'un pulvérisateur ; l'air inspiré, retournant à l'absorption pulmonaire une quantité nouvelle du principe contagieux ne peut-il pas produire une intoxication surajoutée, secondaire, une auto-infection ? Ne serait-ce point là l'explication des diphtéries insidieuses, des faits journellement observés de diphtérie bénigne, devenant, au bout de quelques jours d'évolution, rapidement et mortellement toxique [1] ?

---

[1] Voici l'opinion de M. Hervieux sur une autre maladie infectieuse, la septicémie puerpérale (Discours à l'Académie de médecine, séance du 5 juin 1888).

« On croit généralement que pour la septicémie puerpérale, comme pour toutes les maladies inoculables, la maladie est toujours constituée par une seule inoculation ou par une seule introduction du principe septique dans l'organisme. Si cela est vrai pour la syphilis, la rage, le charbon, la vaccine, cela n'est pas constamment exact pour la septicémie puerpérale. J'ai souvent constaté, chez des femmes en couche atteintes d'accidents puerpéraux en voie de guérison, des

Il y a dans la diphtérie comme dans toute maladie contagieuse, un facteur important, c'est le support du germe, le terrain de culture, l'organisme, la réceptivité individuelle; il y a pour la diphtérie comme pour telle autre infection des prédisposés et des récidivistes. Un interne de l'hôpital des enfants a eu deux fois la diphtérie dans une année ; les récidives de diphtérie sont communes ; elles le sont pour toutes les maladies zymotiques. La rougeole a pris jusqu'à six et sept fois les mêmes individus. Un jeune homme que j'ai soigné a eu deux années de suite une fièvre typhoïde grave. De même pour la variole, la scarlatine. Aujourd'hui qu'on s'observe mieux, quantité de gens vous disent : « Telle maladie, contagieuse, est une maladie de famille ; nous y avons tous passé ! » L'âge augmente singulièrement pour la diphtérie la réceptivité individuelle ; les enfants de deux à sept ans sont les plus exposés, c'est l'âge du croup. La

retours offensifs de l'affection et j'ai remarqué que ces retours offensifs coïncidaient toujours avec un toucher, une injection, une exploration ou un pansement suspects. Il est un autre fait qui confirme cette manière de voir : c'est qu'à l'époque où la maternité était le plus cruellement décimée, des malades très gravement atteintes étaient emmenées par leurs parents chez elles pour y mourir, et y guérissaient par ce seul fait qu'elles étaient arrachées au milieu infecté.

La théorie microbienne ne sera complète eu égard à la septicémie puerpérale, que le jour où elle aura démontré la pénétration du parasite spécifique dans l'organisme par la voie respiratoire. Sans parler des cas qui échappent à l'analyse et aux investigations les plus minutieuses. il y a des faits probants au point de vue de la contagion, faits dans lesquels celle-ci ne saurait être un instant révoquée en doute, et qui cependant n'autorisent pas l'hypothèse du moindre contact. Dans ces cas, plus nombreux qu'on ne le croit , c'est par l'air ambiant et conséquemment par la voie respiratoire que s'opère la contamination.» (*Gazette des hopitaux*, 7 juin 1888.)

diphtérie est rare au cours de la première année. Les influences dépressives qui désarment l'économie, la misère physiologique, l'état puerpéral, l'hygiène, l'habitation surtout, ajoutent vraisemblablement à la prédisposition. L'importance si grande qu'on attribuait autrefois à la température, alors qu'on faisait dériver la diphtérie de l'angine pseudo-membraneuse, est démontrée nulle aujourd'hui. Tout au plus peut-on admettre que les lésions inflammatoires de la muqueuse pulmonaire, altèrent l'épithélium, le rendent plus accessible au microbe. Nous avons déjà signalé, soit en temps d'épidémie, soit au voisinage immédiat d'un malade qui constitue un foyer contagieux, le danger des solutions de continuité de l'enveloppe protectrice : érosions, petites plaies, vésicatoires, dermatites.

Mais, enfin, la contagion est faite. L'intoxication sera forte, moyenne, légère, pour la diphtérie, comme pour la variole et tant d'autres, suivant la dose toxique. La forte est un véritable effondrement de l'organisme, la légère une ébauche ; la symptomatologie de la diphtérie ne peut être qu'une synthèse. C'est pour n'y avoir pas pensé qu'on s'est si souvent et si longtemps trompé sur sa nature et sur son traitement. Toxique primitivement, comme nous l'avons établi, elle évoluera dans le temps et les conditions que lui permettront la quantité virulente ou la résistance de l'organisme, peu importe.

Deux choses coupent court à cette évolution dans une pluralité de cas : c'est l'exagération toxique allant jusqu'à la mort, et un accident fréquent de sa localisation

sur les muqueuses : le croup. Le croup barre la scène,
masque la maladie, accapare à lui tout seul la symptomatologie et le pronostic, substitue l'asphyxie mécanique à l'intoxication. Quelque intimement lié qu'il soit
à la diphtérie, cet accident ne doit être que cité dans
son étude, et prendre à part la large place que lui crée
sa physionomie tellement personnelle.

INVASION. — La diphtérie ne commence pas par la
fausse membrane, elle ne doit pas commencer ni par la
néphrite, ni par la paralysie même quand son évolution
présente ces rares et bizarres interversions dont nous
avons parlé. Elle commence par les signes communs à
toute maladie infectieuse ; ce qu'on appelle avec raison
les symptômes généraux. Seulement, cette période d'invasion très sensible pour la rougeole, pour la variole
surtout, moins pour la scarlatine dont les analogies avec
la diphtérie ont souvent été relevées, est courte et
souvent insensible pour cette dernière. La difficulté, du
reste, n'est pas pour la diphtérie toxique comme celle
dont nous avons parlé, comme celle également épidémique, qui a fourni au docteur Gabriel le sujet de la thèse
naugurale [1]. Les pathologistes sont unanimes à décrire
une période prodomique constituée par le vomissement
coïncidant avec la constipation, immédiatement précédé

---

[1] GABRIEL, Th. Paris 1883. — *Du vomissement comme signe de
début de la diphtérie toxique.*

Le vomissement, phénomène commun à toute infection grave, n'a
rien de spécial à l'infection de la diphtérie. (*Note de l'auteur.*)

et suivi de frissons, une fièvre intense, plus remarquable
par la rapidité du pouls que par l'élévation de la température, anorexie complète, peu de soif, face rouge, puis
pâle, pâle d'une pâleur spéciale, cyanique. L'angine
paraît ensuite, avec ses ganglions ; enfin, la fausse membrane. Chez les enfants, le vomissement initial est souvent suivi de convulsions. L'épistaxis, non encore attri-
buable à la fausse membrane des fosses nasales a été
notée comme signe de début.

La difficulté est pour la diphtérie commune, et surtout
pour la diphtérie bénigne, celle du cas suivant, pris entre
bien d'autres, comme exemple.

Je fus appelé un jour dans une ferme pour une petite
fille d'une dizaine d'années, atteinte d'angine diphtérique. Sa mère qui allait et venait autour d'elle, ne se
plaignant de rien me parut avoir une physionomie assez
fatiguée pour mériter un examen. Elle avait de larges
fausses membranes à la gorge Ce n'est pas tout : le père
et le frère aussi revinrent du travail des champs pendant
ma visite, un peu pâles, avec l'aspect du surmenage ou
de l'état infectieux ; ils avaient également la gorge
tapissée de larges fausses membranes, sur une muqueuse
légèrement congestionnée. Les quatre guérirent avec la
paralysie du voile, qui se généralisa un peu chez l'enfant.

Ce sont des faits de ce genre qui ont fait dire à Lorain
et Lépine que le poison diphtérique n'est pas pyrogène.
Cherchez cependant dans les commémoratifs, interrogez

l'entourage du malade pour peu qu'il ait été attentif, vous retrouverez fidélement, même pour la diphtérie la plus légère, la marque de l'invasion. Toujours courte, proportionnée à l'intensité infectieuse, dépouillée de quelques-uns de ses caractères, elle ne manque jamais en entier ; et du reste pas un auteur, sans en signaler l'importance au point de vue d'une origine primitivement infectieuse, n'omet de la placer au seuil de toute forme de diphtérie [1].

Commence alors la traduction symptomatologique des désordres organiques revélés par la nécropsie et étudiés précédemment, désordres que nous ne saisissons pendant la vie que sur trois points ; les muqueuses, les reins, le système nerveux.

Localisation sur les muqueuses et l'appareil respiratoire. — La briéveté de la période prodomique met presque constamment le médecin en face de la caractéristique de la diphtérie, la fausse membrane. Nous la connaissons ; nous savons les lieux qu'elle occupe par ordre de préférence, nous savons qu'elle varie d'aspect proportionnellement à la lésion spécifiquement inflammatoire de la muqueuse sous-jacente et que l'état de cette muqueuse est lui-même corrélatif à l'empoisonnement en intensité.

Partant de là, comme pour toutes les maladies éruptives (la variole si souvent prise comme exemple), l'as-

[1] SANNÉ, article *diphtérie* du Dictionnaire encyclopédique des sciences médicales.

pect et la quantité de l'éruption pseudo-membraneuse
devraient fournir au médecin un élément précieux de
diagnostic et de pronostic. La diphtérie bénigne aurait
une membrane blanche, nacrée, superficielle, rare, posée
sur la muqueuse sans sertissure inflammatoire, tandis
que la fausse membrane grisâtre, large, étalée, incrustée
dans la muqueuse, à plus forte raison noirâtre, d'odeur
gangréneuse, indiquerait l'atteinte profonde de l'économie. La généralisation des fausses membranes à tous les
lieux habituels sur lesquels elle peut élire domicile, ten-
drait à faire mesurer par l'importance en surface, l'importance en profondeur.

Vraies d'une façon générale, ces données souffrent de
nombreuses exceptions, si bien que Sanné a pu établir
« qu'il n'y a pas de rapport constant entre les caractères
de la fausse membrane et le degré d'intoxication ». Telle
fausse membrane qui commence blanche et superficielle
continue en s'épaississant et en se noircissant. L'état
général le plus déprimé, le plus rapidement mortel, se
voit coïncider avec une fausse membrane insignifiante.
Tant qu'à la dissémination des fausses membranes, tous
les médecins ont en mémoire ces paroles de Trousseau :
« L'existence des concrétions diphtériques dans les fosses
nasales est un fait solennel sur lequel j'ai appelé votre
attention à propos de notre petite malade de la salle
Saint Bernard. Souvenez-vous en, Messieurs, car, lorsqu'il surviendra, même dans la forme la plus bénigne au
début, vous verrez rarement le malade guérir. De toutes
les manifestations de la diphtérie, je l'ai dit, je le répète,

j'insiste encore sur ce point capital, celle qui a lieu vers
la membrane olfactive est la plus alarmante; sur vingt
individus atteints de diphtérie nasale, dix-neuf succombent, tandis que sur vingt affectés de croup, on peut
en sauver un certain nombre par la trachéotomie. »
M. Cadet de Gassicourt dénonce avec raison cette manière de voir comme excessive : « Un grand nombre de
cas, dit-il, échappent à cette prétendue règle et démontrent une fois de plus qu'on ne peut jamais juger
sur un seul symptôme de la gravité d'une maladie [1]. »
Et puis, en ce qui concerne la diphtérie nasale, le
jetage et l'épistaxis qui en sont les signes ordinaires,
sont-ils constants, et n'y a-t-il pas beaucoup de fausses
membranes de la muqueuse olfactive méconnues? D'ailleurs, les exemples se sont accumulés, de guérison à la
suite d'éruptions pseudo-membraneuses aussi généralisées que possible.

L'état de la muqueuse, manifesté par son gonflement,
sa coloration, surtout par l'engorgement ganglionnaire,
est-il un signe plus concluant? A diphtérie bénigne,
glande cervicale quelquefois absente, en tous cas petite,
roulant sous le doigt ; à diphtérie plus grave, ganglion
plus volumineux; à diphtérie toxique, glandes considérables, inflammation de l'atmosphère celluleuse qui les
relie, laquelle peut gagner le tissu cellulaire sous-cutané,
rougir la peau, constituer le bubon diphtérique, et
élargissant la partie inférieure de la face, lui donner,

---

[1] *Traité clinique des maladies de l'enfance*, t. III, p. 63.

suivant l'expression de M. de Saint-Germain, « l'apparence proconsulaire » par comparaison avec certains bustes de Vitellius. Plus près de la vérité par sa double cause anatomique et infectieuse, l'appréciation de l'empoisonnement par l'état ganglionnaire souffre encore de nombreuses inexactitudes. « La suppuration des ganglions n'est pas, il est vrai, très commune. Je ne l'ai observée que trente-neuf fois. Sur ces trente-neuf cas, vingt ont guéri, sans que la suppuration ait influencé en rien la marche de la maladie » (Cadet de Gassicourt, *ibid*, p. 74). « Elle n'a, du reste, jamais les grands désordres, les décollements profonds des bubons scarlatineux, elle reste accident local » (C. de Gassicourt).

Si maintenant on réunit les probabilités fournies par la fausse membrane, à celles fournies par la muqueuse et ses conséquences ganglionnaires, on augmente considérablement la valeur des renseignements diagnostiques et pronostiques qui doivent encore et surtout être complétés par l'examen général, la physionomie pathologique du malade. « Ce cachet particulier que la maladie imprime à ses victimes et qui leur donne un aspect inoubliable. On reconnait à ces traits que le poison a plus ou moins profondément pénétré l'organisme ou que l'infection semble être restée pour ainsi dire superficielle et n'avoir pas assez remué le sol pour lui faire porter tous ses fruits pathologiques[1]. » Mais la diphtérie peut à

---

[1] CADET DE GASSICOURT, *Traité clinique des maladies de l'enfance*, t. III, p. 68.

toute période de son évolution, de superficielle, se faire profonde avec la plus épouvantable rapidité; comme elle peut choisir en quelque sorte dans la triade élective de son cycle symptomatologique. Elle peut atteindre sérieusement le rein après avoir évolué légèrement sur les muqueuses, devenir fatale à une période éloignée par la paralysie.

La signature habituelle de l'intoxication, la fausse membrane, peut manquer ; il y a des diphtéries frustes (Trousseau) que Lasègue a décrites sous le nom d'angine diphtéroïde et dont les exemples se rencontrent quelquefois dans la diphtérie endémique comme les cas cités par Sanné et Cadet de Gassicourt, plus souvent dans les épidémies. Les faits de diphtérie fruste sont désormais nombreux : Vigla (*Bulletin de la Société médicale des hopitaux*), Beaupoil (*Bulletin de la Société de chirurgie,* 1860), Laboulbène, Fourgeaud, Bricheteau (Th. de Paris, 1861) en ont publié des observations; nous l'avons nous-même observée deux fois. On reconnait la diphtérie par la gravité des symptômes généraux liés à l'angine sans fausse membrane, et si la diphtérie évolue, si le malade survit, à l'albuminurie, surtout à la paralysie toute particulière à l'intoxication diphtérique.

L'extension de la localisation pseudo-membraneuse donne au larynx: le croup, que nous avons isolé; aux bronches la bronchite pseudo-membraneuse; au poumon lui-même, la broncho-pneumonie ou la pneumonie diphtérique. Ni l'une ni l'autre n'ont, pendant la vie, de signes distinctifs de la bronchite, de la broncho-pneu-

monie, ou de la pneumonie ordinaires. Plus communes
dans le croup, opéré surtout, où nous les étudierons dans
la suite, elles se rencontrent avec la diphtérie sans
croup. Ce qui prouve bien qu'il ne s'agit pas là, comme
on l'admet généralement, d'une complication, mais de
l'extension naturelle de la localisation pseudo-membraneuse aux bronches et aux aréoles pulmonaires. De sorte
qu'il y a une bronchite et une broncho-pneumonie
diphtériques, comme il y a une bronchite et une broncho-pneumonie mobilleuse, accident au point de vue
clinique, évolution plus considérable de la manifestation infectieuse au point de vue nosologique.

Les quelques particularités intéressantes qu'offre l'examen des fausses membranes sur d'autres muqueuses que
les muqueuses des voies respiratoires, trouveront leur
place lorsque nous parlerons du diagnostic de la diphtérie. L'évolution, la physiologie pathologique de la
fausse membrane nous sont connues, nous n'avons pas
à y revenir.

LOCALISATION SUR LE REIN, ALBUMINURIE. — « L'albuminurie de la diphtérie joue presque toujours un person-
nage secondaire, et ne sert qu'à compléter l'ensemble
de la maladie en y ajoutant les traits qui pourraient
faire défaut au diagnostic et au pronostic [1]. » Elle s'observe, d'après Sanné et G. Sée, dans la moitié des cas.

[1] CADET DE GASSICOURT. *Traité clinique des maladies de l'enfance*, t. III.

Sanné fait remarquer qu'elle est souvent passagère et, dès lors, échappe facilement à l'examen quand il n'est pas quotidien. Elle peut être contemporaine à l'angine pseudo-membraneuse, mais plus souvent ne commence qu'à partir du troisième jour de son apparition pour devenir rare à partir du neuvième jour, exceptionnelle à partir du douzième. Sa quantité mesurée au tube d'Eisbach va du nuage opalin à quinze ou seize grammes par litre. Le professeur Bouchard a cru remarquer que l'albumine était retractile dans les néphrites, non rétrac tile dans les intoxications, ce qui eût pu fournir des indications précieuses. Il a été démontré que la retractilité et la non retractilité de l'albumine étaient sous la dépendance exclusive de conditions chimiques particulières.

La diphtérie produit donc comme d'autres états infectieux, comme la fièvre typhoïde, la scarlatine, la fièvre puerpérale, l'érysipèle de la face, la rougeole, l'ostéomyélite, la rage, la phtisie, une néphrite infectieuse, c'est-à-dire une néphrite à lésions rénales peu profondes, par conséquent bénignes en elles-mêmes. Que l'altération des épithéliums du rein soit, comme le suppose avec raison M. Cadet de Gassicourt, le résultat d'une effraction de dedans en dehors, de bactéries poussées par le sang vers son émonctoire, comme semblent le prouver les recherches microscopiques que nous avons signalées plus haut; la question restera pendante, jusqu'à une précision du microbe de la diphtérie encore dans les limbes de l'avenir. La valeur symptomatologique de l'albuminurie diphtérique, la localisation rénale, comportent les observations déjà faites pour la localisation sur les muqueuses. Elle indique de quelle façon plus ou moins forte le rein est touché par le virus. Or, l'expérience démontre qu'il peut l'être fortement quand les muqueuses le sont peu, et réciproquement. L'absence, la présence, l'abondance de l'albumine dans l'urine ne permettent d'apprécier que l'importance de la lésion organique. Vis-à-vis de la diphtérie en elle-même ce symptôme ne prend de proportions que rapproché des autres, et placé sous la dépendance de l'état général infectieux. « Il disparait, comme la plupart des néphrites infectieuses, en dehors, bien entendu, des cas où la maladie protopathique entraîne la mort (prof. Bouchard). » Les cas sont rares où la néphrite a persisté et donné l'anasarque. Beaucoup d'observateurs, Wade entre autres, ne l'ont jamais observé. Trousseau l'a vu une fois sur trente. Sanné une fois sur trente-deux, M. Cadet de Gassicourt douze fois sur cinq cent vingt-huit diphtériques albumineux.

Localisation sur le système nerveux, paralysie diphtérique. — Les survivants de la diphtérie sont souvent atteints de paralysie, à des degrés divers, dans la proportion de un sur neuf d'après Sanné, un sur sept d'après M. Cadet de Gassicourt, un sur six d'après Roger.

Trousseau, West, Sanné, la présentent comme peu grave, comme « un accident dans lequel la guérison est la règle » [1]. « Or, c'est là, je le dis hautement, très grande

---

[1] Landouzy, th. d'agrégation, 1880.

et très funeste erreur... Je vous ai dit et répété au cours
de ces leçons, presque à satiété, que la gravité de la
diphtérie s'était accrue depuis quelques années dans
d'énormes proportions. Cette aggravation de la léthalité
a porté sur la paralysie comme sur les autres détermi-
nations de la maladie. Il ne faut donc plus répéter une
vieille vérité devenue une erreur [1]. » De fait, Lorain et
Lépine offrent une statistique de paralysies diphtériques,
dans laquelle la mort arrive douze fois sur cent, Landouzy seize fois sur cent dix-sept, Cadet de Gassicourt
vingt fois sur cent vingt-huit. C'est la mort une fois sur
cinq, tandis que les statistiques de fièvre typhoïde dans
l'enfance ne donnent que de sept ou huit pour cent de
mortalité. Et il ne s'agit, encore une fois, que des survivants de la diphtérie !

La paralysie suit la règle commune à la symptomatologie des autres localisations de l'infection diphtérique ;
l'observation atteste quelle n'est pas absolument en rapport avec lui et qu'une paralysie grave, mortelle même,
peut suivre une diphtérie d'ailleurs bénigne. De tous
les enfants que j'ai opérés du croup, celui qui s'est guéri
le plus facilement (j'avais enlevé la canule au troisième
jour), est mort quarante-cinq jours après, au cours d'une
paralysie généralisée, une nuit, en quelques instants.
Elle traduit surtout, comme l'albumine pour la néphrite,
l'importance de la localisation virulente sur le système
nerveux, et cette localisation peut s'isoler, se passer des

---

[1] Cadet de Ga-sicourt, *ibid.*

autres comme le prouvent les faits de Boissarie, de Lemesle, où elle a ouvert d'emblée la série diphtérique. Elle peut succéder, sans angine, à un croup initial, à l'inoculation, aux vésicatoires, aux plaies qui se recouvrent de l'exsudat diphtérique : Trousseau, Noël Guéneau de Mussy, Sanné, Roger, Paterson, Cadet de Gassicourt ont publié des observations de pareils faits.

Elle débute quelquefois avant la disparition des fausses membranes, on l'a vue au troisième jour ; mais c'est le plus souvent après la disparition des fausses membranes du cinquième au onzième et quinzième jour. J'ai vu la paralysie apparaître trente-huit jours après l'angine et, malgré ce début éloigné, se montrer tenace et assez grave.

Dans l'immense majorité des cas, elle prend d'abord le voile du palais, par exception les membres inférieurs. Elle est limitée ou généralisée, elle peut atteindre le nerf pneumo-gastrique, et là revêtir une allure spécialement terrible qui a justifié une description distincte.

La paralysie diphtérique limitée a pour lieu d'élection le voile du palais et le pharynx. Elle est revélée par le nasonnement de la voix, la difficulté de la déglutition qui laisse tomber dans le larynx ou revenir par le nez les substances liquides ou solides. La toux étranglée, le retour des aliments par la canule en cas de trachéotomie, en sont la conséquence. Avec l'abaisse langue, on trouve le voile du palais inerte et la luette pendante : les excitations, les chatouillements, le laissent insensible, le reflexe est aboli. Elle dure dix à vingt-cinq jours, quelque fois plus longtemps ; elle expose aux dangers de l'introduction dans les bronches d'un bol alimentaire, et à l'inanition d'autant plus redoutable que l'enfant est plus jeune. On cite comme des curiosités pathologiques les paralysies limitées à un groupe de muscles, l'avant-bras, la face et les lèvres, les muscles sacro-lombaires, certains muscles moteurs du globe de l'œil, le diaphragme, le sphincter de l'anus, la rétine avec l'amaurose.

Quinze fois sur cent, d'après M. Cadet de Gassicourt, la paralysie diphtérique se généralise. Alors, après la paralysie du voile du palais ouvrant presque constamment la scène, on peut avoir, du côté de la sensibilité cutanée, la diminution ou l'abolition, avec engourdissement et fourmillement ; l'hyperesthésie est rare. Elle passe ensuite d'ordinaire aux membres inférieurs, puis, sans ordre d'évolution, saute d'une région à l'autre, prend aux yeux les muscles de l'accommodation et amène comme conséquences l'amblyopie, l'hypermétropie, sans altérer la rétine ou les milieux [1] ; les moteurs oculaires, dont l'absence d'action cause un strabisme de toute variété ; les membres supérieurs, le tronc, le cou, la face où elle imprime avec l'immobilité des traits, les lèvres bavantes, la parole embarrassée, un cachet bizarre d'idio tie ; enfin le rectum, la vessie, les organes des sens. Les

---

[1] Les lésions retiniennes dont parlent Bouchut et Persant ont été niées et en tous cas ne peuvent être considérées comme constantes. L'albuminurie n'y aurait aucun rôle, ces phénomènes s'étant présentés chez des diphtériques n'ayant eu aucune albuminurie.

phénomènes irrégulièrement répartis offrent un niveau
paralytique inégal. Trousseau a signalé sa mutabilité,
ses retours offensifs après amélioration. Aux bronches,
les muscles de Reissessen peuvent se paralyser. La respiration devient courte, dyspnéique; l'auscultation révèle
une expansion vésiculaire obtuse, de gros râles disséminés, du râle trachéal; la face devient terreuse, les
extrémités se cyanosent. Les muscles de Reisessen
sont, on le sait, sous la dépendance du nerf vague, et
cette paralysie rentre dans le syndrôme de la paralysie
du pneumo-gastrique, que nous décrirons tout à l'heure.
On observe parfois la paralysie du diaphragme, reconnaissable à ce que l'inspiration, la dilatation de la poitrine, amènent la dépression du creux épigastrique et des
hypochondres, tandis que l'expiration produit au contraire un mouvement en sens opposé.

Lorsque la paralysie se généralise, elle dure d'un
mois, minimum, à deux, trois et six mois (Morisseau et
Roger). Elle amène la mort presque dans la moitié des
cas (Cadet de Gassicourt) ou par affaiblissement pro-
gressif ou par paralysie du pneumo-gastrique.

La paralysie du pneumo-gastrique n'a été complètement définie, étudiée, que tout récemment dans un
travail du Dr Suss, couronné par l'Académie de Médecine. M. Cadet de Gassicourt l'a observée quinze fois
sur cent cas de paralysies diphtériques; Suss cinq fois
sur quatorze. Je l'ai moi-même rencontrée deux fois
sur douze. Elle a été signalée sans autre symptôme de
paralysie. Le plus souvent, elle se joint au cortège des

accidents nerveux de l'infection diphtérique, chose
curieuse, au moment même où ils semblent s'éloigner.
Elle tue presque subitement, ou bien en quelques heures,
vingt-quatre heures au plus; une fois elle a duré
quinze jours (Suss). C'est un des plus navrants spectacles
de la vie médicale que voir les malades qu'elle torture,
les adultes surtout, agoniser au milieu de souffrances
les plus terribles, pousser des cris stridents, s'agiter sans
cesse, se jeter affolés de côté et d'autre, se lever brusquement, faire d'incroyables efforts de respiration,
peindre avec les plus poignantes expresssions l'angoisse
qui les étreint, qui les étouffe; sans toucher jusqu'au
dernier effort à leur intelligence et à leur sensibilité.

La mort subite dans la convalescence de la diphtérie
a d'abord été expliquée par les accidents cardiaques :
thrombose cardiaque, endocardite et embolie pulmonaire (Bouchut et Labadie-Lagrave). Cette théorie tomba
quand Parrot et Beau-Verdeney démontrèrent que les
hématonodules rencontrés dans les valvules cardiaques,
et attribués par Bouchut et Labadie-Lagrave à l'endocardite infectieuse de la diphtérie, étaient le fait d'une
disposition naturelle existant chez le fœtus, quand
Legroux démontra de son côté qu'un caillot n'a d'origine vitale que s'il réunit les conditions suivantes :
1° condensation particulière ; 2° une coloration d'un
gris cendré ; 3° des adhérences aux parois et aux valvules du cœur, qu'il ne faut pas confondre avec l'intri-
cation dans les tendons valvulaires ; 4° la disposition
de la fibrine en lamelles concentriques et stratifiées. Les

coagula cardio vasculaires de la diphtérie, tels qu'on peut les observer souvent, tels qu'on les a décrits, sont purement cruoriques, fibrineux à la partie supérieure, gardant la simple empreinte des parois sur lesquelles le sang s'est coagulé, *post mortem*.

Gubler a, le premier, émis l'idée de la paralysie des nerfs vagues ; Duchenne celle d'une paralysie bulbaire ; Revilliod celle de la suppression de l'innervation de l'appareil pulmonaire. M. Cadet de Gassicourt décrit la paralysie cardio-pulmonaire, M. Suss précise : c'est la paralysie du pneumo-gastrique.

Les symptômes abdominaux apparaissent d'abord. Ils consistent dans une douleur abdominale violente, quelquefois précédée, toujours accompagnée de vomissements. Elle siège à l'épigastre, avec irradiations vers les hypochondres. Il n'y a pas de diarrhée, il y a quelquefois du tenesme rectal. De dix en dix minutes, à peu près, se produisent des exacerbations, que le malade, si c'est un enfant, traduit par des cris aigus. Le vomissement a ceci de particulier que s'il est alimentaire, les matières n'ont subi aucune digestion, aucun changement (ce qui est remarquable quand il s'agit par exemple du lait), et cela quelle que soit la distance qui sépare le vomissement du repas précédent (Suss).

Les accidents cardiaques succèdent bientôt et sont marqués par un signe « tellement net et tellement caractéristique que son existence n'a pu échapper à aucun observateur ; c'est la pâleur de la face et des muqueuses, pâleur cirrheuse, d'un blanc bleuâtre, intermédiaire entre la cyanose et l'anémie » (Suss). Le pouls se ralentit d'abord avec quelques irrégularités, puis, éclate la « folie » de l'organe central privé de son nerf régulateur. Il bat cent cinquante, cent quatre-vingts fois par minute. Les pulsations bientôt ne peuvent plus se compter. L'auscultation ne révèle aucun bruit anormal vers les valvules. Le malade exprime une angoisse comparable à celle de l'angine de poitrine. La douleur lui arrache des cris.

Presque en même temps, la respiration s'accélère jusqu'à cinquante inspirations par minute, devient dyspnéique et, tandis que l'auscultation ne révèle aucun bruit anormal dans la respiration, qu'on ne constate ni toux, ni tirage, le malade offre l'aspect de l'asphyxie par pneumonie massive ou bronchite capillaire. Le type respiratoire dit de Cheyne-Stockes, se rencontre quelquefois, mais assez exceptionnellement pour qu'on ne puisse conclure à l'origine bulbaire des accidents.

Ces symptômes, souvent presque simultanés, peuvent pourtant se suivre, s'isoler, s'accoupler, offrir des atténuations toujours accompagnées de crises. Le ralentissement initial indique une période d'excitation primitive, à laquelle l'affection peut s'arrêter et rester curable. Les troubles fonctionnels du larynx, dépendant du même complexus nerveux, ne se rencontrent pas régulièrement.

Étude de l'état général du diphtérique. — A chaque instant nous avons dû signaler la nécessité où se trouve le médecin, pour compléter tel signe diagnostique ou pronostique, de rechercher dans l'ensemble du malade le niveau des phénomènes généraux de l'infection. Il y a là, en effet, un groupe d'indications de la plus haute importance.

Et d'abord, l'aspect du malade. Dans la diphtérie grave, le teint, animé au début, devient pâle, d'une pâleur livide, plombée; les muqueuses sont cyaniques, la physionomie morne, typhoïde, l'œil voilé. L'intelligence est lente, tout en restant nette. Les forces diminuent progressivement, le marasme arrive avec le refroidissement, l'haleine est fétide, les ganglions énormes « *pestiferi morbi naturam redolens* » (Mercado). Quel que soit le diminutif toxique, le diphtérique a toujours sur le visage, sur le teint en particulier, la marque de l'intoxication.

La fièvre nulle ou insignifiante dans les cas légers, n'est vive au début que dans les cas graves. Nous verrons en étudiant le croup après trachéotomie, l'importance de ses recrudescences comme signe de complications.

La température s'élève peu, 40° au début, tombant presque aussitôt à 38° le matin, 39° le soir. Au troisième ou quatrième jour, elle descend vers la normale, si l'évolution morbide prend une allure favorable; la persistance d'une température élevée est d'un pronostic grave. La descente thermométrique de 40° à 37° et au-dessous, sans amélioration apparente, est l'indice du collapsus. La diphtérie n'a pas de courbe thermique spéciale (Sanné).

Le pouls offre ceci de particulier : que sa rapidité n'est

pas en rapport avec la température; et il peut rester fréquent, alors même que celle-ci est devenue normale. Le pouls petit, misérable ou ralenti, prouve la malignité infectieuse. Il y a déjà une action du virus sur le système nerveux (Sanné).

Les désordres relevant de la circulation sont nombreux dans la diphtérie. Les muqueuses peuvent devenir saignantes et donner de divers côtés des hémorrhagies dont la valeur pronostique est considérable. La diphtérie hémorrhagique amène la mort quatre-vingts fois sur cent cas (Sanné). Par degrés de fréquence, c'est l'épistaxis qui peut marquer, avons-nous dit, la période prodomique, sans être un symptôme de la diphtérie nasale, puis, s'observe l'hémorrhagie de la muqueuse buccale; le purpura; la muqueuse stomacale a fourni deux observations d'hématémèse mortelle (Lépine, Greenhow); les muqueuses de la vessie, de l'intestin peuvent saigner également, traduisant ainsi la double altération du fluide sanguin et des vaisseaux.

L'analogie rend admissible l'endocardite infectieuse de la diphtérie; Bouchut, Labadie-Lagrave, John Bridger l'ont signalée. Elle est très rare. Nous avons vu qu'elle avait servi à étayer une théorie, controuvée ensuite, tendant à expliquer la mort subite dans la diphtérie.

Comme d'autres maladies infectieuses, atteignant profondément la nutrition (la variole, la fièvre typhoïde, la scarlatine), la diphtérie prépare le terrain à l'inflammation locale. Que celle-ci soit violente ou celle-là plus toxique, la diphtérie qui n'est pas une gangrène, malgré ce qu'en ait pensé l'Ecole allemande, devient gangréneuse. C'est donc aux points où le travail inflammatoire a été plus violent, à la gorge et sous les fausses membranes en particulier, que la nécrose se produira. Ces désordres n'ont de valeur que par la déchéance vitale qu'ils expriment.

On a constaté enfin quelquefois des œdèmes limités aux pieds, à la face, à quelque zone cutanée, qui ne se rattachent pas à l'albuminurie. Ils paraissent vers le dix-huitième ou vingtième jour, époque des paralysies, et Ranvier a démontré qu'ils se rattachaient à l'altération paralytique du grand sympathique et signifiaient la suppression des nerfs vaso-moteurs.

Au début de la diphtérie, les troubles gastro-intestinaux sont peu notables, quand une thérapeutique intempestive n'est pas intervenue. L'aspect de la langue n'a rien de caractéristique. Puis, au bout de quelques jours, proportionnellement à l'intensité toxique, survient cette anorexie qui n'est pas le fait de la dysphagie, mais de l'infection même, et que nous a si fidèlement décrite un peu plus haut le docteur Frouslin. L'athrepsie s'ajoute aux causes de prostration vitale. Quand le vomissement, qui marque si souvent le début de la diphtérie, se reproduit au cours de la maladie, quand la diarrhée survient, ce sont habituellement des marques de la cachexie septique.

Il nous reste à dire un mot en terminant des éruptions cutanées étudiées par M. G. Sée au cours de l'évolution de la maladie. Elles sont scarlatiniformes ou rubéoliformes et formeraient de véritables raslis diphtériques. M. Cadet de Gassicourt les a constatées trente-sept fois sur neuf cent trente-deux observations, et ne leur reconnaît aucune valeur pronostique. Sanné étudie à leur sujet la simultanéité possible de plusieurs virus dans l'économie, ceux de la scarlatine et de la diphtérie, de la diphtérie et de la rougeole. La durée élastique des différentes incubations, rend toute appréciation difficile et peu concluante. G. Sée leur attribue une influence heureuse que les statistiques n'ont pas justifiée (Sanné).

I

FORMES ET DIAGNOSTIC DE LA DIPHTÉRIE

Triade symptomatique de la diphtérie. — Sa mobilité. — Insuffisance
des symptômes à établir le pronostic. Une seule forme.
Les trois formes décrites : toxique, infectieuse ou grave, bénigne·
Raisons qui les rendent cliniquement impraticables. — Proposition
d'établir deux variétés d'après l'évolution et l'état général.
Diphtérie à forme prolongée — Diphtérie secondaire.
Diagnostic. — Difficultés nées de la diphtérie même. — D'angines
blanches pouvant la déguiser ou la simuler. — Angine pultacée.
— Angine herpétique. — Stomatite ulcéro-membraneuse.

Il se dégage des études précédentes un certain nombre
de conclusions désormais acquises à la clinique et que
nous allons résumer ici. — L'intoxication primitive de
l'organisme, par le germe diphtérique, se traduit par
une triade symptomatologique qui évolue habituellement dans l'ordre suivant : 1° lésions des muqueuses,
tout à fait spéciales ; 2° lésion du rein, qui n'est
qu'un signe infectieux commun ; 3° lésion tardive du
système nerveux, paralysie personnelle à la diphtérie,
aussi caractéristique que la fausse membrane.

Chaque terme de cette triade symptomatique n'offre
au pronostic aucun appui ferme. Sanné nous a appris

qu'il n'y avait aucun rapport constant entre la fausse
membrane et l'état infectieux. Tout le monde a vu des
diphtéries, à membrane blanche et superficielle, tuer
par intoxication, quand elles ne tuaient pas par le croup ;
accident plus fréquent chez les diphtéries à évolution,
rare pour la diphtérie toxique. Et, si l'on envisage
la maladie dans son ensemble, on a des résultats comme
ceux-ci : angine simple, absente même quelquefois
comme dans la diphtérie fruste et la diphtérie cutanée,
en tout cas, angine de guérison prompte et facile,
puis albuminurie grave et paralysie mortelle. Inversement, lésions angineuses graves, néphrite et paralysie
nulles. D'où il suit qu'il est le plus souvent impossible
au cours de la diphtérie de savoir si elle sera grave,
toxique ou bénigne, ou mieux, on sait que toujours
et primitivement toxique, le degré virulent ne peut être
déterminé qu'après guérison confirmée. Ce qui explique
l'insistance que nous avons dû mettre à indiquer la
nécessité pour le clinicien de controler un symptôme,
par tous les autres, et tous, par l'état général. Mais
l'état général lui-même a souvent une expression faussée.
Elle l'est du fait de la nature même du virus qui n'est
pas pyrogène, donne un état du pouls, de la température sans rapport habituel avec le degré virulent ; du
fait aussi de tel ou tel accident d'évolution, comme, par
exemple, l'extension pseudo-membraneuse vers le poumon.

En sorte qu'on pourrait dire avec quelque apparence
de raison : la diphtérie n'a qu'une forme , la forme

générale décrite tout à l'heure, s'appliquant à un ensemble synthétique. Et s'il fallait une nouvelle preuve de la vérité de cette assertion, nous la trouverions dans l'embarras même des auteurs à limiter les trois variétés cliniques correspondant aux trois degrès reconnus à toute intoxication, naturellement extrème, moyenne ou faible ; variétés si précises ailleurs dans les diverses maladies zymotiques.

Ainsi Sanné décrit : 1° une forme hypertoxique qu'il divise aussitôt en deux autres, l'une foudroyante, l'autre insidieuse ; 2° une forme infectieuse, comme si toutes ne l'étaient pas, dont la description n'est autre que celle de la diphtérie toxique ; enfin 3° une forme bénigne admettant, derrière un cortège d'accidents mitigés, de nombreuses restrictions obligatoires. M. Cadet de Gassicourt admet également trois formes, une toxique qui comprend l'hypertoxique et l'insidieuse, une grave, une bénigne. L'embarras n'est pas pour les extrèmes, mais pour la forme grave : « Comment comprendre sans explication, je dirai même sans justification, l'interposition de la forme grave entre la forme toxique et la forme bénigne, lorsqu'on sait que la diphtérie est une maladie infectieuse sous toutes ses formes, dans laquelle l'empoisonnement ne varie que du plus au moins ? Pourquoi conserver le mot grave dont le sens est si vague, et qui ne semble pas répondre à une réalité nosologique ? Il est certain que l'expression *forme grave* n'est pas scientifique : je l'abandonnerais volontiers si j'en connaissais une qui rendît mieux ma pensée. » La justification de cette forme arbitraire repose sur deux arguments : 1° la diphtérie peut compromettre le malade par ses localisations : croup, bronchite pseudo-membraneuse, néphrite, paralysie [1] ; 2° La diphtérie laisse entre les cas bénins et les cas toxiques, une série de variétés qui passent de l'une à l'autre par un enchaînement ininterrompu. « Il en est parmi elles dont la bénignité apparente se couvre d'un masque effrayant, sous lequel un observateur expérimenté peut souvent reconnaître la physionomie véritable de la maladie ; il en est d'autres qui, vraiment sérieuses, se terminent assez souvent d'une manière favorable ; il en est d'autres enfin, qui, presque toujours mortelles, guérissent quelquefois contre toute espérance. C'est à toutes ces variétés qui comblent l'intervalle compris entre les diphtéries bénignes et les diphtéries toxiques que j'applique encore le nom de *formes graves.* Cette expression a ici quelque chose d'arbitraire, j'en conviens ; le sens nouveau que je lui donne est moins précis que dans le cas précédent ; elle contient pourtant une part de vérité qu'il est difficile de méconnaître, et, pour tout dire, je ne sais comment je la remplacerais [2] »

En résumé, on le voit, d'après M. Cadet de Gassicourt lui-même, la forme grave se composerait de diphtéries toxiques qui guérissent et de diphtéries bénignes compliquées ou à localisations fortes. Les limites de cette classe

---

[1] L'époque éloignée de la paralysie paraît enlever à la division clinique presque toute importance.

[2] CADET DE GASSICOURT. *Traité clinique des maladies de l'enfance.* t. III, p. 81.

intermédiaire, toutes artificielles, disparaissent devant la réalité clinique d'après laquelle dire toxique n'est pas dire fatalement mortel, dire bénigne n'est jamais assurer que la bénigne d'aujourd'hui ne sera pas la toxique de demain, ni que les localisations, indépendamment de l'état infectieux général, n'amèneront pas une terminaison fatale. Elle ne saurait donner en clarté ce qu'elle perd en vérité. Du reste, ces classifications qui, pour toute maladie du même genre, présentent forcément un côté attaquable, ont, pour la diphtérie, un point de départ éminemment glissant. Elles s'appuient sur la localisation première, l'angine à laquelle on reconnaissait autrefois une influence causale que nous avons ardemment combattue. On étiquetait la série des phénomènes morbides, d'après celui dont on les faisait faussement dériver. Nous retrouvons donc ici l'incertitude que nous avons trouvée dans l'enchaînement nosologique et que nous retrouverons encore à l'endroit du traitement.

D'autre part, supprimer la diphtérie grave intermédiaire, est se replacer entre les deux termes « toxique et bénigne » sous lesquels on ne saurait mettre tous les cas observés. Celle qui amène le croup, la bronchite pseudomembraneuse, la broncho-pneumonie ; celle qui, sans grande extension gutturale, laryngienne, ou bronchique, donne l'albumine à flots ou une paralysie redoutable, n'est pas une dipthérie bénigne. Mais, la conclusion logique n'est pas non plus la recherche d'un classement ancien ou nouveau pour de pareils faits ; c'est la négation, parfaitement clinique, de la bénignité de la diphtérie. Elle reste ce que M. Cadet de Gassicourt la faisait tout à l'heure, une maladie infectieuse sous toutes les formes dans laquelle l'empoisonnement ne varie que du plus au moins. Ni bénigne, ni grave, elle est toxique, c'est la seule « réalité nosologique ». Ainsi, sommes-nous ramenés à l'unité de forme que nous lui reconnaissions il y a quelques instants.

Est-ce à dire qu'il soit impossible d'établir et de nommer la différence existant entre la diphtérie qui empoisonne, sans plus, et la diphtérie qui localise, évolue autrement que dans le syndrome toxique, engendre le croup et les accidents pulmonaires ? Il nous semble que cette différence, la diphtérie l'a d'elle-même établie, sous une forme vague sans doute, mais d'autant plus réelle, la seule qui convienne à cette maladie essentiellement mobile. Cette sorte de classification naturelle ne préjuge rien (nous croyons avoir démontré que c'était impossible qu'il en fût autrement) de la gravité ni de la bénignité ; elle peindrait, suivant nous, deux modalités, correspondant le plus souvent, à deux processus divers du même état infectieux ; par conséquent à une inégalité toxique.

Dans une précédente étude, nous avons suivi à travers pays et durant dix années une épidémie de diphtérie. Elle nous a offert deux zones pathologiques : une première toxique, où régnaient les symptômes généraux d'empoisonnement, exprimés à l'angine par la couenne épaisse, noirâtre, fétide. Le croup, les localisations pulmonaires étaient trés rares, presque introuvables, les paralysies graves. Elle nous a offert en second lieu une zone limite très étendue, régulièrement bornée à l'enfance, à cas beaucoup plus rares, sans dépression générale grande, exceptionnellement toxiques, à membranes blanches, peu épaisses, tout au plus grisâtres, engorgement ganglionnaire petit ou moyen, paralysie ou absente ou légère, mais localisant largement sur les muqueuses pulmonaires et laryngiennes, amenant la plupart du temps le croup. C'est la diphtérie commune, le plus souvent endémique. En somme, *diphtérie noire* amenant la mort par intoxication, sans croup ou avec un croup effacé par les accidents toxiques; *diphtérie blanche* à localisations musqueuses étendues, croup fréquent, diphtérie plus asphyxique que toxique. L'une et l'autre admettent des degrès variables de gravité, des mélanges des deux formes sous la même influence primitive et commune. Le danger de la première est en elle-même, le danger de la seconde est dans le croup, ou, d'une façon plus générale, dans la localisation sur les muqueuses des voies aériennes, subordonnée à l'intensité infectieuse toujours et partout

La durée de la localisation se prolonge huit à dix jours, suivant Sanné, Rilliet et Barthez, quinze jours suivant Peter et Royer.

M. Cadet de Gassicourt a fait une remarquable étude d'une forme rare et curieuse de la diphtérie, qu'il appelle la *diphtérie à forme prolongée*. « L'infection, dit-il, s'y montre tellement atténuée qu'elle permet à la maladie de se continuer pendant plusieurs mois; la tendance à

la généralisation est si faible que les fausses membranes restent localisées au même point pendant toute
la durée de la maladie. » Elle débute comme dans les
cas ordinaires, puis au bout d'un temps variable, quelques
jours, la maladie semble s'éteindre pour faire place à
une tendance fatale de l'organisme à reproduire la
fausse membrane. Ou la production s'épuise et le malade guérit, ou le croup vient avec son cortège asphyxique.
Elle n'est jamais toxique : son point distinctif est la
durée. En fixant à trente, trente-deux jours le terme
extrême de la localisation muqueuse et de la présence
des fausses membranes dans la diphtérie, c'est à ce
moment, après disparition des symptômes généraux,
que commence la diphtérie à forme prolongée. L'exemple
le plus curieux est celui de cet interne des Enfants-Malades
qui contracta une diphtérie avec angine couenneuse
moyenne, mais coryza pseudo-membraneux considérable, lequel continua après guérison de l'angine.
C... moucha pendant neuf mois des fausses membranes
épaisses, stratifiées, malgré une vraie odyssée à la recherche de sa guérison, à Barèges d'abord, puis, en
Allemagne, en Moldavie, en Turquie.

Une jeune fille du village de Montsoreau, près Saumur,
âgée de vingt et un ans fut atteinte d'angine diphtérique le 18 janvier 1888. Dans les premiers jours de
février, cette jeune fille, étant bien, reprit son travail
dans les champs. Sa gorge toutefois restait tapissée de
pseudo-membranes. Cette malade me fut amenée le

3 mars. Les amygdales, le pharynx étaient en effet en partie recouverts de fausses membranes, d'un blanc légèrement grisâtre, peu épaisses, semblant collées sur la muqueuse saine, c'est-à-dire ni congestionnée, ni turgescente, et de coloration normale. La malade avait du coryza, l'examen me montra en effet des concrétions fibrineuses analogues à celles de l'isthme, sur les cornets et la cloison ; elle avait également la voix très enrouée et je pus voir au laryngoscope, sur le côté droit du larynx, une fausse membrane allongée, allant du repli ary-épiglotique à la corde vocale, mesurant une largeur d'un centimètre environ.

La famille de cette jeune fille se composait du père, de la mère, d'un frère âgé de dix-sept ans; d'une sœur âgée de quinze ans, et d'une petite sœur de deux ans et demi. La grande sœur de vingt et un ans servait de seconde mère à la petite, elle la couchait avec elle.

Je conseillai d'éloigner l'enfant et de prendre certaines précautions contre la maladie. On le fit ; mais au commencement d'avril rien absolument n'étant changé, on reprit la vie commune dans les conditions d'autrefois.

Au 20 mai 1888, époque à laquelle je livre ces pages à l'imprimeur, la situation est toujours la même. J'ai inspecté chaque semaine la gorge, le nez, le larynx où rien à peu près n'a subi de modification Le coryza, la laryngite, l'angine couenneuse et la santé la plus parfaite marchent de pair. Ma malade travaille aux champs et vit comme elle vivrait sans fausses membranes. Elle n'a rien contagionné dans sa famille. Entre temps, et à une assez grande distance de chez elle, j'ai vu cinq ou six cas de diphtérie blanche et j'ai dû opérer un croup.

Pourquoi cette prolongation? Comment ces fausses membranes restent-elles inoffensives ? Pareilles observations annihilent bien le rôle primitivement infectieux de la fausse membrane, mais l'explication de ces faits reste à trouver.

Une dernière forme de la diphtérie est la diphtérie secondaire, celle qui succède à une autre maladie infectieuse, sur laquelle elle semble se greffer. C'est par ordre de fréquence, la scarlatine, la rougeole, la coqueluche, la fièvre typhoïde, la tuberculose. Les localisations de la diphtérie se rapprochent en ce cas de la maladie protopathique, elle sera surtout angineuse après la scarlatine, envahira de préférence le larynx, les bronches et le poumon après la rougeole, comme sollicitée par elles, suivant l'expression de Trousseau.

Elles solliciteraient de plus, d'après Sanné, non seulement les localisations diphtériques, mais la diphtérie même pour laquelle les convalescents d'autres maladies zymotiques présentent une remarquable facilité de contagion. Il semble qu'elles lui préparent le terrain, soit en débilitant le malade, soit en rendant, par l'inflammation des muqueuses, l'introduction des germes plus rapide et plus sûre.

Quelle que soit sa forme, quel que soit son degré, la diphtérie signe d'abord à l'angine par la fausse membrane ; c'est là qu'il faut aller chercher le diagnostic. Comment et par quoi cette signature peut-elle être couverte ou faussée ?

Par la diphtérie même d'abord. — Sans revenir sur les cas assez rares où elle supprime l'angine après la fausse membrane cutanée , supprime en tout cas la fausse membrane angineuse, intervertit son évolution, commence d'emblée par le croup ou la bronchite pseudo-membraneuse, par les fosses nasales, combien de cas où la fausse membrane est trop petite et cachée derrière une amygdale ou tel point que l'œil n'atteint pas, d'où, à un second examen, vous la verrez sournoisement sortir en s'étalant ? — Elle peut encore avoir terminé son évolution, s'être détachée et avoir disparu. Existât-elle, qui engage le médecin à s'assurer de sa présence ? Le complexus symptomatique est si peu intense ! « cette vraie difficulté du diagnostic de la diphtérie à son début ! » dit Sanné. L'angine est peu douloureuse, les enfants ne s'en plaignent jamais ; les ganglions nuls ou petits n'éveillent pas l'attention ; il n'y a pas de fièvre ou une fièvre insignifiante ; l'enfant est debout et joue ; il a l'air un peu fatigué, mais calme ; il respire bien, il a le ventre souple, les garde-robes normales. « Combien de fois, dit M. Cadet de Gassicourt, n'ai-je pas vu des médecins méconnaître le début de l'angine pour n'avoir pas songé à l'abaisse-langue ? » Il y a des cas où la fausse membrane met un temps considérable à paraître, l'angine formée. Je l'ai vu ne se montrer qu'au deuxième et même au troisième jour.

On m'appela il y a quelques mois pour un enfant que je trouvai nanti d'une angine simple avec assez gros ganglion, sans la plus petite tache blanche. Le surlendemain, mandé de nouveau dans la même maison pour sa mère indisposée, je traversai un groupe de quatre petits enfants, jouant dans la salle à manger, parmi lesquels mon malade de l'avant-veille. Il avait l'air triste, le teint plombé, la gorge très élargie par les ganglions. Examiné avec empressement, il fut trouvé les amygdales, les piliers, la luette, une partie du pharynx recouverts d'une nappe pseudo-membraneuse grisâtre de grande épaisseur. Il guérit ; il eut la paralysie du voile le trente-huitième jour.

Et enfin, quand l'angine blanche est constituée, toute difficulté n'est pas encore assez levée pour que Laboulbène n'ait pu écrire dans son traité des fausses membranes « que le diagnostic clinique est parfois impossible et que la marche ultérieure de la maladie est seule capable de lever tous les doutes. » Et Sanné : La diphtérie commence avec les phénomènes locaux les plus variés. La forme, la disposition des fausses membranes ne suffisent pas à faire préjuger ni la nature, ni le pronostic de la maladie. Cet aphorisme est des plus importants dans la doctrine de la diphtérie. Il s'ensuit que, dans un certain nombre de cas, le diagnostic ne saurait être porté dès le début, la marche seule de la maladie permettant de juger en connaissance de cause. Aussi, dès la période initiale d'une affection pseudo-membraneuse suspecte, doit-on se comporter, en ce qui concerne l'isolement des malades, comme s'il s'agissait d'une diphtérie avérée[1]. »

L'enduit blanc peut être pultacé, peut tenir à l'ulcération superficielle d'une angine herpétique, recouverte de fibrine, peut être l'enduit d'une stomatite ulcéro-membraneuse.

L'enduit pultacé consiste en plaques crémeuses à contours irréguliers, engagées dans les cryptes de l'amygdale, faites d'une matière demi-fluide, sans cohésion. Elles se détachent facilement, spontanément, au moindre contact. La fausse membrane au contraire, est adhérente, tenace, cohérente, dans toutes ses parties. L'angine scarlatineuse est le type de l'angine pultacée ; on est alors guidé par la couleur framboisée des amygdales et le piqueté rouge du voile du palais ; et, d'autre part, l'exanthème est proche et lèvera toutes les hésitations. Sauf toutefois le cas rare ou, sous diverses influences épidémiques et nosocomiales, la scarlatine qui appelle la diphtérie, évoluerait avec elle ; sauf le cas où des érythèmes polymorphes comme ceux décrits par M. G. Sée viendraient compliquer la situation.

Les débilités, les cachectiques, les typhoïsants en particulier ont souvent, non seulement les amygdales, mais le voile du palais, les gencives couverts d'un enduit pultacé, que l'absence d'angine et de symptômes généraux sépareront facilement de la fausse membrane.

Tout autrement délicate est parfois la distinction des

[1] Sanné, art. *Diphtérie* du Dictionnaire encyclopédique des sciences médicales, p. 636.

angines herpétiques et diphtériques, non pas au début où l'angine herpétique donne un large frisson, une fièvre vive, une céphalalgie atroce : « Je ne sache pas, dit Lasègue, aucune maladie où le mal de tète prenne une pareille intensité. » De petites élevures se montrent transparentes, non arrondies comme l'herpès de la lèvre, mais à bords irréguliers et déchiquetés, plus ou moins agminées, ressemblant à des gouttelettes d'eau sucrée bordées d'un cercle opalin. Au bout de deux ou trois jours, ces vésicules se rompent, l'amygdale reste normale ou bien devient grosse, énorme. L'angine herpétique évolue en quatre jours, mais des poussées successives peuvent porter sa durée à six ou sept jours. Habituellement, le début est passé au moment de l'examen, les vésicules sont rompues, fusionnées, recouvertes de produits caséeux, fibrineux, adhérents, difficiles à détacher par la cuiller ou le doigt. Est-ce une érosion herpétique, est-ce une fausse membrane ? — Lasègue conseille de détruire le produit fibrineux avec un tampon d'ouate, et de rechercher la trace de la vésicule autour du crypte amygdalien, son lieu d'élection.

Cette pratique a semblé, à juste titre, peu efficace et encore incertaine. La présence ou l'absence d'herpès labialis concomitant ne prouvent rien, puisqu'il a été observé dans la diphtérie confirmée. L'embarras peut être très grand. « Que d'enfants, dit M. Cadet de Gassicourt [1], ont été contaminés, par leur frère ou leur sœur

---

[1] Cadet de Gassicourt. *Traité clinique des maladies de l'enfance*, t. III, p. 38.

atteints de prétendus herpès tonsillaires et sont morts de diphtérie hypertoxique. J'en ai vu deux lamentables exemples, et la plupart des auteurs en ont vu comme moi. Gillette a succombé à une diphtérie contractée près d'un enfant qu'il croyait atteint d'angine herpétique, et sa conviction était si forte qu'il était pleinement rassuré sur les suites de sa maladie. Ces faits démontrent que l'attention la plus minutieuse ne suffit pas toujours à préserver de l'erreur. » Et un peu plus loin le même auteur ajoute : « Je me rappelle un cas où la preuve de la diphtérie n'a été donnée qu'après la guérison de l'angine. Il s'agissait d'un enfant chez lequel était apparue un matin une petite plaque blanche sur l'amygdale droite. Après mûr examen, on diagnostiqua un herpès tonsillaire. Deux jours plus tard, une seconde plaque à peu près semblable se montrait à gauche ; elle s'étendait le jour suivant et faisait pencher la balance vers le diagnostic de la diphtérie : le quatrième jour, un groupe de vésicules d'herpès à la commissure labiale gauche ramenait définitivement la pensée vers l'herpès tonsillaire ; le septième jour, toute manifestation amygdalienne et labiale s'effaçait. On en était là, et le diagnostic d'herpès paraissait acquis, lorsque, le dixième jour de la maladie, commença une paralysie du voile du palais qui ne tarda pas à se généraliser. L'enfant guérit. Vous pourriez m'objecter que cette paralysie même ne tranche pas la question, et que Gubler en a décrit de semblables à la suite des angines simples. Je vous avoue que, pour moi, je suis convaincu que la paralysie généralisée, débutant par le voile

du palais, est toujours de nature diphtérique et j'espère,
quand je traiterai ce sujet, vous faire partager ma conviction. »

J'ai pu observer un cas de ce genre, où, après six
jours d'hésitations entre l'herpès tonsillaire et de petites
fausses membranes superficielles, hésitations d'autant
plus justifiée que l'enfant avait une angine rose, légère,
et deux groupes de vésicules d'herpès, l'un à la commissure labiale, l'autre près de l'aile du nez, il fut atteint
de croup et mourut.

Il y a donc une diphtérie à petites plaques membraneuses simulant l'herpès, entretenant un doute que rien
ne peut lever, mais au milieu duquel il faut agir comme
si la diphtérie était avérée. L'angine diphtéroïde de Lasègue présente les mêmes observations pratiques, à côté
de difficultés nosologiques plus inextricables encore.
Ce sont, dit Sanné (l'angine herpétique , comme l'angine
diphtéroïde), de simples formes, artificiellement distraites
de la diphtérie.

Le diagnostic de la diphtérie avec la stomatite ulcéro-
membraneuse n'offrira aucun embarras quand on se
rappellera que la stomatite ulcéro-membraneuse suppose des gencives saignantes, ramollies, fongueuses,
les dents couvertes d'un tarte épais, les joues ulcérées
au niveau des molaires, le pharynx et les amygdales
habituellement indemnes d'exsudat; au contraire de ce
qui arrive dans la diphtérie. La stomatite, d'ailleurs,
est le fait de la misère physiologique et guérit toujours
avec l'hygiène et le chlorate de potasse.

En quelques mots, nous dirons, pour compléter cette question, qu'on a parlé d'une diphtérie des parties génitales chez la femme en couche [1] qui n'est qu'une gangrène; qu'on a appliqué à la pourriture d'hôpital le nom de diphtérie des plaies (Robert); que les ophtalmologistes décrivent une ophtalmie pseudo-membraneuse simple et une ophtalmie diphtérique. Tandis que celle-ci est la généralisation d'une éruption pseudo-membraneuse liée à la diphtérie, l'autre, très fréquente, locale, offre une physionomie clinique toute différente. Enfin la bronchite chronique revêt quelquefois une forme pseudo-membraneuse étudiée par Grancher et Lucas Championnière, et qui n'a rien de commun, comme ces auteurs l'ont établi, avec la bronchite diphtérique. Il en est de même des produits fibrineux trouvés dans l'expectoration de certaines pneumonies; Gubler a établi leur origine hémorrhagique.

[1] CHAVANNE, th. de Paris, 1851.

V

TRAITEMENT DE LA DIPHTÉRIE

Etat des esprits sur cette question. — Ses causes. — La diphtérie n'a
pas de spécifique.
Traitement de l'état général. — Le principe. — L'organisme ; Est-ce
un terrain de culture stérilisable ? — Hygiène du malade. — Alimentation. — Alcool. — — Quinquina. — Principes d'une antisepsie du malade par un procédé de l'auteur. — Autres moyens
d'antisepsie médicale employés contre la diphtérie.
Traitement des localisations : 1° Localisation sur les muqueuses.
La cautérisation. — Une de ses récentes formules. — Appréciations.
— Raisons qui doivent faire proscrire la cautérisation. — La fausse
membrane considérée comme un symptôme à respecter. — Antisepsie de la gorge. — Applicable à certains cas ; — 2° Localisation
sur le rein ; — 3° Localisation sur le système nerveux.

On a souvent dit que le nombre de médicaments employés contre une maladie était la preuve d'une grande
pauvreté thérapeutique. Que n'a-t-on employé contre la
diphtérie !

En face de ce pandémonium, les médecins se sont,
inconsciemment, sans doute, rangés en quatre catégories :

Les *sceptiques* ; ils sont nombreux. Ceux-là ont observé
beaucoup, essayé beaucoup, ont vu s'évanouir successi-

vement leurs illusions, ils n'en admettent plus. Ils sont
arrivés, sur la nature même de la maladie, à une idée
qui confirme leur attitude réservée. C'est, pour eux,
un empoisonnement fort ou faible. Le faible permet, à
moins de complications connues, une guérison qu'on
aidera avec plus ou moins d'habileté. Le fort tuera iné-
ritablement ; et il en sera ainsi jusqu'à la découverete
empirique ou scientifique d'un remède vraisemblablement introuvable.

Les *sombres*, les désespérés, ont essuyé la tempête ds
quelque épidémie toxique. Ils ont assisté à ces ravages
affreux, foudroyants, d'un virus inconnu, jetant dan-
l'économie la gangrène et la peste, désarmant du pre
mier coup le malade et le médecin. Pour ceux-là, la
diphtérie, la vraie, est au-dessus de toute ressource; elle
est le « mal qui répand la terreur ». Ils haussent le
épaules quand on leur parle de guérisons obtenues.
Qu'elle ait permis sous leurs yeux mêmes des survi-
vances rares, ils ne savent comment cela se fait.

Les *indifférents*, pour qui il s'agit : d'une lutte difficile,
toujours aléatoire, et d'un principe douteux. Est-ce de la
gorge, est-ce de l'économie que vient le mal ? On ne sait
pas. Il se publie tous les mois quelque moyen nouveau
on prendra celui-là jusqu'au prochain. Du reste, la famille du malade est prévenue, le diagnostic émis, sans
qu'on ait besoin d'insister. N'ayant pour la résistance
au mal aucune conviction, on ne peut en communiquer
aucune. C'est la résignation sans désespoir et sans espoir,
livrée à une thérapeutique qu'on essaye.

Il y a enfin les *enthousiastes*, les croyants, ceux qui publient la recette nouvelle, appuyée d'une statistique qui ne se retrouve plus dans l'avenir. « Chez plusieurs de mes confrères. dit M. Cadet de Gassicourt, la confiance en certains médicaments est devenue une véritable foi, et ils souffrent malaisément qu'on la discute. Toute incrédulité, toute hésitation même leur paraît être un crime de lèse-humanité. Il leur semble que, par un entêtement coupable, on refuse la vie aux infortunés que l'on ne soigne pas selon leur méthode qui est généralement infaillible et compte autant de succès que de malades. Qu'il s'agisse du copahu, du cubèbe, du perchlorure de fer, de la glace, du chlorate de potasse, du tannin, de l'acide salycilique, du bromure de potassium, de la papaïne, de la quinoline, que le médicament doive être administré à l'intérieur ou appliqué topiquement peu importe : le médecin qui consent à faire usage du procédé est sûr de guérir tous les diphtériques; celui qui fait des objections est un routinier, un aveugle, et pis encore[1]. » Mais la statistique ? Est-elle imaginaire ? Non ; il s'agit bien de la diphtérie. L'ont-ils guérie ? Ils l'ont vu guérir. Guérira-t-elle encore par ce moyen ? Non.

Souvent les appréciations se succèdent de la façon suivante : on commence par la foi, par l'ardeur de la lutte; le désespoir arrive, l'indifférence le remplace,

---

1 CADET DE GASSICOURT. *Traité clinique des maladies de l'enfance*, t. III, p. 106.

le scepticisme reste. Et la diphtérie justifie toutes ces situations.

Elles naissent de ce fait, sur lequel nous ne saurions trop revenir, que généralement on ne sait pas assez par où la diphtérie commence, de quelle façon elle entre, comment elle évolue. On discute malheureusement encore sur sa nature, l'infection primitive, secondaire, sur le rôle de la fausse membrane, première en ordre d'apparition, à l'endroit même où elle semble causer par sa présence seule les plus terribles accidents. Ce qu'on admet sans conteste, pour la fièvre typhoïde, la rougeole, la scarlatine, le choléra, les allures particulièrement bizarres de la diphtérie ne l'ont point fait admettre ; nous voulons parler de ces nombreux degrés de virulence propres à toute maladie infectieuse, qui font que, dans certains cas déterminés, aucun moyen ne contribuera à une guérison complètement impossible, tandis que d'autres peuvent être puissamment aidés à guérir, d'autres, enfin, guériront malgré tout. La clef des illusions thérapeutiques est là. Les intoxications diphtériques en apparence les plus graves ne sont pas toujours mortelles ; le croup, à toutes ses périodes, a pu spontanément guérir.

Tous les médecins ont vu passer ces bouffées de pneumonies fatales, ces groupes de fièvre typhoïde, qui s'en vont dans la plus profonde adynamie ; ils restent confiants et maîtres d'eux-mêmes devant la pneumonie et la fièvre typhoïde, ils désespèrent de la diphtérie. Insidieuse, multipliant les accidents, elle est, il faut l'avouer,

difficile à bien juger ; elle exige, comme nous l'avons
vu, pour sa pathologie, à plus forte raison pour sa thérapeutique, une expérience longue et étendue. Cette
expérience , malgré l'envahissement de la diphtérie
signalé de tous côtés comme un vrai danger social,
reste forcément encore l'apanage des grands centres ou
de quelques circonscriptions accidentellement créées.

Ce que nous venons de dire suffit à faire conclure que
la diphtérie n'a aucun remède, aucun spécifique connu.
Rien ne fait encore prévoir qu'un vaccin préservatif
puisse quelque jour sortir pour elle des découvertes
inaugurées par Pasteur. Nous demeurons au point de
vue du traitement dans les conséquences logiques fournies
par son étude. Il y a là une somme de ressources bien
faites pour relever le courage des défaillants.

Le traitement de la diphtérie comprendra : le traitement de l'infection générale primitive, celui des diverses
localisations.

Traitement de l'état général. — L'état général se
compose de deux éléments : la cause infectante, l'organisme infecté. Si, d'après la phrase célèbre: « Le charbon est la maladie de la bactéridie, comme la gale est la
maladie de l'acarus. » Si, d'après tant d'autres considérations, à l'appui d'une analogie développée plus haut,
la diphtérie est la maladie d'un microbe encore à déterminer, le remède idéal de la diphtérie serait un parasiticide, atteignant celui-ci sans maltraiter l'organisme, sui-

vant la recommandation de Peter. Hélas! on l'a répété
souvent, on ne saurait assez le redire, nous avons sous
nos yeux, sous notre doigt, sur la peau, des parasites
depuis longtemps connus : le trycophyton de la ton-
dante et l'achorion du favus. Chacun sait ce qu'ils coûtent
à détruire d'efforts, de précautions et de temps. Or, quand
nous abordons la diphtérie, quand elle nous est démontrée, le microbe a déjà envahi les profondeurs de l'organisme; il est arrivé à la gorge, suivant l'expression du
professeur Grancher, comme à « son terrain de culture. »
C'est dans le sang qu'il faudrait l'aller chercher, ce que
l'expérimentation apprend de reste être impossible.

Mais, du côté de l'organisme infecté, l'impuissance
n'est plus la même. Fournir au malade les forces nécessaires à le faire sortir vainqueur de la lutte, atténuer les
symptômes de l'infection, modifier son cours, l'arrêter
peut être en stérilisant l'organisme considéré comme
terrain de culture, voilà où doit tendre l'effort de la
thérapeutique.

L'expression « stériliser l'organisme », pourrait paraître quelque peu extraordinaire et prétentieuse, sans
quelques explications. Nous dirons tout à l'heure que
nous aimons à employer dans la diphtérie le sulfate de
quinine, appelé par un médecin distingué : « Le seul
antiseptique interne que nous ayons [1] ». — Le sulfate
de quinine est le spécifique empiriquement trouvé, d'une
autre infection, la paludéenne, parasitaire au même titre

[1] JOFFROY. *Gazette des Hôpitaux.*

que la diphtérie. L'action de la quinine s'exercera-t-elle
sur le parasite ? — C'est si peu probable, qu'il est cliniquement démontré que l'infecté de Malaria, reste toujours paludéen ; tellement, qu'il suffit d'une déchéance
organique , un traumatisme , uue pneumonie , par
exemple, pour donner au principe endormi un nouvel
essor ; et l'accès de fièvre reparaît. Que fait alors la
quinine, sinon arrêter le développement microbien, le
paralyser, par une action particulière sur son terrain de
culture ? — La même observation nous semblerait
applicable à l'action du mercure dans la syphilis. L'antisepsie chirurgicale ne cherche pas le microbe ; mais elle
tend bien plutôt à stériliser contre lui la plaie.

C'est cette considération qui nous a fait penser à
antisepsier le malade lui-même, comme une plaie, à
l'aide d'un procédé dont il sera tout à l'heure question.

Nous nous trouvons ici devant cette objection, que
dans la diphtérie commune, celle que nous avons appelé
la diphtérie blanche, l'état général n'existe pas tout
d'abord ; ce qui a fait dire à M. Bourneville, et à beaucoup d'autres, que l'infection commençait vers le quatrième jour. Nous croyons avoir, à force de preuves, fait
passer notre conviction dans l'esprit de ceux qui auront
bien voulu nous lire. Quelque latente qu'elle soit, l'infection existe, elle est faite. Elle éclatera funeste, ou se
maintiendra légère, il n'y a pas à conclure du répit
qu'elle donne, l'important est d'en profiter.

Le malade sera isolé dans une chambre suffisamment aérée : rideaux, tentures, seront enlevés comme gênant la circulation d'un air sain, le premier besoin. Il n'aura auprès de lui, par la même raison, que le nombre de gardes strictement nécessaire.

Nous avons vu que, si des vomitifs sans but, ou quelque médication intempestive, n'ont pas dès l'abord fatigué l'estomac, les fonctions de celui-ci se soutiennent jusqu'à la période toxique ou asphyxique. On alimentera aussi richement, aussi abondamment que possible. S'il y a un peu d'atonie digestive, user de tous les subterfuges imaginables pour faire passer quelque aliment. Quand vient l'anorexie spéciale de l'intoxication, doublée de la gêne mécanique occasionnée par l'angine, on aura encore à sa disposition, les substances demi-liquides comme les purées de viande et les potages ; les liquides comme le lait, le bouillon, le jus de viande préparé par expression. On ajoutera à l'alimentation, les vins généreux, le quinquina, les liqueurs, le café, sans autre limite que l'âge du malade et les exigences naturelles de l'estomac.

Deux choses dans cette énumération doivent fixer particulièrement l'attention : l'alcool et le quinquina. Sous forme de bon vin ou de liqueurs de toute sorte, l'alcool doit être donné très largement, d'autant plus que l'infection est plus grave ; avec cette seule mesure : de proportionner la dose à l'âge, de s'arrêter à la limite de l'ébriété et de la céphalalgie. En procédant par petites quantités, on peut arriver sans accident à un total élevé. Il est inutile de dire que l'alcool dans ces conditions n'a pas seulement une action tonique, mais l'influence antiseptique reconnue et appliquée dans des états du même genre.

Il en est de même du quinquina employé en potion, sous forme d'extrait mou, mais particulièrement de son alcaloïde : la quinine. L'antiseptique de la malaria ne peut-il avoir une action sur des infections tout autres ? — Il y a dans l'infection paludéenne certains accidents variés des muqueuses pulmonaires, qui cèdent merveilleusement au sulfate de quinine : des pneumonies paludéennes, des asthmes de même nature, des laryngites mêmes avec accès de suffocation (Briand). De sorte qu'on peut se demander si, comme les virus infectieux, ou comme beaucoup de médicaments, il n'a pas quelque action élective sur ces régions.

Toujours dans le même ordre d'idée, nous avons proposé de pratiquer, au moyen de l'air respiré, l'antisepsie phéniquée du malade. Nous aurons à revenir sur ce procédé dans ses détails en parlant du traitement de la diphtérie asphyxique ou du croup ; ses principes seuls nous occuperont ici.

Il nous a semblé possible d'imprégner l'air d'une solution phéniquée, de la conduire tout le long des muqueuses malades jusqu'au terme de la respiration, qui n'est autre que l'absorption pulmonaire ; et au moyen de celle-ci, tout en évitant l'intoxication par l'acide phénique, en mettre assez dans la circulation pour atténuer l'action du virus. En plus de l'effet visé sur le malade, l'antisepsie aérienne amenait deux autres résultats : prévenir la contagion de l'entourage, et l'auto-contagion du malade ; puisqu'il est très probable, en raison du siège de la localisation pseudo-membraneuse, que le diphtérique qui souffle la contagion, l'aspire de même et augmente l'intensité de sa maladie, par cette nouvelle absorption de chaque instant. Ce serait, avons-nous dit, un nouveau genre d'infection secondaire, pouvant expliquer un certain nombre de faits cliniques, où l'état général se révèle tardivement et violemment infectieux à la suite d'une bénignité trompeuse des débuts. Quelle est la valeur de l'idée et du moyen ? Nous avons trop précisé tout à l'heure, la difficulté des expérimentations thérapeutiques en diphtérie, le nombre et la variété de cas qui doivent être soumis à un procédé avant de prouver son efficacité, pour être autorisé à conclure ; quelles que soient les probabilités que le raisonnement et des expériences favorables mettent déjà à notre appoint.

Le mercure a été employé comme antiseptique à l'intérieur et à l'extérieur sous forme de pommades, « ces deux modes d'emploi l'ont démontré doublement nuisible » (Sanné).

Le brome, sous forme d'eau bromée (Ozanam).

Le soufre, sous forme de fleur de soufre, de sulfure de potasse, à la dose de 5 centigrammes à un gramme chez l'adulte (Rilliet et Barthez).

L'acide salycilique et le salycilate de soude (G. Sée, Bergeron, Weber).

Le benzoate de soude (Letzerich).

Le chloral (Acetalla, Rokitanski, M. Sée). Tout dernière-
rement le docteur Mercier l'a repris et exalté [1].

La résorcine, produit du goudron de houille comme
l'acide phénique, dont elle ne diffère que par un équivalent d'oxygéne en plus et un équivalent d'hydrogène en
moins. Elle s'est donnée à l'intérieur à la dose de 1 à
5 grammes par jour.

La térébentine, très anciennement employée est revenue à la faveur. Elle s'est employée volatilisée, en
inhalations (Couëtoux); sous forme d'huile de térében-
tyine à l'intérieur (Satlow) : deux cuillers à café par
jour pour les enfants, deux cuillers à bouche pour les
adultes. On l'a brûlée avec du goudron (Delthil) pour
faire respirer les carbures de la combustion [2].

A l'antisepsie médicale de la diphtérie semblent se
rattacher l'emploi de l'Eucalyptus, du copahu et du
cubèbe (docteur Trideau); du perchlorure de fer à l'intérieur.

TRAITEMENT DES LOCALISATIONS. — 1° Sur les muqueuses.
— Le temps a fait justice d'une erreur thérapeutique
qui a longtemps régné dans le public médical et extra
médical : la saignée. On cautérisait, on cautérise encore

---

[1] MERCIER. *Angine couenneuse et croup*, sa guérison en quarante-huit heures par le chloral, 1887.

[2] D'après Koch 1/75000 d'essence de térébenthine dans un bouillon
de culture détruit la vitalité des bacciles et même des spores du
charbon.

aujourd'hui dans l'angine diphtérique, comme on saignait autrefois. Quand on ne cautérise pas pour le malade, il faut cautériser pour l'entourage. Il n'y a pas un caustique, pas un astringent, pas un dissolvant de la fibrine avec lequel on n'ait essayé de brûler, de tordre ou de fondre la fausse membrane. On a porté sur elle, au fond de la gorge d'enfants, le fer rouge, et on y a conduit l'instrument tranchant pour enlever l'amygdale pseudo-membraneuse! Tout le monde a sous les yeux ce spectacle affreux d'un enfant se débattant en désespéré contre deux ou trois aides solides qui le maintiennent, et d'un médecin à genoux devant lui, après les premières difficultés vaincues par l'abaisse-langue, dirigeant comme il peut au fond de cette bouche qui hurle et lui crache au visage, sur une fausse membrane noyée dans les mucosités, un caustique qui n'a de valeur qu'autant qu'il est plus profondément destructeur, partant plus douloureux. Et cette scène recommence plusieurs fois le jour, plusieurs fois la nuit. Après chaque séance, l'enfant, replacé dans son lit, reste inerte, haletant, immobile, déprimé, avec un pouls petit, les yeux éteints, dans un état voisin de la syncope ou de la mort. Cela se passe au cours d'une maladie éminemment dépressive, puisqu'elle est éminemment infectieuse, le fût-elle après la fausse membrane au lieu de l'être avant! — On dépense contre le remède les forces qui devraient former contre le mal une si précieuse réserve!

Voici d'après l'auteur même, la dernière formule de la cautérisation. « Il ne suffit pas, comme je l'ai déjà dit, de badigeonner la gorge avec le topique [1]; il faut, en même temps, enlever les fausses membranes par un frottement énergique. Je me sers ou d'un pinceau de blaireau un peu rude, taillé en brosse, ou, plus simplement, d'une sorte d'écouvillon formé d'un peu de ouate enroulée autour de l'extrémité d'un petit bâton quelconque. Cet écouvillon est trempé dans la solution caustique et bien imbibé, mais il doit être égoutté avec soin, car il faut éviter de laisser tomber des gouttes de liquide dans la bouche et, surtout, plus profondément dans le larynx.

La bouche étant largement ouverte et la langue abaissée, on porte l'écouvillon au fond de la gorge, sur les amygdales, sur le voile du palais, partout où on voit des fausses membranes. On frotte vigoureusement les points malades, de façon à enlever les fausses membranes, qui restent adhérentes à la ouate sous forme de débris plus ou moins tenus ou de lambeaux plus ou moins larges. Après chaque frottement, l'écouvillon est lavé dans une solution phéniquée ; ces frottements doivent être

[1] Docteur Gaucher. médecin des hôpitaux, *arch. de Larygologie*, 1887, p. 65

Le topique en question est la solution formulée par le docteur Soulez. Cette solution renferme 9 grammes d'acide phénique, 1 gramme d'alcool et 25 grammes de camphre, soit 35 grammes de camphre phéniqué auquel on ajoute un volume égal d'huile d'amandes douces.

Le liquide caustique du docteur Gaucher est un peu différent, il fait varier les proportions du camphre et de l'acide phénique d'après la gravité de l'angine et la susceptibilité du malade. Il fait dissoudre 5 à 10 grammes d'acide phénique et 2 ou 30 grammes de camphre dans 10 grammes d'alcool à 36° et ajoute à cette solution un volume égal d'huile. Il réserve des solutions plus faibles pour les cas bénins.

répétés plusieurs fois à chaque séance, jusqu'à ce que toutes les fausses membranes aient été enlevées ou détruites. On porte une dernière fois l'écouvillon dans la gorge, pour toucher avec le topique caustique toutes les surfaces dénudées et dépouillées des fausses membranes qui les recouvraient.

Cette opération doit être répétée matin et soir, et, dans l'intervalle des cautérisations, on fait toutes les deux heures, dans la gorge de grandes irrigations avec de l'eau phéniquée au centième. Il est même bon de faire une de ces irrigations, aussitôt après chaque cautérisation, pour calmer la douleur et la cuisson que celle-ci a déterminées dans la gorge.

La douleur est en effet quelquefois très vive, et dans certains cas il faut, comme me le disait un de mes maîtres, un courage terrible pour continuer l'opération. On peut toutefois atténuer la douleur provoquée par l'agent caustique, en faisant faire préalablement dans la gorge, suivant le conseil donné à un de mes malades par M. le docteur Grancher, des pulvérisations avec une solution de cocaïne à deux ou trois pour cent.

L'opération est donc douloureuse, je le reconnais, mais la réaction inflammatoire qui lui succède n'est pas si intense qu'on l'a dit.

La plupart de mes observations concernent les adultes ; chez les enfants, l'application de ce traitement est plus difficile, mais elle n'est pas impossible ; seulement on agit un peu en aveugle. Il faut envelopper l'enfant dans un drap, pour l'immobiliser ; maintenir la bouche ouverte au moyen de deux bouchons, un de chaque côté de la mâchoire ; introduire, entre ces deux bouchons, le pinceau imbibé de la solution caustique et écouvillonner vigoureusement toute la gorge. Les irrigations phéniquées doivent être faites comme chez l'adulte » (Docteur Gaucher).

Ce qu'il y a de plus étonnant dans un pareil traitement c'est la force de conviction qu'il suppose chez l'opérateur. Nous sommes habitués à écarter comme un voile la douleur et ses expressions, pour aller au delà, vers un but qui doit toujours être le salut du malade. Ici, il n'y a pas de conviction, il y a une *opinion* sur la nature de la diphtérie ; et tellement une *simple opinion* que M. E. Gaucher lui-même, dans le travail que nous venons de citer, dit : « Beaucoup de médecins professent que la diphtérie est une maladie générale d'emblée. Cette opinion était communément adoptée il y a quelques années ; elle était courante à l'hopital des Enfants, quand j'étais interne de. cet hopital en 1879 ; c'est elle qui m'a été enseignée par mon maître Archambault. A mon avis la seconde manière de voir, celle qui fait dériver l'infection de la fausse membrane, est la vraie. »

Une autre conséquence de pareils traitements, tour à tour et mille fois abandonnés, repris, vilipendés et remis de nouveau en l'honneur, est la preuve si souvent faite au courant des pages précédentes, du processus extraordinaire de l'infection diphtérique, à virus peu ou point pyrogène, se masquant derrière l'accident local qui domine absolument toute la période initiale de l'évolution pathologique. A tel point que ceux qui, comme Bretonneau et Trousseau ont découvert et si admirablement décrit l'infection, ceux à qui son origine, antérieure à la fausse membrane a été enseignée par des maîtres de la valeur d'Archambault, l'ont subordonnée ou se reprennent plus tard à la subordonner de nouveau au symptôme, à l'angine.

La diphtérie a commencé par être un mal de gorge, puis, des voix autorisées se sont élevées pour dire qu'elle était maladie primitive, puis, elle redevient mal de gorge. Pour un même médecin, à divers moments de son existence, suivant les cas qui se déroulaient sous ses yeux, nous avons vu l'appréciation varier. Les seuls qui ne varient pas sont ceux qui ont assisté à une épidémie de diphtérie toxique, ou, comme nous l'avons dit et répété, ceux qui l'ont vue souvent toxique mêlée à d'autres cas d'empoisonnement moins graves, et qui peuvent mesurer la pente qui mène du plus au moins, sur le même fonds infectieux.

Nous n'avons pas à reprendre ici une argumentation faite plus haut, avec un luxe de preuves plus que suffisant pour faire considérer cette question comme jugée.

Nous conclurons simplement que toute cautérisation, toute action destructive de la fausse membrane doit être aussi énergiquement proscrite de la thérapeutique de la diphtérie qu'elle a été énergiquement pratiquée. Elle doit être proscrite : parce qu'une trop longue expérience l'a condamnée comme inefficace, parce qu'il découle des données pathologiques qu'elle ne s'adresse qu'à une conséquence, à un symptôme sous la dépendance exclusive de l'état de la muqueuse et par conséquent de l'organisme, symptôme sans valeur objective, et, comme nous le verrons, sans importance même mécanique sérieuse, véritable éruption spécifique dont on ne découvre le plus souvent qu'une partie ; parce qu'elle impose au malade, surtout s'il s'agit d'un enfant, un épuisement nerveux, une déperdition de forces, une dysphagie des plus préjudiciables à la lutte qu'il doit soutenir contre l'empoisonnement ; parce qu'elle crée, du fait, de l'irritation et l'ulcération des muqueuses, de nouvelles voies d'entrée à l'infection.

Partant de là, et par une conséquence simplement logique, non seulement nous proscririons au même titre les badigeonnages de la gorge avec les substances inoffensives comme l'eau de chaux qui dissout la fausse membrane, le jus de citron, d'emploi banal, beaucoup moins dissolvant et beaucoup moins inoffensif, mais nous respecterions la fausse membrane, dans laquelle nous voyons un élément précieux de diagnostic au jour le jour, et de pronostic. Et si la lutte, pour l'examen seul, prend des proportions préjudiciables à l'enfant, ce qui est rare, nous éloignerons l'examen le plus possible.

Ce n'est pas tout ; la thérapeutique de l'angine diphtérique est entrée dernièrement dans une phase nouvelle avec les pratiques d'antisepsie de la gorge : en badigeonnages avec des liquides antiseptiques variés, les solutions phéniquées, mercurielles, de coaltar saponiné, de chloral, d'acide salycilique, borique, la térébenthine, l'huile de pétrole, l'eau oxygénée, en pulvérisations, en larges irrigations. Ces pratiques ont pour but de faire obstacle, aussi bien à une infection primitive attribuée à la fausse membrane qu'à une infection secondaire de même cause. Voici ce que dit des irrigations le docteur Legendre [1] : « La fréquence des irrigations et le soin avec lequel elles sont pratiquées sont d'une importance capitale. Aussi, croyons-nous qu'il n'est pas inutile de rappeler à quelques confrères qui ont peu d'occasions de traiter des enfants atteints de diphtérie comment on doit procéder pour pratiquer des irrigations dans la gorge.

L'enfant est roulé dans un châle, les bras le long du corps, pour qu'il ne puisse se débattre : il est assis sur les genoux d'une personne qui, étant elle-même assise sur une chaise à dossier droit, ne peut se reculer, et lui maintient la tête immobile contre sa poitrine, en l'entourant de ses deux mains au niveau du front.

Une autre personne tient une cuvette sous le menton et un irrigateur chargé de la solution antiseptique.

On pince le nez de l'enfant ; dès que la bouche s'ouvre, on place un coin de bois entre les molaires, pour maintenir l'écartement des mâchoires, et on dirige vers les différents points de l'isthme du gosier la canule de l'irrigateur, le robinet étant ouvert assez pour fournir un jet suffisamment énergique. En effet, si le jet est trop faible, l'enfant avale une partie du liquide et, comme il crie,

---

[1] LEGENDRE, chef de clinique adjoint de la Faculté pour les maladies des enfants. — *Traitements antiseptiques de la diphtérie*, 1887.

risque de suffoquer par pénétration de liquide dans le larynx, tandis qu'un jet vigoureux provoque un reflexe de contraction du pharynx buccal par suite duquel le liquide infecté reflue aussitôt dans la bouche et s'écoule au dehors sans que l'enfant ait le loisir de faire un seul mouvement de déglutition.

Nous demandons pardon de tous ces détails à ceux de nos lecteurs qui ont l'habitude de soigner des diphtéries ; mais nous avons la conviction qu'il n'est pas inutile de les donner à ceux qui ont peu d'expérience de cette maladie. Car nous avons déjà eu plus d'une occasion de vérifier que bon nombre de médecins se trouvent en pareil cas presque aussi embarrassés que la famille.

La manœuvre précédente, exécutée avec décision, s'accomplit en quelques minutes, en évitant à l'enfant surpris beaucoup plus de cris et d'agitation fatigante qu'il n'en éprouve pour de simples tentatives maladroites d'examen de la gorge. Quant on l'a exécutée ponctuellement comme nous venons de le dire, la famille qui, jusque-là, a manqué d'énergie, comprend qu'elle doit à tout prix collaborer au traitement de l'enfant d'une façon effective, et chacun de ses membres s'emploie utilement à l'exécution des prescriptions médicales. »

Le docteur Legendre irrigue avec une solution saturée d'acide borique chaude.

Les observations applicables à la cautérisation de la fausse membrane sont applicables aux manœuvres que nous venons de décrire. C'est la cautérisation et ses effets sur la muqueuse gutturale et l'organisme sous une

autre forme. Sans toutefois rejeter absolument l'antisepsie buccale, suffisamment assurée pour la pluralité des
cas par l'antiseptie aérienne obtenue par la vaporisation
phéniquée, telle que nous la pratiquons, nous réserve-
rions pour certaines circonstances les badigeonnages, les
pulvérisations, les irrigations. Celles, par exemple, où
dans l'angine couenneuse putride, la diphtérie noire, la
muqueuse, profondément altérée par l'inflammation, ne
court plus aucun risque, mais secrète au contraire un
ichor séro-purulent souvent mêlé de sang putréfié qui se
répand dans la bouche. L'absorption de ces produits par
les voies digestives, par la respiration, par les parties
dénudées de la muqueuse buccale, expose le malade à
une infection putride. C'est du reste le plus ordinairement dans la diphtérie de l'adulte que ces accidents se
produisent. L'adulte supprimera par sa raison la violence
qu'on est obligé de faire à l'enfant.

2° La localisation de l'infection diphtérique sur le rein,
n'a dans le tableau des symptômes qu'un rôle effacé qui
n'appelle aucune intervention thérapeutique. Dans les
cas rares où la néphrite infectieuse est plus profonde,
persiste et produit l'anasarque, elle est justiciable de la
diète lactée et du traitement général des néphrites ordinaires.

3° La localisation sur le système nerveux, offre à combattre, en continuant la médication tonique, l'infection
qui vit encore dans un tissu d'une importance si dangereuse. Lorsqu'elle aura envahi le voile du palais et le
pharynx, il faudra alimenter au moyen de la sonde molle

introduite par une des narines chez l'enfant, au moyen
de la sonde œsophagienne chez l'adulte. On aura en
même temps recours aux lavements nutritifs : bouillon,
peptone et vin. Lorsque la paralysie est généralisée, les
frictions sur tout le corps, séches ou aromatiques, les
bains toniques et excitants, les bains sulfureux et l'électricité rendront de réels services. Lorsqu'enfin elle revêt
cette forme terrible de la paralysie du pneumogastrique,
on se hâtera d'électriser. L'observation suivante citée par
M. Cadet de Gassicourt, donne une idée trop juste de
l'importance de l'électricité dans la paralysie diphtérique pour que nous hésitions à la reproduire.

« Une jeune femme de vingt et un ans, enceinte de trois
mois, avait été atteinte d'une angine couenneuse, le 22
février 1869 ; elle était soignée par Barth, Ricord,
H. Roger et Descroizilles, lorsque le 22 mars Duchenne
(de Boulogne) fut appelé près d'elle ; la malade était
atteinte depuis plusieurs jours d'une paralysie du voile du
palais et du pharynx, depuis la veille d'accidents cardio-
pulmonaires fort inquiétants, mais qui appartenaient
évidemment à la forme lente que je vous ai décrite. Ils
étaient constitués par la pâleur et le refroidissement de
la face et des extrémités, l'anxiété précordiale, avec
étouffements, la petitesse, la fréquence, l'irrégularité du
pouls, l'arythmie cardiaque. Après de longues hésitations,
Duchenne se décida à pratiquer la faradisation cutanée
à l'aide de la *main électrique*, sur la région précordiale,
principalement au niveau de la pointe du cœur, en

ayant soin de commencer par une dose excessivement
faible, et en augmentant graduellement l'intensité du
courant d'induction jusqu'à provoquer à la peau un
picotement léger. Après quelques minutes et pendant le
passage du courant le pouls a diminué de fréquence,
s'est régularisé et développé. Enfin l'anxiété précordiale
et les étouffements ont disparu. Plusieurs fois cependant,
il fallut revenir à la faradisation cutanée dans la journée, et toujours avec le même succès.

« La malade semblait hors de danger, lorsque le 29 mars
l'intoxication diphtérique annonça son retour par une
diplopie qui dura environ une heure, puis, par une
hémiplégie gauche complète de la sensibilité et du mouvement. Duchenne pratiqua de nouveau l'excitation
électro-cutanée sur toute la surface envahie par la paralysie. En huit ou dix minutes la sensibilité était revenue
en grande partie ; quatre heures après l'hémiplégie avait
complètement disparu.

« Par malheur, cette hémiplégie fut bientôt remplacée
par de nouveaux symptômes cardiaques plus graves
encore que les précédents, car la suspension des battements du cœur revenait plus fréquente et durait plus
longtemps. Duchenne triompha encore de ce retour des
troubles cardiaques par la faradisation légère de la zone
cutanée précordiale, mais, après une lutte acharnée, et
des alternatives qui durèrent deux jours. Ce succès
fut d'ailleurs de courte durée, car bientôt de nouveaux
désordres apparurent et cette fois du côté des poumons :
respiration irrégulière, haletante, orthopnée, étouffement.

« Cette fois, la main électrique promenée sur la région précordiale ne produisit aucune amélioration. Ce fut seulement lorsqu'elle alla exciter la peau de la région postérieure du thorax, dans les points qui correspondent à la face postérieure des poumons, que huit ou dix minutes la respiration fut régularisée.

« Mais la paralysie pulmonaire revint environ une heure après et l'électrisation n'amena plus alors qu'un soulagement momentané : la mort eut lieu par asphyxie le 2 avril. »

« Cette observation, dit M. Cadet de Gassicourt, ne me paraît pas avoir besoin de longs commentaires. Malgré l'insuccès final, elle prouve clairement le pouvoir de l'électrisation, qui, à tant de reprises, a modifié le processus morbide et fait subir un temps d'arrêt aux accidents les plus redoutables. La démonstration me semble ici d'autant plus nette que grâce aux détails de la description on peut voir les symptômes s'amender à la suite de chaque application d'électricité et se rendre ainsi un compte exact de l'influence exercée par elle.

« Eh bien, les résultats obtenus dans les formes ordinaires de la paralysie diphtérique, pour être moins apparents, n'en sont pas moins réels. Je ne néglige jamais, vous l'avez vu, de faire électriser chaque jour et même plusieurs fois par jour dans les cas graves, les enfants atteints de paralysie diphtérique, et je crois pouvoir attribuer à cette pratique un grand nombre de succès. »

VI

LE CROUP

On définit partout le croup en disant : le croup est la
diphtérie laryngée. Cette définition est-elle suffisante ?

Voici quelques faits : une petite fille avale une gorgée
de bouillon qui lui brûle la bouche, la gorge, l'œsophage
détermine de la gastro-entérite. On l'amène à l'hopital
des Enfants dans le service de M. Descroizilles [1]. Elle
présente tout l'aspect, le tirage, les symptômes du croup.
On pose la question de la trachéotomie. Son état général
fait pencher vers la négative ; elle meurt. A l'autopsie
on trouve au-dessus et à droite de l'épiglotte, une plaque

[1] *Gazette des Hopitaux*, Décembre 1887.

saillante blanchâtre, constituée par une infiltration locale du tissu sous-muqueux qui s'étend sur le repli aryténo-épiglottique du même côté ; cette plaque a un centimètre et demi de longueur. Du côté gauche de l'épiglotte, à très peu de distance de la base de la langue, une plaque semblable, beaucoup plus petite ; il y a, en plus, des traces d'œdème sur différentes parties de la muqueuse épiglottique. Et cela avait suffi pour donner les symptômes du croup.

Tout le monde a lu le récit, fait par Trousseau, de ce collégien de Juilly, âgé de treize ans, qui, le matin, est pris d'une oppression épouvantable. Il avait une toux rauque, une voix enrouée, éteinte ; ses inspirations produisaient un sifflement bruyant. Trousseau est demandé[1], et quelque empressement qu'il put mettre, n'arrive que quatre heures après ; l'enfant venait d'expirer.

On enlève aussitôt le larynx et la trachée, on examine avec la plus minutieuse attention : la muqueuse du larynx, des cordes vocales, des replis ary-épiglottiques était rouge, tuméfiée, mais il n'y avait aucune fausse membrane ; on n'en avait observé, du vivant de l'enfant, ni dans la gorge, ni dans les crachats.

J'ai pu, dix fois, enlever quelques heures après la mort, le larynx d'enfants morts du croup au courant d'une diphtérie.

Une seule fois, j'ai trouvé une large membrane couvrant une partie du repli ary-épiglottique droit, et descen-

---

[1] Trousseau, *Clinique médicale de l'Hôtel-Dieu*, t. I, p. 255, 256.

dant au-dessous dans le larynx. Deux fois, une fausse membrane mince recouvrant, sur une petite partie, une des cordes vocales, et s'allongeant vers la trachée. Sept fois, rougeur diffuse de la muqueuse laryngienne et des cordes vocales, mais pas la plus petite fausse membrane. Avec ou sans fausses membranes, *dans aucun cas*, le calibre du larynx ne m'a paru rétréci par l'œdème de façon à justifier l'asphyxie.

« Du reste, si, dans l'immense majorité des cas, le croup se rattache à la diphtérie du larynx, il en est bon nombre auxquels on ne saurait reconnaître aujourd'hui une semblable origine[1]. »

« Parmi les symptômes du croup, ceux qui sont d'ordre exclusivement mécanique, c'est-à-dire les plus nombreux, sont en quelque sorte indépendants de la nature de la maladie ; si bien qu'un obstacle quelconque, étranger à la diphtérie, siégeant dans la trachée ou le larynx, peut produire des symptômes identiques à ceux du croup. Il n'est même pas nécessaire que l'obstacle soit constitué par un corps étranger, intra ou extra laryngo-trachéal, un spasme musculaire suffit[2]. »

Cet aperçu, ces appréciations, donnent à entendre : que le croup peut se rattacher à des causes pathologiques variées dont nous ferons le départ en parlant du diagnostic ; que, dans la diphtérie même, la lésion laryngiennne ne diffère pas de la lésion simplement inflammatoire, et

---

[1] Jules SIMON. *Dictionnaire de Jaccoud*, art. *croup.*

[2] CADET DE GASSICOURT. *Traité clinique des maladies de l'enfance,* t. III, p. 135.

que le même accident est justiciable en différentes circonstances d'une symptomatologie et d'une thérapeutique
uniformes. On a, bien des fois, été obligé d'appliquer la
trachéotomie à des laryngites striduleuses procédant
exactement comme un croup dipthérique. Le fait suivant
est un spécimen frappant des analogies et des difficultés
qu'on rencontre. — Je fus adjoint, un jour, à un confrère,
près d'un enfant pour lequel il prévoyait l'imminence
d'une trachéotomie. Le confrère avait été appelé dans la
nuit et s'était trouvé à la fin d'un accès très considérable. L'enfant toussait depuis deux jours ; la veille, la
toux était devenue rauque, la voix très voilée. Il y avait,
ici et là, dans les environs, plusieurs cas de diphtérie.
Rien dans la gorge, qu'une très légère inflammation, pas
d'adénite. L'accès se passe, et l'enfant conserve un sifle-
ment fort des deux temps de la respiration, sans tirage.
Le lendemain matin, le tirage sus-sternal était prononcé,
il y avait un tirage sous-sternal modéré, de l'agitation ;
l'enfant avait eu deux nouveaux accès très violents.
Quatre heures plus tard, même état, pas de crises nouvelles, diminution du tirage sous-sternal. Le soir, à sept
heures, il ne restait que du sifflement laryngien, une
toux remuant des mucosités ; la respiration était facile.
Deux jours après, l'enfant terminait un simple rhume.
L'année suivante, le même enfant recommence exactement les mêmes accidents ; mon confrère et moi, rassurés
par le passé, par l'état de la gorge sans fausse membrane
et sans inflammation sensible, sans adénite encore,
crûmes devoir différer le plus possible l'intervention

chirurgicale et quittâmes l'enfant, le soir, avec cette dyspnée non encore menaçante que nous lui avions connue. La nuit on vient nous chercher en toute hâte, nous trouvâmes l'enfant mort. Son larynx, enlevé et examiné, était le plus membraneux des dix qui forment la petite statistique ci-dessus.

L'évolution du croup a été parfaitement décrite et divisée en trois périodes par Rilliet.

Première période. — La voix et la toux deviennent enrouées, puis éraillées, puis rauques. La respiration est libre ou avec un sifflement laryngien, léger et passager, l'auscultation ne révèle rien, à moins qu'il n'y ait quelque bronchite, ou broncho-pneumonie.

Deuxième période. — Voix et toux éteintes. Le sifflement laryngien commence par l'inspiration, puis l'expiration devient à son tour sifflante. La respiration est accélérée ; puis la dyspnée apparaît sous deux formes : *accès* et *tirage*.

L'accès a été admirablement peint par Trousseau ; c'est, dit Peter, un tableau à la Ribeyra : « Alors, dit-il, les pauvres enfants, dans un état d'agitation impossible à décrire, se dressent brusquement sur leur séant, saisissent les rideaux de leur lit qu'ils déchirent dans leurs mouvements de rage convulsive, quelquefois, ils écorchent leur mère et les personnes qui les entourent, les embrassant, cherchant à s'accrocher sur ce qui se trouve à leur portée pour y prendre un point d'appui. Dans

un autre moment, c'est contre eux qu'ils tournent leurs
efforts impuissants en portant violemment leurs mains
à la partie antérieure de leur cou comme pour en arra-
cher quelque chose qui les étouffe. La face bouffie, violacée, les yeux hagards et brillants, expriment l'anxiété
la plus horrible et une profonde terreur ; puis, l'enfant
retombe accablé dans une espèce de stupeur, durant
laquelle la respiration reste difficile et sifflante. Son
visage, ses lèvres sont alors pâles, ses yeux abattus.
Enfin, après un effort suprême de respiration, l'agonie
commence et la lutte se termine. »

La durée des accès est en raison inverse de leur intensité. Plus ils se répètent, plus est rapide la marche
vers l'asphyxie.

Le *tirage* est d'abord *sus-sternal* ou supérieur ; puis
devient en même temps sous-sternal, abdominal, ou
inférieur. Dans le tirage sus-sternal les muscles inspi-
rateurs, contractés pour soulever la poitrine, forment
un relief sous la peau. L'obstacle glottique, empêchant
l'entrée de l'air dans la poitrine, les parties molles se
dépriment sous la pression atmosphérique, et leur
dépression contraste avec les reliefs musculaires qui
semblent augmentés. Dans le tirage sous-sternal, le diaphragme, qui se tend pour élargir le thorax, rencontre
le même obstacle glottique. L'air ne pouvant pénétrer,
la même pression atmosphérique pèse sur le creux épigastrique, s'étend comme un sillon sur la base de la
poitrine, le long des côtes flexibles chez les enfants, et le
ventre au contraire fait saillie.

Peu à peu, la face devient pâle, bouffie, cyanosée, les lèvres violettes, les extrémités se refroidissent.

A l'auscultation, outre le bruit laryngien, on perçoit l'obscurcissement de la respiration jusqu'à l'apnée complète.

Troisième période ou période asphyxique. — Plus d'accès, tirage permanent. Le corps entre en résolution, les yeux restent demi-clos, la face est bleuâtre, les extrémités deviennent violacées, la sensibilité générale s'émousse, le pouls très fréquent, petit, serré, devient irrégulier, la respiration se ralentit : coma, quelquefois convulsions, dans lesquels l'enfant expire.

On assiste rarement à la succession des périodes, la première peut être assez courte pour être insaisissable, et le malade entre immédiatement dans la deuxième, les accès peuvent manquer et le tirage être dès l'abord permanent.

Le symptôme caractéristique du croup est le tirage. Le tirage vient d'un obstacle siégeant au larynx, diminuant l'aire de la glotte au point que, la pression atmosphérique trouvant close cette voie d'accès dans la poitrine soulevée par l'effort respiratoire comme les parois d'un soufflet, refoule les parties molles vers l'intérieur, et détermine ainsi les dépressions sus et sous-sternales.

Qui fait l'obstacle ou le rétrécissement glottique ?

Le laryngoscope est malheureusement inapplicable, il provoque l'accès. Le fut-il, qu'il ne montrerait probablement que des fausses membranes ténues, petites, pelliculaires, fugitives, se détachant facilement, que l'on a presque toujours trouvées dans la trachée et le larynx. Elles ne constituent aucun obstacle par elles-mêmes. Nous avons vu d'autre part que des recherches nécropsiques, pratiquées très peu de temps après la mort, nous ont montré sept fois la muqueuse enflammée mais non pseudo-membraneuse ; l'œdème insuffisant pour annihiler le calibre du larynx, conséquemment, expliquer, comme Bretonneau, Trousseau, Valleix l'ont voulu, l'accès par une sorte d'enchifrènement de la muqueuse au moment de la crise, et le tirage par un bouchon membraneux. Sanné écrit de son côté : « Quand on rencontre après la mort de larges cylindres fibrineux tapissant la muqueuse aérienne, ou simplement des concrétions épaisses appendues aux lèvres de la glotte, au bord des ligaments aryténo-épiglottiques, la dyspnée et l'asphyxie trouvent leur explication ; la concordance se fait entre les lésions et les symptômes. Mais, quand ces parties sont revêtues seulement d'une mince couche pseudo-membraneuse, quand on ne trouve à l'autopsie que des exsudats insignifiants ou même nuls, les troubles respiratoires ayant été des plus violents, alors, l'enchaînement se rompt. » Il faut ajouter que ces troubles respiratoires des plus violents ont justifié l'intervention, à la suite de tout le cortège symptomatique du croup, dans de simples laryngites striduleuses.

La théorie d'une paralysie de la glotte déterminée par l'inflammation des muscles ou par une suppression

nerveuse d'origine toxique a été victorieusement ré-
futé par M. J. Simon [1].

Le tirage et l'accès s'expliquent par un spasme glottique résultant d'une action réflexe exercée sur le bulbe
par l'irritation inflammatoire de la muqueuse laryngée
et celle de l'extrémité des nerfs sensitifs. « Les muscles
glottiques enflammés réagissent comme le fait par
exemple le sphincter anal dans la dysenterie, de façon à
donner un ténesme glottique agissant dans le même
sens que l'action spasmodique réflexe. » (Sanné) C'est
la mise en jeu par l'influence soutenue de l'inflammation
du même réflexe qui réagit au contact d'un corps
étranger de la façon que tout le monde connaît. M. Cadet de Gassicourt, explique ainsi les phénomènes
d'accès et de tirage : Les centres nerveux respiratoires,
situés près du calamus scriptorius ont, d'après les auteurs, une action automatique, et une action réflexe.
Un sang désoxygéné provoquerait l'action automatique
qui, contractant les muscles respirateurs et accélérant
leur action, expliquerait le tirage et son augmentation
proportionnelle à l'asphyxie progressive. Tandis que
l'action réflexe mise sous la dépendance du pneumo-
gastrique, détermine l'irritation réflexe du bulbe, et passagère comme toutes les actions réflexes expliquerait
l'accès. Chaque accès augmentant la désoxygénation
du sang, par conséquent, l'action automatique, chaque
accès ,et c'est la réalité, doit aggraver le tirage. L'aboli-

---

[1] J. SIMON, art. *croup*, Dictionnaire de Jaccoud.

tion des réflexes.étant la conséquence de l'asphyxie ou d'une intoxication violente, il n'y a d'accès ni dans le croup toxique, ni dans le croup ordinaire à partir de la période asphyxique.

Si maintenant nous voulons caractériser les trois périodes du croup, nous trouvons que la première est une période d'inflammation simple, une laryngite spécifique ou non, avec les symptômes communs. La personnalité du croup, l'accident de la laryngite, commence à la seconde période, à l'apparition du ténesme glottique. La troisième est une période terminale, c'est l'asphyxie.

Deux points sur lesquels on n'a pas suffisamment insisté dans la pathogénie du croup, sont l'âge du malade, le calibre du larynx. Les réflexes sont beaucoup plus sensibles chez l'enfant, le réflexe laryngien surtout, ce qui est surabondamment mis en lumière par la laryngite striduleuse. Quant au calibre, il a une grande importance. J'ai vu chez beaucoup d'enfants de dix, onze, douze ans, la diphtérie blanche non toxique évoluer au larynx, aux bronches, au poumon même par la bronchopneumonie, sans mettre en jeu le réflexe.

Une petite fille de dix ans, plus développée que son âge ne le comportait, à voix habituellement forte, à larynx extérieurement volumineux eut une angine pseudo-membraneuse étendue. Sa voix devint enrouée, puis éteinte, la toux de même, la respiration très-sifflante au niveau du larynx plein de mucosités, mais facile. Elle eut de la

bronchite pseudo-membraneuse, expectora des fausses
membranes longues et tubulées ; l'évolution dura quinze
jours et la malade guérit. Eut-elle le croup ?

On rencontre le plus souvent, il est vrai chez l'adulte,
la diphtérie toxique ; mais la diphtérie blanche à vastes
localisations sur les muqueuses, l'extension éruptive aux
bronches, au poumon, au larynx est assez souvent observée ; l'adulte a-t-il le croup ? Le croup commence-
t-il à la première ou à la seconde période de Rilliet ?
Est-il en un mot, la diphtérie laryngée ou sa complication, le ténesme glottique, l'étranglement, le « garotillo » ?

Il nous semble voir à cet égard, dans la pathologie,
l'esprit et la lettre, avec l'embarras d'une explication.

La lettre a fait du croup la diphtérie du larynx, considérée d'une façon générale dans son évolution. Un
enfant qui a la voix et la toux rauques, puis éteintes, la
respiration facile quoique plus ou moins sifflante (première période de Rilliet) et qui a l'angine pseudo-membraneuse, a le croup. Nous verrons plus loin M. Cadet
de Gassicourt compter parmi les cas de guérison spontanée du croup ceux qui se sont arrêtés là. Un enfant qui
a l'accès, le tirage, après être souvent entré de plein-
pied dans cette seconde période, qui arrive par elle à
l'asphyxie mécanique et en meurt, a également le croup.

L'esprit, le nôtre au moins, n'admettrait que ces derniers ; les autres n'ont eu qu'une période prodromique
qui reste à franchir ; ils ont eu la cause, ils n'ont
pas eu l'accident, soit que l'inflammation n'ait pas été

suffisante à le produire, soit que l'âge et les développements du larynx aient empêché les conditions d'excitation réflexe de se réaliser.

La question limitée à ces termes, qui semblent ceux de la clinique, il serait intéressant, important de savoir où finit l'âge du réflexe. Pour ma part, je n'ai jamais observé le tirage au-dessus de dix ans. Ceux que j'ai pu interroger ne l'ont jamais vu. Je sais qu'on a opéré des croups diphtériques chez des enfants âgés, et chez l'adulte; je crois qu'on a confondu (et la confusion a souvent été faite), le tirage et le *cornage*. L'obstacle n'était pas au larynx, il était aux bronches et au poumon.

Comme, donc, disions-nous plus haut, l'ophtalmie est l'accident de la variole, la perforation intestinale l'accident de la fièvre typhoïde, le croup, obstacle mécanique, serait l'accident de la diphtérie du larynx et non cette diphtérie même.

Il commence au spasme glottique, il a pour caractéristique l'accès et surtout le tirage. Comme tous les accidents de la localisation de la diphtérie sur les muqueuses, il n'emprunte rien à la fausse membrane, tout au contraire à l'état d'inflammation de la muqueuse, et par elle au substratum organique.

Et nous proposerions de définir le croup : L'ensemble des symptômes produits par l'inflammation de la muqueuse du larynx chez les enfants, lorsque cette inflammation, le plus souvent de nature diphtérique, est assez forte pour déterminer le réflexe glottique qui amène l'asphyxie par étranglement.

VII

GUÉRISON SPONTANÉE DU CROUP — SES FORMES,

SON DIAGNOSTIC

Importance de l'étude des guérisons spontanées du croup au point de vue des indications de la trachéotomie. — Résultats encore incomplets.

Formes du croup. — Le croup complique très rarement la diphtérie toxique dès l'abord. — Intoxication tardive. — Conséquences pratiques. — Croup d'emblée. — Croup prétendu inflammatoire. — Forme prolongée.

Diagnostic. — Signe pathognomonique ; le tirage. — Corps étrangers. — Laryngite striduleuse. — Cornage, ses différences, ses analogies.

Dire croup équivaut trop pour le public extra-médical et médical même, à un arrêt de mort ou aux éventualités périlleuses d'une trachéotomie. Rilliet et Barthez, Archambault, mais tout spécialement M. Cadet de Gassicourt ont eu le mérite de mettre en relief et d'étudier les cas de guérison spontanée du croup. Sont compris sous cette qualification tous les cas guéris sans intervention chirurgicale, aucune médication jusqu'à présent, n'ayant justifié d'une action curative de la diphtérie.

Nous aurons fait suffisamment comprendre l'importance de cette question, quand nous aurons dit qu'indépendamment de l'intérêt qu'elle présente au point de vue pathologique, et au point de vue du pronostic, elle seule peut fournir à la trachéotomie des indications positives. Avoir précisé le moment où le croup ne peut plus guérir sans intervention, est montrer celui où elle devient indispensable.

Il va sans dire que cette précision, comme pour toutes es questions de ce genre, ne doit réunir que la plus grande somme de probabilités. Le croup, en effet, a été vu guérir spontanément aux limites les plus prochaines de l'asphyxie définitive. — Dans un hameau, dans une chambre misérable, je trouvai un enfant de seize mois, bel enfant, très vigoureux, en possession d'une angine couenneuse légère et d'un tirage sus-sternal prononcé, abdominal faible. Le lendemain, le tirage supérieur et inférieur était complet, énorme, les lèvres violacées, la face un peu pâle et bouffie, les yeux vifs encore, le pouls petit, sans fréquence excessive. L'examen de la gorge provoqua un accès que je crus terminal. L'enfant était bâtard, soigné par sa grand'mère, une vieille femme sourde et très obtuse, le couple n'intéressait personne du voisinage, l'un de ses termes tenait peu à l'autre, et réciproquement. Seize mois, une trachéotomie et les soins successifs à prévoir, me firent abandonner tout projet d'intervention. J'avais installé près du lit de mon malade une vaporisation phéniquée et une potion alcoolique à l'extrait de quinquina. Le tout fut surveillé assez peu régulièrement. Le tirage double se prolongea pendant douze jours, l'enfant eut les extrémités violacées, les lèvres cyanosées, la pâleur asphxique de la face, les sueurs profuses, presque pas de sommeil, s'alimenta de lait avec le biberon d'une façon qui fut la seule chose quelque peu satisfaisante dans son état, et guérit. — J'ai eu occasion de voir un enfant de quatre ans atteint de croup à tirage double et fort, lèvres cyanosées, extrémités de même ; il était soigné par des doses vomitives de tartre stibié : trois par jour. Il avait, en outre de la diarrhée des antimoniaux, un emphysème généralisé dû, j'imagine, à quelque rupture pulmonaire dans un effort de vomissement. Il fut dix jours en tirage, une fois on le laissa pour mort pendant quelque temps ; il guérit. Archambault et d'autres ont cité des faits de ce genre: véritables exceptions confirmant la règle, simples sujets d'étonnement pour la résistance vitale qu'ils opposent à l'asphyxie comme à l'intoxication.

Voici une statistique que nous trouvons dans la thèse du docteur Astier [1]. L'hôpital Sainte-Eugénie a reçu, de 1866 à 1878, deux mille quatre cents croups.

Croups opérés { guéris 460. Morts 1690.   Croups non opérés { guéris 120 morts 126

A l'hôpital des Enfants-Malades, pendant la même période, on a reçu mille huit cent quarante et un croups.

Croups opérés { guéris 295. morts 1178.   Croups non opérés { guéris 92 morts 236

[1] ASTIER, ancien interne des hôpitaux. Th. Paris, 1880.

Le docteur Astier fait observer que les croups non
opérés comprennent deux catégories :

1° Les croups bénins ; 2° les croups compliqués qu'on
ne jugea pas prudent d'opérer. Le départ impossible à
faire aujourd'hui entre ces cas bénins et compliqués, ôte
aux conclusions à tirer de cette statistique à peu près
toute valeur. De plus, la forme de la diphtérie, le moment de l'opération, sont des éléments indispensables
d'appréciation.

Une première statistique de M. Cadet de Gassicourt
porte sur cinq cent vingt-huit croups ; il a observé sur
ce nombre quarante-neuf guérisons spontanées, dont
vingt-huit à la première période, et vingt et une à la
seconde, c'est-à-dire à la période de tirage. Une seconde
statistique, celle d'une année, comprend cent quatorze
croups, sur lesquels vingt et une guérisons spontanées,
dont dix-sept à la seconde période. Soit pour l'ensemble
un total de dix-huit pour cent.

On pourrait, d'après cet auteur, espérer la guérison
spontanée du croup :

1° Dans toute la première période, période de laryngite sans spasme constitutif du croup.

2° A la seconde période, celle du croup non plus
éventuel, mais confirmé, *au début*, c'est-à-dire : la toux,
la voix étant éteinte, la respiration accélérée, le tirage
modéré sus-sternal, les accès de suffocation peu violents
ou éloignés ; l'état relativement calme.

Si les accès se répètent et augmentent d'intensité, si
le tirage est sus et sous-sternal, *permanent*, si la cyanose

apparaît, si l'agitation est extrême, la guérison spontanée est très rare.

Lorsque la période asphyxique est arrivée, la guérison spontanée est tellement exceptionnelle qu'on ne doit pas y compter.

Formes du croup. — Le croup, tel que nous le comprenons, n'a d'autre forme que celle que nous venons de lui décrire. C'est l'accident de la localisation muqueuse de la diphtérie, ayant assez profondément altéré la muqueuse laryngienne pour provoquer le reflexe glottique, accident à physionomie uniformément redoutable et conduisant presque toujours à l'asphyxie.

Considéré comme diphtérie laryngée, il peut être *toxique*, il peut succéder à l'angine ou prendre *d'emblée* le larynx. Il a, comme la diphtérie, *une forme prolongée*.

Nous avons dit, nous croyons même avoir prouvé en esquissant la pathologie d'une épidémie de diphtérie toxique, que le croup se greffait rarement sur une intoxication primitive forte, qu'il était l'apanage à peu près exclusif d'un degré de virulence atténuée que nous avons appelée diphtérie blanche, à localisations muqueuses étendues. Est-ce le résultat de l'absence en pareil cas de laryngite spécifique ? C'est peu probable. Nous croirions plus volontiers, d'après notre observation, à une action toxique du virus sur les centres nerveux, supprimant le réflexe laryngien. Quoi qu'il en soit, ce serait mal connaître la nature insidieuse de la diphtérie, que ne pas admettre une manifestation tardive de l'infection, dont

les débuts modérés ne permettaient pas de juger la suite.
Ce sont les faits nombreux, d'observation fréquente, qui
ont fait commettre cette erreur de l'infection secondaire.
Ce sont ceux qui appuient l'hypothèse de cette auto-
infection du malade par lui-même, par sa respiration,
et donneraient une grande importance à un moyen
comme celui que nous avons imaginé (l'antisepsie
aérienne), s'il venait à être démontré qu'il stérilise à la
fois l'air respiré et le malade, mettant à profit tout le
temps où le danger est du côté de l'asphyxie mécanique, sans intoxication constituant par elle-même une
imminence. Lorsque l'accident laryngien se surajoute
à l'état général fortement infectieux, il rend le pronostic doublement aggravé, mais n'ajoute en dehors de
ce que nous savons de lui et de la diphtérie rien qui lui
crée une physionomie digne d'une description spéciale.

La marche irrégulière de la localisation pseudo-membraneuse qui peut débuter par les fosses nasales, les
bronches, explique l'apparition première de la diphtérie
au larynx : *Le croup d'emblée*. Il n'est pas douteux
que des croups dits d'emblée aient pu succéder à une
angine pseudo-membraneuse méconnue et disparue au
moment de l'examen. Mais les faits sont désormais
nombreux où, après quelques jours de catarrhe laryngé
sans réaction générale, sans gravité apparente, sans
angine, la voix et la toux croupales surviennent tout à
coup. Le tirage suit, l'asphyxie menace, on opère, les
fausses membranes sont expulsées par la canule, et l'on
sait seulement alors qu'on n'a pas affaire à un faux croup.

Ce sont ces cas, souvent bénins relativement, qui ont fait croire à une exsudation pseudo-membraneuse d'origine non diphtérique mais purement inflammatoire, et qui fournissent à la théorie allemande sur la nature inflammatoire de l'exsudat croupal le meilleur argument. Nous avons déjà parlé de cette dualité artificiellement établie : croup et diphtérie. « Ces idées ont perdu du terrain et, chaque jour elles en perdent davantage. Beaucoup d'auteurs qui acceptaient sans difficultés l'origine inflammatoire de la plupart des pseudo-membranes, quel que fut leur siège, bornent aujourd'hui leurs efforts à défendre l'origine inflammatoire du croup; et, parmi eux, je citerai un des hommes qui connaissent le mieux les maladies des enfants : j'ai nommé Ch. West. J'ajoute même que la jeune génération médicale, en Angleterre, se rallie de plus en plus à la doctrine de notre Bretonneau, et ce n'est pas un médiocre honneur pour la France, que cette conquête pacifique des peuples étrangers par les idées des Laënnec, des Bouillaud, des Bretonneau, des Cruveilher [1] » Conformément donc à cette méthode appelée par Charcot la méthode française, qui cherche dans l'analyse clinique la conformation des données du laboratoire ou de l'amphithéâtre, et réciproquement, il restera acquis à la science que l'exsudat est un produit de l'inflammation spécifique de la muqueuse. Cette muqueuse, ce substratum représente l'organisme intoxiqué, et, suivant la virulence

---

[1] CADET DE GASSICOURT. *Traité clinique des maladies de l'enfance*, t. III, p. 278.

primitive, s'altérera plus ou moins au point de devenir
quelquefois gangréneux. Mais ce produit exsudatif est
superficiel, sous-épithélial. Le croup inflammatoire des
Allemands est notre croup diphtérique d'emblée. Les cas
où les muqueuses, sous l'influence inflammatoire seule,
non spécifique, produisent des fausses membranes ont
été étudiés et précisés pour les bronches par Grancher
et Lucas-Championnière. Cette fausse membrane, née
d'une bronchite chronique, diffère de celle de la diphtérie, du croup, par l'étiologie, les symptômes, le processus, la lésion, sa structure même qui en fait un produit
hémorrhagique. Elle reste limitée aux bronches. Tant
qu'aux produits pseudo-membraneux de la bouche, du
arynx, à la suite de la fièvre typhoïde, de la variole ,ils
n'ont en eux-mêmes et dans leur symptomatologie aucun
point de rapport avec les fausses membranes du croup;
nous l'avons montré plus haut.

Comme pour la diphtérie, M. Cadet de Gassicourt a
établi pour le croup *la forme prolongée*, répondant à
une lenteur d'évolution de la diphtérie du larynx qui
permet la reproduction des fausses membranes pendant
un temps considérable. Des trachéotomies se sont impo-
sées au bout de dix-huit, vingt-trois, quarante-trois
jours d'accidents laryngiens ; des fausses membranes
ont été expulsées par la canule quarante et un, soixante-
cinq, soixante-dix-huit, quatre-vingt-deux, cent cinquante et un jours après l'opération.

DIAGNOSTIC DU CROUP. — L'analyse que nous avons faite de la symptomatologie du croup facilite et précise singulièrement la question du diagnostic.

Ou bien, ce qui est rare, le malade est à la première période de laryngite prodromique (voix et toux enrouées, rauques, sifflement laryngien peu considérable ou nul, respiration facile). Alors, on a sous les yeux l'angine pseudo-membraneuse à laquelle se rattache la laryngite et le croup immiment. Ou la gorge est nette, quoique plus ou moins légèrement enflammée ; et se pose le diagnostic différentiel d'une laryngite striduleuse, et du croup d'emblée encore à la phase de laryngite diphtérique.

Ou bien le réflexe est touché, l'accès a lieu, il a eu lieu, le signe pathognomonique du croup existe, le tirage est là. Alors s'il n'y a pas d'angine pseudo-membraneuse, vous retrouvez encore le diagnostic différentiel du croup et de la laryngite striduleuse, mais il n'a qu'une importance de pronostic, il est souvent irréalisable : la symptomatologie et la thérapeutique, y compris l'intervention chirurgicale, sont les mêmes.

Il n'y a que l'obstruction glottique qui donne le tirage. Il n'y a que deux choses qui puissent obstruer la glotte, le croup et les corps étrangers.

Tant qu'aux états pathologiques divers qui ont donné lieu à des confusions, à des erreurs de diagnostic et qui produisent un sifflement laryngo-trachéal ; les adénopathies péri-bronchiques, les abcès rétro-pharyngiens, l'asthme, la bronchite capillaire, la pleurésie à gros

épanchement, le sifflement laryngo-trachéal qu'ils produisent n'est pas le tirage, mais le cornage. Il suffira
d'établir les différences des deux symptômes.

La laryngite commence par un rhume léger; la toux
est fréquente, rauque, à timbre en général éclatant.
L'accès de suffocation du faux croup survient brusquement la nuit au milieu du sommeil. La gorge est
rouge, un peu enflammée, sans engorgement ganglionnaire. La thérapeutique au début est une pierre de
touche : une application révulsive (éponge imbibée
d'eau chaude) au-devant de la gorge, un vomitif,
amènent un prompt soulagement, quelquefois définitif.
Il n'y a aucune différence entre l'accès du faux croup
et l'accès du croup : « L'accès de suffocation, dit en cet
endroit M. Cadet de Gassicourt, est toujours semblable
à lui-même, quelle qu'en soit la cause, de même que
l'attaque d'éclampsie et l'attaque d'épilepsie ont les
mêmes symptômes, malgré l'immense distance nosologique qui les sépare. » L'accès du faux croup peut durer
plusieurs heures et se remplacer par le tirage, et le
tirage conduire à l'asphyxie, comme pour l'élève de
Juilly dont Trousseau a raconté l'histoire, pour des faits
semblables observés par Ad. Richard, Dumontpallier,
J. Bergeron, et terminés par la trachéotomie. Il arrive
même que l'incertitude se prolonge au delà de toute vrai-
semblance. J'ai vu un enfant rester vingt-quatre jours
avec une laryngite, diphtérique ou non (rien n'ayant
paru à la gorge, aucune proportion d'albumine dans
l'urine, aucune paralysie dans la convalescence) et un

tirage moyen sus et sous-sternal parfois, après des accès survenant presque toutes les nuits, mais le plus ordinairement sus-sternal.

Lorsque l'occlusion glottique est le fait d'un corps étranger des voies aériennes, on est presque toujours renseigné par les anamnestiques ; en tout cas la conclusion pratique est la même, l'intervention s'impose. J'ai eu l'occasion rare de constater un cas de corps étranger formé par un ver intestinal émigré la nuit dans le larynx d'un enfant que je vis, le matin, asphyxiant littéralement. Le début subit d'un accident aussi rapidement grave me semblait inexplicable. L'abaisse-langue me fit heureusement voir une extrémité de l'ascaride, dardant au-dessus de l'épiglotte. Je pus l'extraire facilement avec une pince à pansement et tout disparut. — Une débâcle pseudo-membraneuse peut jouer le rôle de corps étranger. Un jour nous insistions, un confrère et moi, pour trachéotomiser un enfant de six ans au dernier terme de l'asphyxie croupale. La famille s'y refusait obstinément. Tout à coup, dans un effort suprême, l'enfant rendit un gros paquet membraneux, qui, déroulé, fit une superbe arborisation bronchique ; il guérit.

L'œdème de la glotte succède d'ordinaire à des lésions chroniques du larynx ou des parties voisines, à une anasarque. Quand il se rattache à une inflammation aiguë il rentre dans la symptomatologie de la laryngite et comporte pratiquement les mêmes conséquences.

Les adénopathies péribronchiques, les abcès rétro-

pharyngiens, l'asthme, la bronchite capillaire, la pleurésie, donnent, avons-nous dit, non pas le tirage spécial
à l'obstruction de la glotte, mais le cornage. Le cornage
est un bruit trachéal dû à la compression de la trachée,
ou comme dans l'asthme et la bronchite, au rétrécissement
spasmodique ou inflammatoire des tuyaux bronchiques.
Il est plus ou moins considérable, occupe les deux temps,
ne va jamais jusqu'à la stridence du tirage. La respiration reste ample, prolongée, moins accélérée. Il amène,
par l'effort respiratoire, les reliefs sus sternaux sans
dépression, *jamais* de dépression sous-sternale. Il peut
arriver à un dégré d'acuité qui fasse illusion, d'autant
que l'aspect du malade est presque toujours alors celui
de l'asphyxie ; la face bouffie, pâle, les lèvres bleuâtres.
La trachéotomie a été pratiquée à l'hôpital des enfants
pour une pleurésie, elle a été pratiquée pour un abcès
rétropharyngien dû à un mal de Pott cervical. J'ai été
appelé pour trachéotomiser un enfant n'ayant rien au
larynx, mais une énorme broncho-pneumonie morbil-
leuse. Enfin, lorsque la diphtérie se complique de bronchite pseudo-membraneuse, et de broncho-pneumonie,
ce qui se fait rarement sans laryngite, par exemple chez
les enfants au-dessus de dix ans ou les adultes, le cornage
et un certain degré de tirage peuvent se confondre. On
opère, j'ai opéré en semblable circonstance ; la trachéotomie n'amène aucun soulagement, et la mort est la règle.
Le tirage, seul et bien net, est justiciable de la trachéotomie.

# VIII

LA TRACHÉOTOMIE — INDICATIONS

Ce qu'est la trachéotomie. — Elle s'indique à la limite extrême de la
guérison spontanée du croup. — Accès violents ou répétés. — Tirage permanent. — Le tirage est l'apnée visible. — Il ne faut pas
laisser s'accroître l'asphyxie.
Contre-indications. — De la diphtérie toxique? Non. — Des localisations pulmonaires multiples ? Oui, dans certaines conditions. —
Importance du cornage comme signe en pareil cas. — L'âge. — L'état
antérieur.
Devoir de l'intervention. — Sa difficulté. — Un mot sur le tubage du
larynx.

La trachéotomie est une suppléance, une opération de
sauvetage, une porte ouverte à l'air, au dessous de
l'obstacle qui lui ferme à la glotte sa voie naturelle. Elle
n'apporte aucun remède ni a la diphtérie ni à la localisation laryngée ; elle ne vise que l'asphyxie. Elle n'est
donc applicable qu'au moment de l'évolution du croup où
l'asphyxie devient inévitable, les choses étant livrées à la
nature. Ce moment de l'intervention, quel est-il ?

Si, comme nous l'avons vu, l'accident de la diphtérie
laryngienne étant constitué, le ténesme établi, le croup
peut encore guérir spontanément à la deuxième période :

1° quand le tirage est modéré, sus-sternal; 2° quand les accès, s'ils existent, sont courts et faibles ; 3° quand la respiration, tout accélerée qu'elle soit, est suffisante ; 4° l'état général calme ; on a, en retournant ces propositions : L'asphyxie est imminente et l'opération indiquée : 1° quand le tirage est permanent, c'est-à-dire sus et sous-sternal en dehors des accès; 2° quand les accès sont ou violents, ou très rapprochés, subintrants ; 3° quand la respiration très courte et très pénible est insaisissable à l'auscultation : apnée ; 4° quand l'état général est mauvais, l'agitation grande, la face pâle et les lèvres plus ou moins cyanosées.

Ces indications doivent être complétées par les renseignements suivants: au moment d'un accès le tirage est toujours sus et sous-sternal, l'agitation extrême, la face cynosée, l'apnée complète. La situation ne peut être entièrement jugée que l'orage passé. Le tirage permanent succède souvent à un accès et peut ainsi s'établir subitement en quelque sorte. L'importance est grande de l'appréciation exacte de la violence et de la fréquence des accès. Il y a des accès tels que l'enfant, au cours de l'accès, meurt tout à coup étranglé, ou après une très courte période d'asphyxie. Il y a des croups dans lesquels les accès se répètent, se rapprochent, tantôt violents, tantôt relativement légers. Les croups à accès sont des croups à surprise. Quel que soit le calme qui sépare les accès, ils demandent ou une surveillance armée de tous les instants, ou justifient une trachéotomie un peu hâtive. Il m'a semblé, et c'est une remarque qui demande confir-

mation, que ces croups pouvaient se reconnaître à ceci : •
l'inspiration est sensiblement plus difficile, plus prolongée, plus sifflante que l'expiration ; état qui s'expliquerait anatomiquement par un certain degré d'œdème
des replis aryténo-épiglottiques. Cet œdème, combinant
son action avec celle du spasme, expliquerait en même
temps la mort subite dans un accès. On se rappelle que
Bretonneau attribuait la crise de suffocation dans le
croup à une sorte d'enchifrènement de la muqueuse
laryngienne.

En résumé, on doit opérer : ou lorsque la violence,
la répétition des accès mettent en péril, d'une façon qui
peut être instantanée, la vie d'un enfant atteint de croup,
ou lorsque le tirage permanent est établi, indice certain
que l'enfant marche à l'asphyxie progressive.

M. Cadet de Gassicourt dont nous avons si souvent mis
à profit la haute compétence au cours de ce travail,
s'efforce de préciser davantage encore. Les signes de
l'intervention étant ceux de la seconde période avancée :
voix et toux éteintes, accès violents ou répétés, tirage
permanent, apnée, ces signes, dit-il, peuvent manquer,
non tous à la fois, mais séparément. Par exemple : on
opère des enfants qui crient encore d'une voix enrouée
sous le bistouri ; les accès peuvent manquer et le tirage
s'établit peu à peu sans à coup ; d'autre part vous opé-
rerez à cause des accès, sans tirage permanent : « Un seul
signe ne fait jamais défaut, c'est l'apnée, c'est-à-dire
l'absence de murmure vésiculaire ; cela se conçoit aisément, puisque cette absence de murmure vésiculaire est

la preuve directe de l'anhématose, de l'obstacle à l'introduction de l'air dans les poumons, et par suite de
l'asphyxie imminente ou complète. L'apnée persistante
constitue donc une indication de premier ordre pour la
trachéotomie ; c'est presque toujours sur elle que doit
se baser le médecin pour décider l'opération ; selon que
le silence de la respiration est plus ou moins complet,
l'imminence de la trachéotomie est plus ou moins prochaine ; et, en définitive, dans la grande majorité des
cas, l'auscultation est le juge suprême ; elle indique le
moment précis où l'opération doit être faite [1]. »

Nous ferons remarquer que l'apnée est sans importance
lorsque la trachéotomie est indiquée par la violence ou
la répétition des accès. De plus, le murmure vésiculaire
peut être anéanti, au moins par zones, du fait de bouchons membraneux obstruant les bronches dans les cas
de bronchite diphtérique si commune dans la diphtérie
laryngée ; que les modifications progressives, jusqu'au
silence absolu, du murmure vésiculaire, sont d'appréciation bien difficile dans la période du croup qui
appelle l'opération, lorsque l'oreille de l'observateur
s'emplit pour ainsi dire de cet âpre sifflement laryngien,
couvrant à peu près tout autre bruit pulmonaire ;
qu'enfin et surtout, l'apnée n'est que la conséquence du
tirage. C'est parce que la poitrine ne s'ouvre plus que
l'air ne déplisse plus la vésicule ; c'est à cause de l'obstacle
glottique que la poitrine ne s'ouvre plus et que la pesan-

---

[1] Cadet de Gassicourt, t. III, p. 195.

teur atmosphérique déprime les parties molles sus et sous-sternales. Les dépressions mesurent l'intensité de l'obstacle et constituent ce phénomène si particulier du tirage ; l'apnée se voit, elle se confirme par la physionomie du malade ; ce que l'auscultation peut assez difficilement ajouter, paraît un mieux quelque peu ennemi du bien.

Lorsque la trachéotomie, d'après les données suffisamment précises que nous venons d'exposer, est indiquée, faut-il la pratiquer aussitôt ? — Oui. — La guérison sans intervention en pareil cas est tellement exceptionnelle qu'il serait de la dernière imprudence d'y compter. Attendre est livrer l'enfant à l'épuisement inséparable d'une lutte aussi pénible, aux effets de l'asphyxie sur le sang, qui trop longtemps désoxygéné ne sait plus reprendre l'oxygène et se revivifier. Les opérés de la dernière période succombent souvent aux conséquences de l'asphyxie, dans les quelques heures qui suivent l'opération.

Bouchut a dit : « Tant que l'anesthésie n'accompagne pas le croup, l'asphyxie n'est pas imminente, il n'y a pas dans les voies respiratoires d'osbtacle considérable à l'hématose, aussi ouvrir la trachée d'un enfant avant l'apparition de l'anesthésie, c'est faire une opération inutile, parce que l'on combat une asphyxie qui n'existe point. » Archambault fait remarquer que le mot asphyxie est employé ici dans un sens inexact. L'asphyxie n'est pas un acte instantané, mais un phénomène qui suit des degrés d'intensité. L'anesthésie est le signe de la mort prochaine dans l'asphyxie, l'anesthésie est la mort partielle avant la mort générale. Cette proposition ne se soutient pas ; elle est la négation de toute médication active, de laquelle on ne peut jamais démontrer qu'elle était indispensable à la guérison.

Telles sont les indications de la trachéotomie ; a-t-elle des contre-indications ? Le croup est l'accident de la diphtérie, nous savons de laquelle ; nous savons que le croup est rare dans l'intoxication forte. Le fait se rencontre cependant de diphtéries à la fois toxiques et asphyxiques. Sanné dit : « L'infection diphtérique très avancée qui semble même pour les plus hardis une contre-indication absolue, donne encore les guérisons les plus inattendues. J'ai vu des malades aussi infectés que possible, avec adénite énorme, coryza, diphtérie cutanée, angine et croup, devoir cependant la vie à la trachéotomie. On ne saurait donc refuser à un malade le bénéfice de cette opération, par la raison que l'infection domine dans son état. Du moment que l'asphyxie par le larynx est avérée, on simplifie le problème thérapeutique en supprimant l'asphyxie ; on met l'organisme à même de réagir contre l'infection. En résumé, parmi les états qui exercent sur la trachéotomie la plus funeste influence, il n'en existe aucun qui puisse être accepté comme une prohibition formelle. Tous ont permis des guérisons. »

Nous concluerons, malgré l'avis contraire et la grande autorité d'Archambault, qu'il vaut mieux, comme le dit M. Cadet de Gassicourt, opérer inutilement cent malades que d'en laisser mourir un seul.

Du reste, les distinctions nombreuses auxquelles donne
lieu la nature protéiforme de la diphtérie, peuvent justifier en la précisant la manière de voir d'Archambault [1].
On peut, on doit, en effet, séparer des cas toxiques,
détermination vague s'appliquant jusqu'ici à des états
pathologiques très divers en diphtérie, un groupe de
faits se rattachant à la localisation multiple sur les muqueuses aériennes. Par exemple, les diphtéries à éruption
membraneuse étendue qui comprennent, en même temps
que la laryngite, le coryza diphtérique, et, ensemble ou
séparément, la bronchite pseudo-membraneuse et la
broncho-pneumonie. Qu'elles correspondent à un degré
plus considérable d'empoisonnement, cela n'est pas douteux : qu'elles soient de la diphtérie toxique dans le sens
clinique du mot, ce n'est plus la même chose. Elles fournissent aux contre-indications opératoires une série
indéniable, importante, heureusement reconnaissable a
des signes précis, suffisant, la plupart du temps, à guider la pratique. Lorsque la bronchite et la broncho-
pneumonie limitées coïncident avec le croup, ce qui
arrive souvent, ce qui arrive surtout quand le tirage permanent s'établit sans accès, lorsqu'elles existent avec un
degré de fonctionnement pulmonaire susceptible d'assurer l'hématose, elles ne modifient pas le phénomène du
tirage. Et cela s'explique de soi-même. Il n'y a presque
pas de trachéotomisés qui ne rendent par la canule des
fausses membranes bronchiques, et souvent, l'air revenu

---

[1] ARCHAMBAULT, art. *Croup* du Dictionnaire encyclopédique des
sciences médicales.

dans le poumon après l'opération, on constate un ou plusieurs noyaux ignorés de broncho-pneumonie.

Mais il est remarquable, qu'à un degré de plus, le tirage est modifié; il n'y a plus de dépression sous-sternale, le sifflement n'est plus localisé au larynx, l'occlusion est à la fois glottique et sous-glottique, ce n'est plus par la glotte, mais par le poumon que le malade asphyxie. La trachéotomie en ce cas devient inutile, partant contre-indiquée. Bien des fois faite en pareille circonstance, sans augmenter la gravité de la maladie, elle n'a amené aucun soulagement. Le cornage susbtitué au tirage n'est pas le seul signe de cette complication du croup ; mais les autres signes n'ont rien d'aussi absolu. On comprend que le poumon en apnée, par conséquent vide d'air, résonne mal sur le doigt, que l'auscultation couverte par la même cause et par le bruit laryngo-trachéal, ne livre pas à l'oreille de bruits bien caractéristiques. Nous aimons mieux signaler dans l'aspect général du malade la teinte cyanosée plus étendue et plus rapide ; le battement si particulier à la broncho-pneumonie des ailes du nez.

L'asphyxie avancée oblige seulement à se hâter. « Il n'est jamais trop tard pour opérer tant que la mort n'est pas positive (Archambault). »

L'âge du malade ne fournit aucune contre-indication. La trachéotomie a sauvé des enfants de sept mois.

Les mauvaises conditions de santé antérieure ne contre-indiquent rien. Archambault a vu guérir du croup par la trachéotomie un enfant en évolution avancée de tuber-

culose pulmonaire. J'ai vu guérir un enfant de trois ans
scrofuleux, à carie osseuse multiple avec abcès et fis-
tules. Des croups récidivés, et réopérés coup sur coup
ont guéri. La guérison du croup secondaire (Peter et
Millard) fournit d'ailleurs un argument sans réplique.

Là donc où il y a croup arrivé à la période de tirage
permanent, ou d'une manière plus générale, aux conditions qui précisent l'intervention, quelle que soit l'intensité toxique, plus importante d'ailleurs en ce cas spécial
par l'étendue des localisations muqueuses que par l'infection même, quel que soit l'âge, l'état antérieur de santé,
la trachéotomie est le devoir du médecin, aussi impé-
rieusement établi qu'une ligature d'artère. Ni les com-
promis douteux avec la gravité de la cause toxique, ni
les considérations de succès plus ou moins aléatoire,
n'excusent l'abstention.

« La trachéotomie n'est plus entre les mains du médecin une arme infidèle, » disait Trousseau. Il est évident que les progrès réalisés et encore réalisables dans
la connaissance de la diphtérie, les perfectionnements
apportés à la méthode opératoire, doivent augmenter
de jour en jour le nombre déjà croissant des résultats favorables. Nous ne reproduirons pas ici des statistiques qu'on
trouvera facilement ailleurs, nous dirons simplement,
que, si dans un hôpital, le docteur Geffrier d'Orléans [1]
a pu obtenir, fut-ce par une série heureuse, trente-six
succès sur cinquante trachéotomisés dans des condi-

---

[1] Th. du docteur PATERNE. *Des vaporisations antiseptiques dans
le traitement du croup*, 1887.

tions de gravité diphtérique révélées par le détail des observations, il y a dans ce seul fait un puissant motif d'espoir et d'encouragement.

Il n'en reste pas moins vrai que « la trachéotomie est toujours émouvante et dangereuse. J'en suis arrivé à ma trois cent quatre-vingt-neuvième opération, et, ce n'est pas sans une certaine émotion que je suis appelé près d'un enfant atteint de croup ». (De Saint-Germain, *Revue des maladies d'enfants*, 1886.) — « Pour éviter à un enfant le péril de l'asphyxie par une opération, pour trachéotomiser en un mot, il faut être bien sûr de son bistouri et de sa main. » (professeur Grancher, *Revue des maladies d'enfants*, 1885).

D'où la recherche d'un moyen de tourner la difficulté, qui s'est traduit par le *tubage du larynx*, imaginé par Bouchut. Nous en dirons un mot avant d'aborder le manuel opératoire de la trachéotomie.

Étant donné que le croup est le résultat d'un ténesme glottique, comparable, dit Sanné, au ténesme anal de la dysenterie, il serait intéressant de savoir si le tubage n'agirait pas dans le croup, pour les cas heureux qui sont à son actif, à la manière de la dilatation forcée pour le ténesme rectal hémorrhoïdaire ou fissural, à la manière du cathétérisme de l'œsophage dans le spasme de l'œsophage ; et si le maintien difficile du tube dans le larynx ne serait pas une simple complication ? Nous ne ferons que poser cette question préalable, dont la solution dépasse notre compétence.

Quoi qu'il en soit, le tubage nous revient d'Amérique,

après avoir été condamné par l'Académie de Médecine il y a vingt-neuf ans, sur un rapport de Velpeau. L'appareil instrumental a été perfectionné par O'Dwyer. Ce n'est plus la virole en argent de 1 à 2 centimètres de Bouchut, maintenue par un bourrelet dans l'orifice glottique, ni le tube plus long de M. Loiseau. O'Dwyer emploie une canule en caoutchouc rouge d'un pouce et demi à deux pouces qui pénètre dans la trachée jusqu'au voisinage de la bifurcation, et tout en conservant son calibre, s'élargit latéralement. L'extrémité supérieure est renflée pour prévenir la chute du tube. Il est un peu courbé d'avant en arrière ; il a un instrument introducteur, un instrument extracteur et un fil de sûreté permettant de ramener la canule, si on l'a, par mégarde, introduite dans l'œsophage. On l'introduit en soulevant l'épiglotte avec l'index gauche sur lequel on glisse la canule. La résistance de l'enfant et la sensibilité de la région, dit O'Dwyer, rendent l'extraction surtout, difficile. Il faut chloroformer. Résultats : quarante-neuf cas, dix-huit guérisons, ce qui donne trente-six pour cent. Une autre statistique, celle de Jennings, donne vingt-sept pour cent, tandis que, pour le même auteur, la trachéotomie donne trente pour cent.

Brown et Hance [1], disent: L'intubation du larynx a:

I. — Des accidents évitables qui sont: 1° l'asphyxie résultant des tentatives prolongées d'introduction ;

----

[1] *The New-York medical Record*, juin 1887.

2° les fausses routes faites pendant ces tentatives ; 3° asphyxie par accumulation lente des mucosités dans le tube ; 4° glissement du tube dans la trachée ; 5° asphyxie par gonflement des parties au-dessus du tube ; 6° passage du tube dans l'œsophage ; 7° blessures du larynx dans les tentatives d'enlèvement.

II. —ACCIDENTS INÉVITABLES : 1° refoulement des pseudo-membranes au devant du tube ; 2° obstruction fatale résultant de fragments de membranes dans l'intérieur et au-dessus du tube ; 3° expulsion du tube par la toux.

DANGERS : Choc opératoire. — Inspiration d'air septique amenant la pneumomie. — Pénétration de nourriture et de liquides dans les bronches. — Ulcérations dues à la pression exercée par le tube. — Œdème de causes variées.

M. Hance relate le cas suivant : on intube un enfant de vingt mois atteint de croup. Mais le tube à peine introduit, est rejeté deux fois de suite par la toux. Réintroduit, il s'obstrue et la respiration s'embarrasse. On le retire, on le remet au bout de quelques heures. On est obligé de le retirer au bout de 10 minutes rempli de mucus épais. Remis en place, il est de nouveau rejeté par la toux. On incise alors la membrane crico-thyroïdienne et le cricoïde. La dyspnée disparaît, néanmoins l'enfant succombe vingt-quatre heures après des suites de sa maladie.

Le tubage semble échouer de nouveau à une condamnation.

X

LA TRACHÉOTOMIE — MANUEL OPÉRATOIRE

Nous devons commencer cette étude par une explication, presque une excuse. Certes, depuis que Trousseau a vulgarisé la trachéotomie, elle a été l'objet d'un nombre incalculable de travaux. Tous ses détails ont été fouillés avec soin ; nous n'avons, d'une quantité de choses, qu'à transcrire ou résumer : ce qui concerne, par exemple, les préparatifs de l'opération, si importants pour son unité, sa sécurité ; les fautes qui la compromettent ; les accidents, les suites, les complications ; cela a étéprécisé. Tout au plus pourra-t-on ajouter par hasard quelque remarque personnelle plus ou moins

importante. — Un manuel parfaitement fait vient de se
publier [1]. Quel but poursuivons-nous? Essayer de combler une lacune, évidente seulement pour ceux-là d'entre
nous, et ils sont nombreux, qui ne peuvent faire de la
trachéotomie une œuvre de pratique courante, qui se
trouvent aux prises non seulement avec cette difficulté,
quadruplée pour eux, de l'émotion qu'accusent même les
forts et dont parlait M. de Saint-Germain dans une leçon
que nous citions tout à l'heure, mais une autre difficulté, celle-ci : Lorsqu'on recherche dans la plupart
des auteurs la description des procédés opératoires de
la trachéotomie, on n'en trouve que deux sortes, ou des
procédés de démonstration, d'amphithéâtre, applicables
à la trachéotomie en général chez l'adulte et l'enfant,
celui de Trousseau, par exemple; ou des procédés de
virtuose en trachéotomie. Le procédé conseillé, employé
et décrit par Renault, dérivé du procédé de M. de Saint-
Germain (énucléation du larynx, pénétration en un ou
deux temps par une incision courte, sans guide autre que
l'index sur lequel on introduit aussitôt la canule), est
un procédé de chirurgien rompu à la trachéotomie,
auquel il renoncerait lui-même, s'il était dix ans sans
la pratiquer. Peut-on énucléer facilement le larynx d'un
enfant de dix-huit mois ou deux ans, sur un cou gras
ou court, ou grossi par l'œdème et les ganglions?

Peut-on mesurer la pression latérale des doigts aug-

[1] P. RENAULT, ancien interne des hopitaux de Paris, *Manuel de
trachéotomie*, Paris 1887.

mentée par une émotion irrésistible, sur le larynx mou et petit d'un enfant qui étouffe ? Il y a là une éducation toute personnelle, une culture, par laquelle on ne commence pas, que bien peu acquièrent, conservent ; et il faut cependant faire au mieux possible des intérèts du malade et du médecin la trachéotomie, qui se présente, ainsi que nous le disions, comme un devoir.

Deux considérations générales s'imposent à tout procédé de trachéotomie dans le croup : la situation spécialement urgente qui nécessite l'intervention, les données anatomiques.

La situation est la suivante : l'enfant étrangle, il marche à l'asphyxie. Sa résistance instinctive, la contention dont il va être l'objet, la tension du cou, la pression sur le larynx, le sang qui va se glisser dans l'ouverture trachéale, vont ajouter à cette asphyxie. Or, l'asphyxie n'attend pas. Il faut opérer vite, il faut diminuer le traumatisme, couper court à la douleur et à l'angoisse, penser que l'enfant qui est sur la table n'est pas seulement menacé par le manque d'air auquel on va suppléer, c'est un empoisonné à qui l'opération couronnée de succès laisse la diphtérie doublée d'une plaie nullement inoffensive.

Les notions anatomiques importantes sont celles-ci : 1° La trachée est mobile. Elle s'allonge de bas en haut lorsque le larynx est élevé, elle s'abaisse et se racourcit lorsque cet organe est abaissé. Elle peut se déplacer dans le sens latéral assez pour présenter ses bords ou son côté à une incision parfaitement médiane ; par conséquent, suivant les déplacements du cou de l'enfant ou la pression de la main de l'opérateur, on pourra faire correspondre à une boutonnière prétrachéale des points fort différents en hauteur et en diamètre de la trachée. D'où la première condition de toute trachéotomie est l'immobilisation de la trachée sur la ligne médiane, et le maintien de cette immobilité exacte jusqu'à l'introduction, dans la trachée ouverte, du dilatateur ou de la canule ; puisque tout changement de position, tout abandon de la trachée peut et doit avoir pour effet l'absence de correspondance entre les deux ouvertures cutanées et trachéales.

2° La trachée, au lieu de descendre parallèlement à la peau, suit, à partir du larynx, un trajet oblique d'avant en arrière et de haut en bas ; elle forme le côté le plus long d'un triangle dont le côté antérieur suivrait la peau, dont la base serait une ligne passant au-dessus du sternum pour rejoindre la trachée derrière lui, dont le larynx formerait le sommet. Plus donc on cherche la trachée haut, plus elle est accessible et superficielle ; plus on se rapproche du sternum, plus elle est profonde et difficile à atteindre. Ce triangle contient, de haut en bas, sur la ligne médiane, la seule qui nous intéresse en ce moment, au-dessous de la peau, du tissu cellulaire sous-cutané et de l'aponévrose superficielle : 1° des plexus veineux habituellement très gonflés par l'effort respiratoire et l'asphyxie, d'autant plus nombreux qu'on descend davantage ; 2° à moitié chemin, l'isthme du corps thyroïde avec un nouveau plexus veineux très

fourni et très volumineux ; au-dessous, la rare artère
thyroïdienne de Neubauër ; 3° un tissu cellulaire à
mailles très lâches, qui se continue avec le médiastin
antérieur dans lequel il communique largement ; fait
dont nous avons signalé l'importance au point de vue
d'une complication inflammatoire de la trachéotomie, la
médiastinite [1]. La conséquence de l'obliquité de la trachée, des difficultés et des dangers opératoires propor-
tionnels à sa profondeur, est que la trachéotomie, la
seule applicable au croup, doit, pour être rapide, se rap-
procher tant qu'il est possible du larynx. On dit : trachéotomie *supérieure*, trachéotomie *inférieure;* celle de
Trousseau, à juste titre abandonnée aujourd'hui, qui se
pratiquait à la partie plus inférieure que moyenne de
la trachée, au-dessous de l'isthme du corps thyroïde. La
trachéotomie inférieure peut cependant trouver son
application obligée lorsque des œdèmes, des ganglions
volumineux, des plaies, certaines éruptions accidentelles
ou thérapeutiques rendent impossible le lieu d'élection.
Nous la décrirons en quelques lignes en terminant cette
étude.

Ainsi, d'après ce que nous venons de dire, on opérera vite. Pour opérer vite, il faut opérer haut, et la première condition de toute trachéotomie est la fixation
préalable de la trachée. Revenons un moment sur ces
deux dernières indications.

Opérer haut, où est-ce opérer ? M. de Saint-Germain

[1] Docteur RENOU. *De la médiastinite consécutive à la trachéotomie Gazette hebdomadaire de médecine et de chirurgie,* 1884-85.

ponctionne au tiers inférieur de la membrane crico-thyroïdienne, coupe le cricoïde et les trois ou quatre premiers anneaux de la trachée. Cette incision porte le traumatisme dans le larynx même. On lui a reproché de produire des troubles laryngés ultérieurs, d'obliger au séjour prolongé de la canule, points contestés par M. de Saint-Germain. Nous lui ferons un autre reproche : si l'enfant est petit, si le cricoïde est mou, la canule se maintient dans son écartement ; si l'enfant est plus âgé, trois ans et plus, la pression élastique des deux moitiés du cricoïde divisé fait descendre la canule au-dessous dans la position normale de la trachéotomie sous-cricoïdienne. La partie supérieure de l'incision à laquelle on a reproché de pénétrer dans l'organe laryngien est inutile. Généralement, on fait partir l'incision du bord inférieur du cartilage cricoïde ; on reste ainsi dans des conditions suffisantes de rapidité et d'innocuité opéra-toire.

On fixe, naturellement, la trachée en fixant le larynx. Le larynx peut être fixé de deux façons : par l'extension du cou, combinée avec un certain degré de déflexion; par l'énucléation du larynx soulevé par la main gauche de l'opérateur lui-même. Voici la première manière :

Un traversin résistant (fait avec une bouteille vide, un litre, sur laquelle on ficelle un oreiller) est placé sous le cou de l'enfant. Ses épaules appuient sur la partie déclive du traversin, sa tête est renversée en déflexion, qui n'a pas besoin d'être excessive, et maintenue en cette posi-tion par les deux mains de l'aide. Les mains s'appuient

sur les deux côtés de la face, l'extrémité des doigts prend
un point de traction sur le bord du maxillaire inférieur
près de l'angle ; sans toutefois tendre, du moins tendre
inégalement la peau. Les dents de l'enfant étant au contact, il résulte forcément de cette tension combinée avec
la déflexion du cou, l'entraînement en haut et l'immobilisation de l'hyoïde, du larynx et de la trachée.

L'énucléation se pratique de la manière suivante. L'opérateur avec la main gauche saisit le larynx par ses parties
latérales au niveau du cartilage thyroïde, et le fait saillir
en avant comme s'il voulait l'énucléer. Il doit le serrer
autant qu'il est nécessaire. Le larynx est tenu entre le
pouce et le médius de façon à laisser l'index libre. « Si,
l'enfant étant couché, le larynx n'offre pas un relief
extérieur suffisant à la préhension, il est bon de le
saisir l'enfant étant assis et la tête penchée. On couche
ensuite le malade sans lâcher le larynx, on arrive ainsi
à le maintenir très bien (Renault). » Il est évident que
l'opérateur ne doit cesser l'énucléation qu'après l'introduction de la canule ou du dilatateur.

Suivant donc le mode de fixation de la trachée on a
une trachéotomie à cou tendu, une trachéotomie avec
énucléation du larynx.

PRÉPARATIFS DE L'OPÉRATION. — Une excellente précaution préliminaire vis-à-vis de la famille et de l'entourage du malade, est ainsi formulée par M. de Saint-
Germain : « Règle générale, vous ne devez jamais faire
une trachéotomie hors de l'hôpital, sans avoir adressé

aux parents le discours préalable. Vous leur exposez que l'enfant est absolument perdu si on ne l'opère pas ; qu'il a une chance sur cinq de s'en tirer si on l'opère; qu'il peut arriver des accidents que vous ne pouvez pas indiquer à l'avance, accidents rares à la vérité mais pouvant entraîner la mort pendant l'opération même[1].»

1° Il faut au moins deux aides ; les parents et les femmes sont de mauvais aides. Un de ces aides doit être un médecin, il maintiendra la tête de l'enfant et surveillera sa respiration. L'autre, effacé, presque couché sur l'enfant, maintiendra les mains, le bassin et les jambes.

2° On opérera sur une table recouverte d'un matelas ou de couvertures. Nous avons dit ce que doit être le traversin. La table sera placée un peu obliquement devant une fenêtre, de sorte que la lumière tombe de gauche à droite sur le malade et l'opérateur. La nuit on fera, dit M. de Saint-Germain, une vraie illumination. Un aide expérimenté tiendra allumé un « rat-de-cave » très commode pour amener la lumière en un point donné (Renault).

3° L'enfant complètement nu, est roulé dans un drap chauffé, de façon à ce que les bras et les jambes soient déjà assez fixés pour faciliter le rôle du second aide. Il doit être solidement maintenu.

4° Les instruments, disposés sous la main de l'opérateur de façon à ce qu'il puisse les prendre seul, sont : Un bistouri droit, un bistouri boutonné, de préférence à

---

[1] M. de Saint-Germain, *Revue des maladies de l'enfance*, 1886.

manche court, à lame courte (bistouri à trachéotomie),
un dilatateur simple à deux branches ; une canule,
deux plutôt, de numéros voisins, toutes prêtes, munies
de leurs galons, passées dans un carré de taffetas gommé
plié en deux, destiné à préserver la plaie des frottement et contact métalliques[1]. On aura en plus, par précaution, des pinces et fils à ligature, une pince à fausses
membranes, des plumes avec leur barbe pour titiller
la trachée, des plaques d'amadou.

La question du chloroforme dans la trachéotomie a
été récemment agitée. La discussion a reproduit en résumé, deux objections soulevées par .Chassaignac :

La trachéotomie est une opération qui n'est ni longue
ni douloureuse puisqu'elle se fait le plus souvent à un
moment où la sensibilité est émoussée. Nous verrons

---

[1] La meilleure canule est-elle de Luër a cause de la mobilité sur
le pavillon. Cependant. elle a, bien qu'un peu moins, les inconvénients de toutes les canules : la pression du bec sur la paroi antérieure de la trachée, et le grattage par ce bec de toute la partie antérieure de la trachée dans les mouvements de la déglutition. On verra
un peu plus loin comment nous proposerions de remédier à cet accident.
Les canules portent différents numéros appropriés aux âges.

N° 00 — au-dessous de 15 mois.
  0 — jusqu'à 2 ans.
  1 — de 2 ans à 3 ans 1/2.
  2 — de 3 ans 1/2 à 5 ans 1/2.
  3 — au-dessus de 5 ans 1/2, 6 ans.
  4 — canule de l'adulte.

Il faut savoir que la trachée se développe suivant la force et la
taille de l'enfant, et qu'un enfant de même âge peut comporter des
canules de grosseur différente.
Krishaber a imaginé un conducteur de la canule, servant à l'introduction sans dilatateur. On peut s'en passer assez facilement.

en effet tout à l'heure que l'opération tout entière peut
être exécutée en une à trois minutes. On a répondu que
le chloroforme étant inapplicable aux cas où l'asphyxie
déterminait l'anesthésie, la douleur et l'angoisse sup-
primées par le chloroforme l'étaient à l'avantage du
diphtérique ; que brièveté n'empêche pas douleur, brièveté surtout n'empêche pas difficulté ; le médecin y
trouve son compte autant que le malade. A une seconde objection de Chassaignac : il y a danger à faire
usages des anesthétiques dans les affections qui portent
obstacle à la fonction respiratoire ; on a répondu en
constatant au contraire que l'action du chloroforme
faisait cesser le spasme laryngien et que sous l'influence
de l'anesthésie chloroformique la respiration devenait,
relativement au moins, facile. Enfin, on objectait le
danger de l'introduction du sang dans les bronches
après l'ouverture de la trachée. On a répondu : que
l'opération pouvant, avec l'aide du chloroforme être
faite sans hâte, en évitant l'ouverture des vaisseaux
où en y parant par les moyens d'usage, ce danger était
imaginaire. Le chloroforme ne diminue en rien la
puissance des muscles respirateurs, ce qui est un fait
démontré. Un autre fait également démontré est celui
du réveil immédiat par l'introduction de l'air et de
la canule dans la trachée, à telle enseigne que la trachéotomie a été employée pour ramener le malade à
lui, après des accidents anesthésiques. Enfin, il est
reconnu en tout cas que l'ouverture de la trachée est le
vrai moyen de faire cesser l'hémorragie, soit par la faci-

lité nouvelle de la respiration, soit par la pression latérale de la canule. L'hémorrhagie et.le danger de l'introduction du sang dans les bronches ne viendraient donc,
ni de l'ouverture de la trachée ni de l'anesthésie chloroformique. On a cru même constater que l'action du
chloroforme sur les vaisseaux du cou, probablement
par l'effort qu'elle supprime et la respiration qu'elle
facilite, était éminemment décongestionnante, si bien,
qu'il pourrait en être pour la trachéotomie comme pour
les opérations de la face, où le chloroforme, quand on
a osé l'employer, a été trouvé rendre les plus réels services.

Il résulterait de cette discussion que l'expérience est à
faire, qu'elle est autorisée dans tous les cas ou l'asphysie
du croup n'est pas allée jusqu'à l'anesthésie asphyxique.
Le chloroforme serait donné avec les plus grandes précautions. On sait du reste que les enfants le supportent
très bien ; on irait jusqu'à l'insensibilité complète, jusqu'à l'abolition du reflexe laryngé, du tirage, lentement,
en épiant l'action des vapeurs chloroformiques sur le
spasme, on attendrait, s'il survenait; on se passerait du
chloroforme, si ce spasme persistait à revenir.

Trachéotomie a cou tendu et défléchi. — L'aide fixe
la tête de l'enfant dans la position que nous avons décrite. L'opérateur placé a droite cherche sur la ligne
médiane du cou, au-dessous de la saillie du cartilage
thyroïde, la saillie du cricoïde, il fixe son bord inférieur avec l'ongle de l'index gauche, tandis que le

pouce et le médius s'appuient sur les parties latérales
de la trachée. Il choisit bien le milieu, peut même
tracer ,avec l'ongle de la main droite, une ligne dont le
prolongement aille directement rejoindre le milieu de
la fourchette sternale. Ces points choisis, il commence
l'opération : sa main gauche ne doit pas bouger que
l'opération ne soit terminée.

PREMIER TEMPS. — *Incision de la peau et du tissu cellulaire sous-cutané.* — Elle se fait du premier coup de
bistouri. La pointe de l'instrument est enfoncée au bord
de l'ongle de l'index fixé comme il est dit. L'incision doit
avoir 2 centimètres 1/2 de longueur. Elle ne donne pas
de sang ; quand elle en donne c'est qu'on a déjà ouvert
l'aponérose superficielle, et atteint quelques veines du
plexus veineux prétrachéal.

DEUXIÈME TEMPS. — *Incision des parties sous-apo-
névrotiques prétrachéales et de la trachée.* Le bistouri
ramené au sommet de la première incision en fait
une seconde de même longueur. Presque toujours la
pointe du bistouri est sentie suivre les anneaux de la
trachée. Le réseau veineux est ouvert, un flot de sang
noir baigne la plaie. A ce moment, ou l'opérateur
voudra suivre de l'œil son bistouri, et alors il se préoc-
cupera de l'hémorragie, appliquera une éponge sur la
plaie, attendra un peu, s'éclairera en essuyant comme
pour toute opération, écartant la plaie à l'aide du pouce
et du médius placé latéralement, l'index restant tou-

jours fixé par l'ongle et immobile. C'est parfaitement
inutile, parce que la plaie est petite, profonde, constamment couverte par le sang qui ne s'arrête à peu
près pas, toute veineuse que soit son origine. On perd
un temps précieux. Le doigt peut suppléer à l'œil et l'ouverture de la trachée est le meilleur moyen hémostatique. D'où cette pratique : l'index descend dans la plaie,
guide les incisions successives jusqu'à la trachée. Quand
il la sent à nu au fond de la plaie, il revient se placer
au sommet comme pour l'incision de la peau. Comme
pour celle-ci le bistouri ponctionne près de l'ongle, entre
dans la trachée, le sifflement qui annonce la pénétration
de l'air se produit. Le bistouri descend suivi par l'index ;
il s'arrête quand la pulpe de l'extrémité digitale donne
la sensation d'une ouverture suffisante pour la canule.
Le nombre d'anneaux sectionnés est indifférent.

TROISIÈME TEMPS. — *Introduction de la canule ou du dilatateur.* — Si le bistouri droit enlevé, on ne jugeait pas
l'ouverture suffisante, glisser le bistouri boutonné et
agrandir. A ce moment on peut introduire ou le dilatateur, ou la canule ; celle-ci d'abord de préférence, le dilatateur si on éprouve des difficultés.

La canule doit être présentée à la plaie le pavillon
regardant l'opérateur, glisser sur l'index qui écarte déjà
la plaie trachéale, et qu'on retire dès que la canule peut
le remplacer. Sitôt son entrée dans la trachée l'air
en la traversant donne ce bruit qu'on appelle bruit
« canulaire ». On amène son pavillon en lui faisant

décrire un arc de cercle, sur la partie médiane du cou
de l'enfant, on la fait basculer en relevant le pavillon ;
elle descend dans la trachée. L'enfant est aussitôt assis ;
l'opérateur maintient la canule pendant que l'aide qui
tenait la tête la fixe par ses galons.

En cas de difficultés, remettre le doigt, chercher l'ouverture trachéale, glisser le dilatateur, asseoir l'enfant,
lui laisser faire quelques quintes de toux et quelques
inspirations, s'assurer que l'obstacle ne vient pas d'une
étroitesse de la plaie, changer le dilatateur de main,
ce qui est assez délicat, et introduire la canule entre
les branches du dilatateur.

Trachéotomie par énucléation du larynx. — Le larynx
soulevé et énucléé, M. de Saint-Germain ponctionne
d'emblée la peau et la membrane crico-thyroïdienne,
incise le cricoïde, les trois ou quatre premiers anneaux
de la trachée, prolonge, en sortant son bistouri, l'incision
cutanée, à cause de la résistance plus grande de la peau
au bistouri qui rendrait facilement cette incision plus
étroite que celle des parties trachéales, inégalité qui
serait une cause d'emphysème de la plaie. Il introduit
directement le dilatateur, relève l'enfant et glisse la
canule quelques instants après. « Il faut être sûr d'entrer
du premier coup dans la trachée, car il est plus difficile
de terminer une opération de Saint-Germain mal commencée qu'une trachéotomie ordinaire. D'ailleurs il n'y
a entre ce procédé et le suivant qu'une différence de
quelques secondes. » (Renault.)

Il s'agit d'une trachéotomie sous-cricoïdienne, avec le même mode de fixation du larynx que dans la méthode de M. de Saint-Germain.

L'enfant est couché de manière à ce que le cou soit à peu près horizontal, l'aide tient la tête, les mains latéralement placées, ou, comme le voulait Barthez, une main sur le front, l'autre sous la nuque. Le larynx est énuclée entre le pouce et le médius, l'ongle de l'index fixé au bord inférieur du cricoïde, la main gauche ne doit pas bouger, elle fixe la trachée ; « à partir de ce moment l'opération doit être rapidement menée et ordinairement ne dure pas plus d'une demie à une minute. Faire exactement sur la ligne médiane, à partir de l'ongle de l'index, une première incision de 2 centimètres et demi à 3 centimètres comprenant toute la peau. Arriver rapidement sur la trachée, par une ou deux incisions semblables sans se préoccuper du sang (à ce niveau on ne peut pas blesser de gros troncs). Souvent une seule incision suffit pour arriver sur la trachée. Sentir la trachée avec l'index, guider le bistouri sur le doigt, ponctionner et inciser sans compter les anneaux, mais en faisant du même coup de bistouri une incision médiane et assez longue pour admettre le doigt. Il ne reste plus qu'à introduire la canule. La canule introduite, lâcher alors seulement le larynx et asseoir l'enfant [1]. »

Nous avons, en commençant cette étude, apprécié ces

____

(1) RENAULT, *Manuel de trachéotomie.*

procédés; ils exigent une grande habitude de la trachéotomie; l'éducation toute personnelle que donne une pratique à peu près journalière, ils ne peuvent être que l'apanage de quelques-uns. On a fait, d'ailleurs, plus périlleux encore, et voilà ce que nous lisons dans l'ouvrage de M. Cadet de Gassicourt : « Les internes de notre hôpital semblent avoir aujourd'hui une moindre crainte de l'hémorrhagie, ils pratiquent presque tous la trachéotomie inférieure, comme le faisaient nos maîtres; seulement ils emploient le procédé rapide en deux temps. Ils accumulent donc, un peu à plaisir, suivant moi, tous les genres de difficultés en même temps qu'ils affrontent les périls de l'hémorrhagie, car ils ne peuvent ménager ni écarter aucun vaisseau, ils doivent compter exclusivement sur l'introduction de la canule pour arrêter l'écoulement sanguin. Je sais bien que la compression exercée par l'instrument est le meilleur de tous les hémostatiques, celui qui dispense de tout autre dans la très grande majorité des cas, mais enfin ce moyen n'est pas infaillible. Or, quel but poursuivent nos internes en agissant ainsi ? Un seul et peu considérable à mon sens; celui de laisser une cicatrice moins apparente sur le cou des opérés guéris. Cet avantage purement esthétique, ne m'inspire, je l'avoue, aucun enthousiasme et ne me paraît pas contrebalancer les inconvénients que je signale. Je n'ignore pas que, par réflexion, ces messieurs font valoir aussi l'utilité de conserver la pureté de la voix, compromise selon eux par la trachéotomie supérieure; mais ici encore leur argument ne me con-

vainc pas. Il me paraîtrait sinon irréfutable, au moins
digne de très sérieuse attention, si nous avions le choix
seulement entre la crico-trachéotomie et la trachéotomie inférieure; il perd toute sa valeur quand il s'agit de
la trachéotomie supérieure, car l'incision me semble
alors trop éloignée du larynx pour provoquer la raucité
permanente de la voix et les faits que j'ai observés ont
tous confirmé cette manière de voir.

« Enfin, Messieurs, si vous voulez que je vous dise
toute ma pensée, nos internes sont, comment dirai-je ?
un peu grisés par leur virtuosité. Quand ils auront quitté
cet hôpital, quand, au lieu de faire une opération par
jour, ils en feront une chaque mois, et peut être moins
encore, ils ne risqueront plus d'aller chercher en un
ou deux coups de bistouri au milieu des vaisseaux une
trachée profonde. S'ils veulent opérer vite, ils feront la
trachéotomie supérieure ; s'ils préfèrent la trachéotomie
inférieure, ils la feront lentement. »

TRACHÉOTOMIE INFÉRIEURE OU SOUS-THYROIDIENNE DE
TROUSSEAU. — Elle va chercher la trachée au niveau
de l'isthme du corps thyroïde, et du plexus veineux thy-
roïdien. En bas de l'incision on peut rencontrer la veine
sous-clavière gauche gorgée de sang ; à droite, le tronc
brachio-céphalique qui peut quelquefois faire une saillie
assez considérable au-dessus de la fourchette du sternum. « J'insiste, dit Trousseau, sur l'absolue nécessité
d'être lent. Si même, pendant le cours de l'opération,
l'enfant suffoque, arrêtez-vous, laissez-le se débattre,

remettez-le sur son séant pour qu'il reprenne haleine, ce sera peut-être une minute de perdue, mais il n'y a rien à craindre. Je n'ai jamais vu trop de lenteur être la cause d'un accident, et souvent j'ai été témoin des difficultés et des dangers d'une trachéotomie faite trop lestement, même quand elle était faite par un opérateur habile. »

L'incision va du cricoïde jusqu'à un travers de doigt du sternum, arrive au-dessous de la peau et de l'aponévrose à une petite raie blanche qui marque l'interstice musculaire ; on éponge, on sépare l'interstice des muscles sterno-hyoïdien et sterno-tyroïdien, on les élbigne avec l'écarteur, on écarte également les vaisseaux, on lie ceux qui doivent être sectionnés. Arrivé sur la trachée, on la dénude. On ponctionne, on éponge, on agrandit l'incision avec le bistouri boutonné, on introduit le dilatateur, l'enfant est assis et, après un moment, la canule est mise.

Malgré toutes ces précautions, on n'évite guère plus l'hémorrhagie que par la trachéotomie supérieure ; la section du plexus veineux, si gonflé par l'asphyxie et par l'effort, la section de l'isthme du corps thyroïde ne peuvent se faire sans une effusion difficile à arrêter. Trousseau le reconnaissait lui-même, et engageait à ponctionner promptement la trachée malgré le sang. C'est, avec l'étendue du traumatisme et la lenteur forcée, la raison de l'abandon de ce procédé, qui sera réservé pour quelques cas spéciaux.

La trachéotomie du croup est donc la trachéotomie sous-cricoïdienne, faite aussi rapidement que possible.

X

LA TRACHÉOTOMIE — ACCIDENTS.

— SOINS CONSÉCUTIFS. — COMPLICATIONS.

Il n'y a pas, dans la trachéotomie, une seule faute
qui ne prenne un certain degré d'importance, soit par
l'entrave qu'elle apporte à la régularité, à la rapidité
de l'intervention, soit par les complications dont elle
peut être le point de départ, qu'elles naissent du traumatisme ou de la diphtérie.

Une incision trop grande de la peau et de l'espace
prétrachéal est une porte plus large ouverte à l'hémor-

rhagie, à l'absorption septique ; elle rend moins facile la contention de la canule.

L'ouverture trop petite de la trachée oblige à remettre plusieurs fois l'instrument pour l'agrandir. Comme l'incision trop petite de la peau, elle produit ou peut produire l'emphysème de la plaie — Cet emphysème a été également causé par une plaie trachéale trop grande, qui paraît responsable des végétations polypeuses de la cicatrice, si préjudiciable à l'enlèvement de la canule. — L'ouverture latérale de la trachée rend très diffficile l'introduction de la canule ; de même, l'incision oblique, ordinairement de gauche à droite. Quand elles doivent être corrigées par une nouvelle incision, cette dernière peut avec la précédente former un X dont les éperons compliquent encore l'introduction. L'incision des parois antérieure et postérieure de la trachée, qui s'est observée surtout dans l'opération en un temps de M. de Saint-Germain, passe pour un accident toujours mortel.

En cherchant à expliquer ces fautes, on trouve qu'elles sont surtout attribuables à la fixation insuffisante ou interrompue de la trachée, aux arrêts volontaires ou non de l'opération, qui ne permettent jamais de la reprendre exactement au point perdu.

Un accident fréquent de l'introduction de la canule est la fausse route. Le bec de l'instrument glisse sur le bord de la plaie trachéale, et s'enfonce dans le tissu cellulaire qui l'entoure. Il est impossible de savoir l'importance de ce décollement, non plus que des tirail-

lements qui peuvent être produits par le dilatateur,
lorsqu'une de ses branches vient à se dégager de la
trachée et à écarter les parties molles voisines. C'est
toujours un fait regrettable qui peut être le point de
départ d'inflamation ou d'emphysème. Avant de chercher à faire pénétrer la canule, il faut toujours avoir
perçu le *bruit canulaire*, qui marque si bien la pénétration dans la trachée et le sifflement de la respiration dans
le tube ; s'assurer, une fois la canule descendue, qu'elle
est bien traversée par l'air respiré. Ce temps de l'opération, un des plus délicats, demande qu'on ne se hâte
point, comme on est instinctivement poussé à le faire,
qu'on guide la canule, qu'on s'assure de son introduction. Elle peut être dans la trachée et fermée par des
fausses membranes refoulées au devant d'elle, M. de
Saint-Germain en raconte un exemple ; elle donne alors
l'illusion d'une canule en fausse route que l'air ne peut
traverser.

L'effroi de tout opérateur est l'hémorrhagie. Elle est
toujours veineuse, elle source de ces veines grossies,
qui, avant l'opération, peuvent quelquefois se voir
faisant relief sous la peau. Une nappe de sang noir, un
véritable jet, qui arrive en certain cas à la grosseur
d'une plume d'oie, sort tout à coup de l'incision. Que
faire ? Pincer, lier, cautériser ? C'est un temps perdu,
un abandon inutile et préjudiciable de l'opération.
Devait-on chercher à s'abstenir de ces sections vascu-
laire ? —Nous avons vu que l'opération à ciel ouvert
de Trousseau ne rendait même pas cet écueil évitable,

avec une incision courte, on y bute forcément. C'est Trousseau lui-même qui a montré que la mise en place de la canule était le meilleur et le seul hémostatique. Il faut donc simplement continuer à se hâter, ouvrir la trachée, introduire la canule, l'hémorrhagie cessera aussitôt. « Sur plus de cent cas, une seule fois nous avons vu l'hémorrhagie être inquiétante. L'enfant guérit et fut même opéré au cours d'une récidive trois mois après la première opération (Renault). » Dans le cas rare où l'écoulement sanguin persiste après l'introduction de la canule, mettre sur la plaie, derrière le pavillon, une ou deux rondelles d'amadou ; ou glisser le long de la canule un peu d'ouate. Si le sang vient et persiste à venir par la canule, ne pas hésiter à la changer pour une plus grosse.

L'hémorrhagie grave naît plutôt de la septicémie diphtérique ou asphyxique que de la section des plexus veineux. L'hémophilie est une cause dont on a cru pouvoir citer quelques exemples.

Nous avons vu que le manque de correspondance des incisions cutanée et trachéale, les mêmes incisions ou trop petites ou trop grandes, il faut ajouter encore : la profondeur de la trachée, les efforts de l'enfant, les déchirures du tissu cellulaire prétrachéal par le dilatateur ou la canule, pouvaient produire l'emphysème de la plaie. A moins d'une étendue considérable, cet emphysème est en général peu grave et se reconnaît aux signes ordinaires de la présence de l'air sous la peau. Mais l'emphysème peut aisément s'infiltrer surtout

dans ces mailles lâches du tissu cellulaire englobant
la trachée, gagner le médiastin. Nous avons été témoin,
beaucoup d'autres comme nous, dans certaines trachéotomies lentes, les inférieures surtout, de l'aspiration
par le tissu cellulaire, qui s'écarte sous la pression atmosphérique comme se dépriment les parties molles sous
et sus-sternales dans les efforts respiratoires de l'enfant.
Cet emphysème se produisait avec un petit sifflement
qui faisait demander si la trachée n'avait pas été piquée.
Dans un certain nombre d'observations avec autopsies,
recueillies dans les services de Guersant et Trousseau,
après des croups opérés, nous avons relevé des détails
comme ceux-ci : « plaques nombreuses d'emphysème
médiastinique et sous-pleural, adhérences le long du
médiastin et à la base du poumon [1]. » Quelle importance
peut avoir cet emphysème ? Nul ne le sait. On doit
admettre cependant deux conséquences : il contribue
à propager tout le long du médiastin une inflammation partant de la plaie, que nous avons vu, dans
un cas, envahir comme un véritable phlegmon tout
l'espace interpleural et les plèvres elles-mêmes. Il peut
changer assez les conditions mécaniques de la respiration pour créer une dyspnée particulière, grâce à cette
ouverture nouvelle de la cage thoracique qui la met en
quelque sorte dans les conditions atténuées d'un double
pneumo-thorax. Les autopsies après trachéotomie ne
signalent l'état du médiastin que dans cette circonstance

---

[1] RENOU. *De la médiastinite consécutive à la trachéotomie*
(*Gazette hebdomadaire*) 1884.

rare où de gros ganglions, des suppurations forcent l'attention. Combien de degrés intermédiaires de la médiastinite se trouvent ainsi supprimés? L'opération, le procédé opératoire surtout, doivent donc le plus possible parer au danger qui résulte de l'emphysème et d'une propagation inflammatoire le long du tissu pré-trachéal communiquant avec le médiastin, à la médiastinite. L'opération haute et rapide est encore là le seul moyen.

Picot et d'Espine signalent la syncope parmi les accidents possibles de la trachéotomie ; elle est rare et n'est peut-être qu'une phase d'un dernier accident plus commun, lorsqu'on opère à une période avancée du croup, ou que l'opération se prolonge outre mesure : c'est l'apnée, l'asphyxie plus ou moins définitive, à laquelle contribuent naturellement ou la tension du cou, ou la pression du larynx suivant la méthode adoptée. On devra se hâter de terminer, d'introduire la canule, d'asseoir l'enfant, de le flageller avec des linges mouillés d'eau froide, et si ces moyens sont insuffisants, le coucher au contraire la tète basse et pratiquer avec persévérance (un quart d'heure) la respiration artificielle, puis le stimuler et le réchauffer. Cet accident est très grave et les enfants meurent le plus souvent quelques heures après.

Si maintenant nous cherchons les causes de l'ensemble des accidents dont nous venons de faire la longue description, nous trouvons qu'elles se rattachent le plus souvent à l'incertitude du manuel opératoire, aux hésita-

tions, aux interruptions surtout de l'opérateur, à sa
lenteur, et, comme la médiastinite, au point choisi pour
l'incision. De sorte qu'ici encore nous retrouvons l'indication formelle d'opérer haut, sans arrêt et vite.

Soins consécutifs. — La canule est introduite, on l'attache par deux galons qui se croisent derrière le cou,
se recroisent de nouveau en avant au-dessous et en
haut du pavillon, attachés enfin en arrière; ni trop
lâches ni trop serrés. L'enfant fait quelques quintes
de toux qui balayent les mucosités, le sang, les fausses
membranes des bronches et de la trachée, la respiration s'établit peu à peu, devient calme, le teint s'éclaire.
Si l'obstacle laryngien a été seul, le soulagement est
énorme. On lave, on réchauffe l'enfant, on lui fait boire
un cordial, on le porte dans son lit. Trousseau recom-
mandait la cravate, ou la compresse pliée en fichu dont
la pointe descendait au devant du cou, dans le but de réchauffer et de tamiser l'air respiré. Comme nous opé-
rons dans une atmosphère chauffée à 22° et saturée de
vapeurs d'eau phéniquée, nous ne mettons rien.

Ordinairement l'enfant s'endort. Une garde habituée
au maniement de la canule interne, munie d'un écouvillon, ayant à portée de l'eau tiède pour les lavages, est
installée près de lui.

La respiration de l'opéré doit redevenir presque normale, interrompue de temps en temps par une toux qui
ramène à la canule des mucosités bronchiques. « Si le
troisième jour encore, l'expectoration est muqueuse,

catarrhale, les enfants guérissent, dit Trousseau ; si elle est nulle, séreuse, semblable à des petits morceaux de gomme arabique desséchés, ils meurent. »

Si la respiration reste fréquente, si l'air produit dans la canule ce bruit appelé par Trousseau : serratique ; si elle est coupée, si les ailes du nez battent, il y a de la broncho-pneumonie.

La trachéotomie donne une fièvre traumatique, qui tombe en vingt-quatre heures. Lorsque après avoir cédé elle reprend, il faut chercher une complication le plus souvent pulmonaire.

La canule interne doit être changée toutes les trois ou quatre heures, à moins que dans l'intervalle la gène de la respiration, la fréquence des quintes, le claquement canulaire dû à quelque fausse membrane, ne forcent au nettoyage.

La canule externe doit être changée au bout de quarante-huit heures (de Saint-Germain). La plaie est alors arrondie, gonflée, comme taillée à l'emporte-pièce, grâce à l'inflammation adhésive du tissu cellulaire. Une canule semblable est là toute prête, ainsi qu'un dilatateur en cas de besoin : ce qui est rare. Presque toujours, l'enfant tousse et, soit que l'inspiration resserre la plaie, soit que quelque spasme bronchique se détermine, il a un accès de suffocation qui oblige à replacer la canule. On a eu le temps de faire le lavage antiseptique de la plaie.

On change ensuite tous les jours la canule externe ; en attendant chaque fois la gène de la respiration à se produire pour la remettre.

Deux accidents peuvent avoir lieu auxquels j'ai vu succomber brusquement des enfants en excellente voie de guérison. Lorsqu'il y a bronchite pseudo-membraneuse compliquant le croup, ce qui est un cas assez ordinaire, il se fait parfois une débâcle de tubes bronchiques ; ces tubes roulés, avons-nous dit déjà, arrivent à former un véritable corps étranger au-dessous de la canule, contre le bec de laquelle ils buttent et s'arrêtent. L'enfant bleuit, tire, étouffe. Quelquefois le bouchon membraneux se loge dans une bronche, un sursis se produit ; puis tout recommence avec une quinte de toux. Il faut alors enlever la canule complètement, mettre le dilatateur, asseoir l'enfant qui expulse aussitôt l'obstacle.

Si le débarras est incomplet, on titillera la trachée avec une barbe de plume. Quand les quintes ont balayé les voies aériennes, le calme revenu, on replace la canule. Je suis arrivé deux fois assez à temps pour sauver dans ces conditions un enfant qui a guéri et m'a rendu aux deux fois d'énormes arborisations pseudo-membraneuses. — L'autre accident, que je ne vois plus se produire depuis longtemps, grâce à la buée de vapeurs phéniquées dans laquelle je fais vivre mes opérés du croup, vient d'être bien étudié par le docteur Delassus, de Lille, c'est encore l'obstruction de la trachée sous la canule non plus par des fausses membranes, mais par des mucosités desséchées. — La fièvre, la chaleur sèche ambiante concrètent ces mucosités. La saturation de l'air par la vapeur d'eau, les instillations dans la canule d'eau tiède alcoolisée, la titillation de la trachée, en dernier ressort l'ablation de la canule comme dans le cas qui précède, auront raison de cet accident.

Nous indiquons simplement l'importance pronostique de l'état de la plaie. Rose et bourgeonnante, elle est de bon augure; affaissée, grisâtre, membraneuse, noirâtre, elle indique l'intoxication et ses degrés. La canule sera examinée avec soin. Nette, elle n'indique aucune ulcération sur son parcours; noircie par les produits sulf-hydriques qui se dégagent de toute nécrose, elle trahit une ulcération et son siège. L'ulcération dangereuse est au niveau du bec de la canule.

Dès qu'on peut laisser l'enfant sans canule pendant un certain temps, on s'assure en obturant l'orifice de la plaie trachéale, sans que le malade s'en aperçoive, de la perméabilité du larynx.

L'ablation définitive de la canule est une affaire de tâtonnement. Elle doit être enlevée sitôt que possible.

Mais il faut savoir que la plaie trachéale se ferme avec une étonnante rapidité, que l'enfant peut être repris de suffocation alors qu'elle est déjà assez rétrécie pour ne pas admettre la canule. On devra employer ou le dilatateur, ou la canule spéculum de Bourdilliat, ou une canule plus petite qu'on changera dès qu'on pourra pour une autre plus grosse.

On lave la plaie plusieurs fois par jour avec un liquide antiseptique. Nous la laissons sans autre pansement que l'atmosphère phéniquée dans laquelle nos malades vivent jusqu'à guérison confirmée.

Complications de la trachéotomie. — Elles viennent
ou de la plaie ou de la diphtérie.

La plaie peut s'enflammer, se cerner d'une auréole
rouge plus ou moins large, se gonfler, projeter la canule en avant, élargir son ouverture et lui donner l'aspect d'un cratère, s'ulcérer. Elle peut se recouvrir
d'une fausse membrane, devenir gangréneuse superfi-
ciellement et profondément, suivant l'état général du
malade. On devra quelquefois, en pareil cas, enlever la
canule, si c'est possible, ou la remplacer par une canule
plus longue, traiter la plaie. Les hémorrhagies secondaires de la plaie sont rares et sous la dépendance de la
diphtérie.

Il peut arriver que, dans les cas en particulier où on a
été forcé de prolonger le séjour de la canule, la plaie
bourgeonne, surtout vers la trachée, d'une façon in-
croyable. M. Cadet de Gassicourt cite un fait de ce
genre où les bourgeons d'une grande longueur s'élimi-
naient seuls, repullulaient sans cesse et nécessitèrent
une lutte prolongée où l'arrachement dut s'aider de cautérisations répétées. Pareils bourgeons développés à l'intérieur de la trachée, la plaie extérieure une fois cicatrisée, ont été vus déterminer par leurs dimensions polypeuses et par le spasme qu'ils provoquaient, ou des
accès de suffocation ou du cornage, ou même du tirage,
ou aller jusqu'à rendre indispensable une nouvelle trachéotomie.

Mais un accident qui a été et restera une des grandes
préoccupations du médecin après la trachéotomie, est

l'ulcération de la paroi antérieure de la trachée par
l'extrémité inférieure de la canule. Elle est causée par
la pression de cette extrémité sur la paroi, les mouvements en haut du larynx dans la déglutition, qui
produisent un véritable grattage. Nous y joindrions
volontiers une autre cause : la canule nous paraît anatomiquement s'adapter, telle qu'elle est aujourd'hui, à
la trachéotomie inférieure, et sa courbure être calculée
sur un trajet prétrachéal plus considérable que celui
de la trachéotomie sous-cricoïdienne, la seule usitée
désormais. Cette disposition, dans le relèvement de la
déglutition, provoque un mouvement de bascule de l'instrument, d'après lequel le pavillon se soulève en bas,
la courbure s'appuie sur la paroi postérieure, tandis que
la pointe appuie fortement en avant. On est averti de
l'ulcération trachéale par le retour d'une expectoration
sanguinolente, la coloration noire du bec canulaire, une
douleur sur le trajet de la trachée au-dessous de l'opération, et l'appréhension traduite par l'enfant des mouvements de déglutition. L'ulcération peut gagner, perforer la trachée, perforer de gros troncs vasculaires
voisins comme le brachio-céphalique, les téguments
même, et produire, comme nous en avons été témoin,
dans un cas que nous avons publié, une seconde trachéotomie inférieure séparée de la première par un pont
de tissus qui finissent par se mortifier et déterminer une
plaie énorme. Chemin faisant, le tissu cellulaire s'enflamme et la médiastinite apparaît. L'enfant succombe
le plus ordinairement aux suites du traumatisme, guéri

de son croup. Il faut, dès que cette complication menace, s'efforcer de supprimer définitivement la canule,
déplacer son extrémité inférieure en interposant des
rondelles de linge ou d'amadou entre la plaie et le pavillon. Quantité de modifications de la canule ont été
cherchées dans le but d'éviter l'ulcération trachéale;
Roger, Barthez en ont proposé. En voici une nouvelle
qui consiste dans la séparation de la canule et de son
pavillon. Le pavillon restant fixé au cou, à la partie antérieure de la plaie, des canules de longueurs différentes

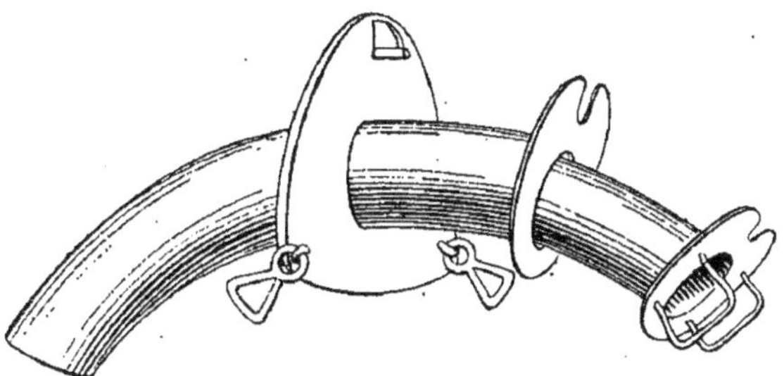

Fig. 1. — Figure indiquant la position des 2 tubes l'un dans l'autre
traversant le pavillon mobile.

seraient passées par l'ouverture et par la plaie, retenues
simplement par le verrou ; ce qui leur constituerait une
petite mobilité d'arrière en avant qui pourrait elle-
même avoir un avantage. Nous n'avons pas d'expérience
suffisante relativement à cette modification.

Un inconvénient éloigné de l'ulcération de la trachée,
est le rétrécissement et la gêne plus ou moins grande de
la respiration qu'il peut amener. Les incisions multiples
au moment de l'opération, la nécrose partielle, autour de

l'ouverture, des anneaux de la trachée, les inflammations de la plaie compromettant la cicatrisation de la boutonnière trachéale, peuvent amener le rétrécissement.

Enfin, le traumatisme de la trachéotomie peut laisser à sa suite des troubles nerveux de nature spasmodique qui peuvent retarder beaucoup l'ablation définitive de la canule, laquelle doit être alors laissée des semaines, des mois, des années même. Tous les ouvrages contiennent à cet égard des faits très intéressants, d'où il résulte que l'état nerveux qui empêche de débarrasser le malade de l'instrument qui l'a sauvé, est souvent dans l'entourage de ce malade, voire même chez son médecin. On luttera contre ce spasme chez l'enfant en le rassurant, en lui introduisant des

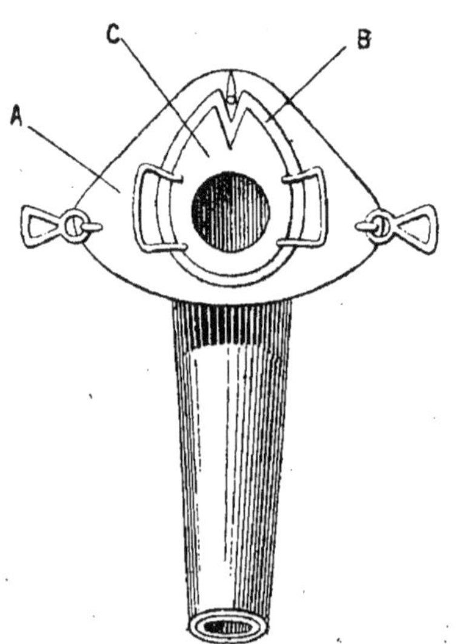

Fig. 2. — Canule ordinaire à double pavillon séparé — A. Pavillon mobile. — B. Pavillon ou tube extérieur. — C. Pavillon du tube intérieur.

canules de plus en plus petites, et la canule à clapet qui bouche progressivement son ouverture, imaginée par mon confrère à Saumur, le docteur Bouchard.

Les complications de la trachéotomie relevant de la maladie principale, la diphtérie, sont la bronchite

pseudo-membraneuse, la broncho-pneumonie, l'intoxication diphtérique.

La bronchite pseudo-membraneuse existe à peu près
constamment dans
le croup, n'offre au-
cun élément impor-
tant au diagnostic,
au pronostic même,
ni au traitement.

La broncho-pneu-
monie, au contraire,

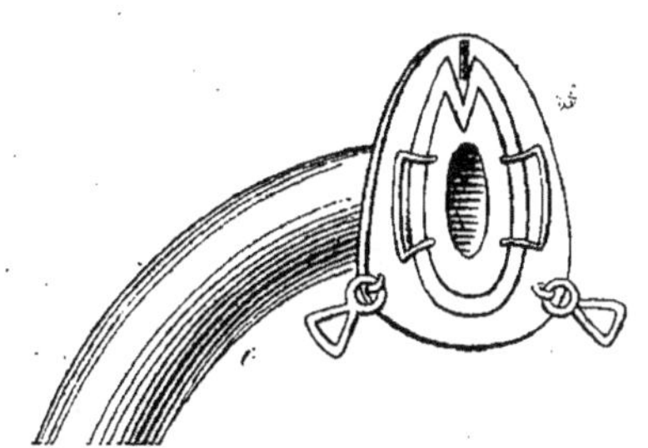

Fig. 3. — Même canule plus courte.

prend à sa charge,
d'après les statistiques, les trois quarts des décès consécutifs à la trachéotomie. Quelle part revient au traumatisme, quelle part à la diphtérie dans la pathogénie
de cette complication? Sanné, Peter, Cadet de Gassicourt
pensent que la broncho-pneumonie se lie étroitement à
la bronchite pseudo-membraneuse, de même que le
croup se lie à l'angine,
de même que la bron-
chite se rattache au
croup. M. Cadet de
Gassicourt établit une
discussion nosologique
pour appuyer cette filia-
tion par des résultats

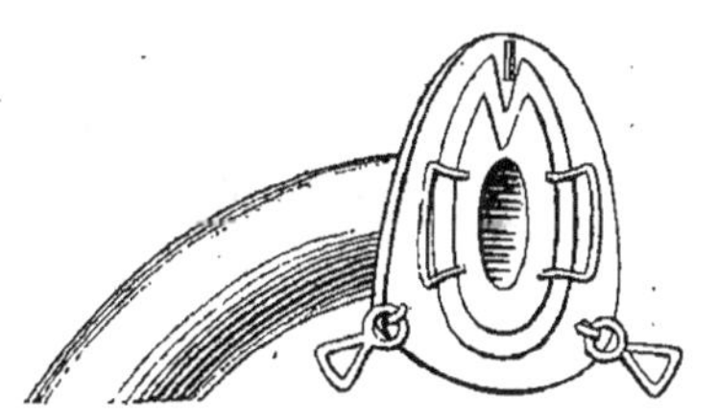

Fig. 4.— Même canule encore diminuée.

nécropsiques, desquels il résulterait : que la pneumonie
du croup est constamment lobulaire, pseudo-lobaire
quand les lobules enflammés se rejoignent, jamais lob-

aire, malgré l'avis contraire de Peter et d'un certain nombre d'observateurs. Pour notre part, nous croyons avoir observé la pneumonie lobaire dans le croup, et dans la diphtérie sans croup ; une fois en particulier chez une femme de trente-neuf ans atteinte après son enfant de diphtérie et qui succomba à une pneumonie massive unilatérale, expectorant dans ses crachats sanguinolents d'assez nombreuses fausses membranes. Nous serions tentés de voir dans la progression pseudo-membraneuse qu'on fait partir de la gorge pour aboutir à l'alvéole, un reste des idées de Bretonneau et Trousseau sur la nature de la diphtérie, d'après lesquelles l'exsudat pelliculaire initial est le point de départ de l'extension exsudation dans la déclivité et de l'infection. Lobulaire

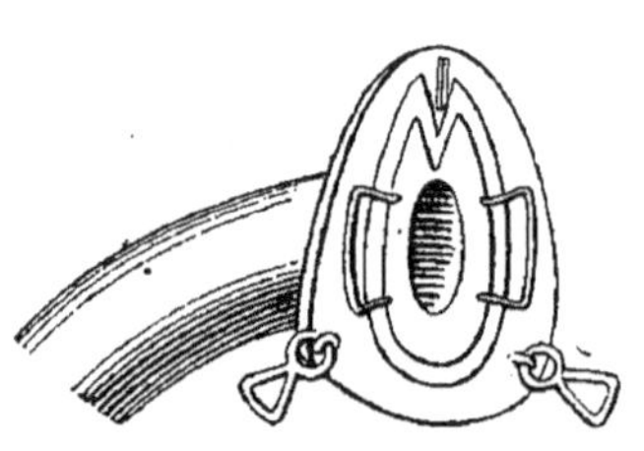

Fig. 5. — Canule comprenant l'espace qui va de l'extérieur à l'intérieur de la trachée.

ou lobaire, nous ferions de la broncho-pneumonie et de la pneumonie, une simple dépendance de l'infection primitive, nous refusant à admettre, conformément aux données que nous avons exposées sur la contagion et le mode d'introduction du virus, que la fausse membrane ne puisse aussi bien commencer par l'aréole que par les bronches, que par la gorge. Quoi qu'il puisse être de cette discussion, purement spéculative d'ailleurs, ce qui semble hors de doute, c'est que les complications

pulmonaires sont plutôt sous la dépendance de l'état
infectieux que de la trachéotomie. En effet, il a été constaté qu'elles peuvent précéder l'intervention opératoire, qu'elles se rencontrent chez les diphtériques qui ne
l'ont pas subie et n'ont pas à la subir, chez l'adulte par
exemple. D'autre part, il est également rationnel de penser qu'un air froid et humide, venant, sans s'être ré-
chauffé au vestibule glottique, frapper par la canule
directement la muqueuse en proie d'avance à une congestion morbide, favorise la tendance à l'éclosion d'accidents vers le poumon. Trousseau constate que l'établissement au-devant de la canule, de la cravate ou du
mouchoir qui rétablit autant que possible les conditions
respiratoires normales, a diminué les broncho-pneu-
monies chez ses opérés. Depuis que nous avons nous-
même entrepris de soigner nos diphtériques dans une
buée phéniquée et une température élevée, nous croyons
avoir diminué beaucoup les complications thoraciques;
c'est la clef, peut-être, de nos succès.

La broncho-pneumonie se révèle par l'élévation de la
température et du pouls, la respiration rapide et sifflante,
le battement des ailes du nez, la sécheresse de la canule
succédant au gargouillement muqueux, l'agitation du
malade, le retour de la cyanose. L'auscultation donne
les râles spéciaux, le souffle par foyers qui se déplacent,
la percussion donne la matité caractéristique. On a
remarqué que la broncho-pneumonie évolue d'autant
plus vite qu'elle apparaît plus tôt et « c'est une chose
douloureuse de voir l'enfant agité, cyanosé, haletant,

ou plongé dans la prostration, le corps couvert de sueurs, succomber à une asphyxie aussi pénible que celle dont on a essayé de le sortir, cherchant jusqu'au dernier moment à ressaisir la vie qui lui échappe (Renault). »

Nous n'avons pas à revenir ici sur l'intoxication, qu'elle soit une conséquence de l'asphyxie prolongée ou de la diphtérie. L'albuminurie et la paralysie n'empruntent au croup, opéré ou non, rien qui modifie leur nature ou leur marche, ni leur valeur pronostique.

XI

TRAITEMENT DE LA DIPHTÉRIE AVEC CROUP

L'asphyxie ôtée, la diphtérie reste. — Réapparition des idées sur la
nature de la diphtérie. — La diphtérie avec croup n'est pas la
diphtérie en général. — Thérapeutique. — Les éliminations préalables nécessaires, routines, préjugés, remèdes. .
Traitement antiseptique. — Général. — Local. — Vaporisations phéniquées. — Avant le croup. — Le croup confirmé. — Soins du malade après l'opération.
Antisepsie du malade par l'absorption pulmonaire. — Technique du
moyen. — Résultats évidents. — Résultats logiques et encore hy-
pothétiques. — Inconvénients et dangers. — Conclusions.

Nous avons détaché de la diphtérie l'accident qu'elle
présente chez l'enfant, le croup. Le croup. est l'étranglement, c'est l'asphyxie mécanique. A un terme précis
de l'asphyxie la science oppose un moyen chirurgical,
la trachéotomie, dont nous venons d'étudier tous les
aspects. L'asphyxie écartée, que reste-t-il?

Ici nous nous retrouvons en face des appréciations
sur la nature de la diphtérie. Pour les uns la trachéotomie est le dernier terme de la thérapeutique, comme
le croup est le dernier terme accessible de la diphtérie.

« Il semble, dit Trousseau, que la maladie arrivée dans
les voies aérifères ait épuisé là toute son action. Je
proscris de la manière la plus formelle la continuation
des moyens que l'on a pu, avant l'opération, juger plus
ou moins utiles. » Et ces paroles, ajoute M. Cadet de
Gassicourt, tout le monde les répète. Non seulement les
médecins modestes qui peuvent n'avoir qu'une prise
médiocre sur la maladie, mais encore les inventeurs
de traitements infaillibles, les croyants du cubèbe, de la
glace et du chlorate de potasse, c'est là, suivant moi,
ajoute-t-il, se payer de mots.

On peut juger ainsi de la distance qui sépare les
représentants d'une idée et d'une autre sur le fonds
même des choses à deux époques différentes.

Conséquent, avec celle qu'il a reçue de Bretonneau,
Trousseau dit : Le mal a commencé par la gorge, nous
l'y avons poursuivi par tous les moyens en notre pouvoir. Il est descendu ; l'ichor, partant de la fausse
membrane, l'a étendu en déclivité (Bretonneau) ; le voilà
au larynx. Là encore, la trachéotomie nous ouvre contre
lui, et contre l'asphyxie qu'il détermine, une porte véritable. Le mal qui s'étendra ensuite aux bronches, au
parenchyme pulmonaire, qui dissoudra le sang, n'est plus
de notre compétence.

D'un autre côté un scepticisme moderne, autrement
éclairé, raisonne ainsi : Quand vous avez trachéotomisé
un diphtérique, vous l'avez sauvé de l'asphyxie, vous lui
laissez forcément sa diphtérie doublée d'un traumatisme.
A ce dernier vous pouvez beaucoup, mais à la maladie

primitivement générale, infectieuse, vous n'avez à opposer aucun spécifique. Les chances de guérison sont propres au malade ; c'est une question de doses toxiques et de résistance de sa part. L'éruption pseudo-membraneuse s'est premièrement montrée à la gorge, elle a gagné le larynx, soit par inflammation péri-éruptive ou fausse membrane, peu importe ; l'asphyxie est venue, vous avez opéré, vous avez augmenté la longueur de la lutte, mais, avant comme après l'accident, la diphtérie reste entière. Elle tuera, ou elle laissera vivre, vous n'y pouvez rien.

Les données scientifiques ont modifié le point de départ de chaque raisonnement, la pratique a quelque peu varié, la conclusion est la même.

Si par ailleurs on veut bien se rappeler ce que nous avons dit des difficultés d'appréciation pratique, de l'insuffisance, de l'impossibilité des statistiques dans la diphtérie, on peut juger à quels écueils les efforts thérapeutiques viennent forcément échouer.

S'effacer en alléguant qu'on a déjà fouillé la question du traitement de l'infection diphtérique en général, que le croup ôté, la diphtérie restant, la thérapeutique se trouve ainsi suffisamment établie, est tourner un obstacle et laisser derrière soi une lacune énorme. La diphtérie asphyxique, la diphtérie du croup est bien la diphtérie, mais n'est pas du tout la diphtérie en général. Ce n'est pas la toxique, bien qu'elle puisse le devenir, c'est celle que nous avons appelée la diphtérie blanche, celle qui localise sur les muqueuses, celle à qui

un degré de virulence inférieur permet de s'étendre et
de faire surgir sur son chemin des troubles spéciaux qui
sont le nouveau danger; c'est celle de l'enfant, celle de
l'accident laryngien. Elle a sa pathologie personnelle,
elle appelle des secours personnels; un septicisme facile
n'est ni scientifique, ni humanitaire, pas même logique,
puisqu'il est inadmissible que les lumières projetées sur
une difficulté ne finissent tôt ou tard par fournir le moyen
de la vaincre.

Enfin, il est évident que toute maladie infectieuse, et
le cercle s'en est depuis un certain nombre d'années
largement étendu, justifierait les mêmes doutes, la
même inertie. Or, pas un de nous n'a eu la pensée de
désarmer devant elles et de prendre le rôle de témoin,
dans la lutte pour laquelle il est appelé. Si, comme
nous l'avons montré, la destruction du microbe dans
les tissus est une illusion, la thérapeutique, en quête
d'un spécifique, une rêverie, il reste l'organisme sur
lequel agir sagement n'est pas rien faire, mais pouvoir
d'autant plus que l'attaque et ses moyens sont mieux
précisés.

Un motif réel de découragement, quand on arrive au
traitement du croup, est tout cet héritage du passé,
richesse apparente, pauvreté profonde, faite d'erreurs et
d'inutilités, dès qu'on la soumet au critérium des idées
pathologiques que nous avons précédemment déve-
loppées.

On rencontre d'abord la routine et les préjugés. Une
mère, par exemple, a presque toujours en réserve le

vomitif qui doit parer à la première supposition de mal de gorge, et surtout du croup. Ce vomitif, c'est tout simplement l'émétique, ce qui est loin d'être indifférent. On attend de lui l'expulsion du mal, l'expulsion de la fausse membrane. Ceux qui ont essayé d'enlever des fausses membranes, complètement, sur lé vivant ou sur le mort, par râclages, frictions ou grattages, seront bien étonnés qu'on ait pu croire en débarrasser la gorge, à plus forte raison le larynx par un effort de vomissement. A coup sûr, quand, par hasard, il a réussi, la fausse membrane était mûre et prête à s'éliminer d'elle-même. Là où il est utile, c'est contre le spasme laryngien et la gêne respiratoire, grâce à la détente nerveuse qui le suit, contre un état saburral, extrêmement rare au début du croup, des premières voies digestives, de l'estomac. Entre le croup d'emblée et la laryngite striduleuse, le vomitif est un élément de diagnostic. Mais tout cela devrait relever d'indications médicales précises. De plus, le vomitif ne devrait jamais être l'émétique, ni le sulfate de cuivre recommandé par Trousseau, l'ipéca seulement, et une seule fois. L'estomac est un élément de résistance vitale si considérable, qu'on ne saurait trop le ménager.

La famille du malade vous imposera ensuite l'épouvantable cautérisation. L'horreur du moyen n'entrera pas un instant en ligne de compte; plus grande sera-t-elle au contraire, plus confiant et plus reconnaissant on sera. Vous savez que si l'enfant vient à mourir, il se trouve dix, vingt parents ou amis qui lèveront les

bras au ciel et s'écrieront : « Il ne l'a pas cautérisé ! »
Un vieux médecin, toujours ami de la famille, appelé
derrière vous, tirera aussitôt sa pierre infernale, il brû-
lera ! — On a eu le courage de brûler, personne n'a
jamais su quoi, jusque dans ce larynx en contracture,
en plein tirage. Il y a eu des morts immédiates, cela ne
fait rien : il s'est trouvé en revanche des cas heureux,
dont on a fait grand bruit, ou le spasme affreux qui a
suivi la brûlure, a fait sortir une fausse membrane,
le soulagement s'en est suivi, la diphtérie d'autre part
était bénigne, le malade a guéri. Il y a des malades qui
guérissent malgré tout. Nous n'avons pas besoin de
redire à quel point nous repoussons toute tentative de ce
genre, comme inexplicable, irrationnelle, dangereuse.
Nous avons été, courageusement, jusqu'à affirmer au
contraire, que nous respections la fausse membrane
comme une chose en elle-même absolument inoffensive,
et comme un excellent point de diagnostic et de pronostic. Nous avons pu d'autre part, toujours imposer
assez notre conviction à la famille pour couper court
à toute insistance à ce sujet; dans le cas contraire, nous
aurions passé outre, ou nous nous serions retirés.

Puis arrivent les remèdes populaires, puis les révulsifs, le vésicatoire, le thapsia, les pommades irritantes
en frictions. Nous avons répété, après tant d'autres que,
les irritations, les solutions de continuité épidermiques,
étaient des appels faits à la localisation pseudo-membraneuse, partant, une chose à éviter soigneusement.

Il faut en dernier lieu entrer dans l'arsenal thérapeutique et refaire une quantité d'éliminations déjà faites, médicaments qu'une vogue éphémère reprend périodiquement, laisse retomber bientôt dans l'oubli, jusqu'à une nouvelle résurrection. Le bromure par exemple, il a une action sédative du système nerveux, qui semble toute indiquée dans le spasme glottique, une action décongestionnante et anesthésiante, sur les muqueuses gutturales. Il est lent, il est insuffisant. Ne comptez pas sur lui. Dans le même ordre d'idées, éviter la belladone et l'opium, le malade a besoin de toute son action musculaire pour soutenir la lutte contre l'obstacle qui obstrue sa respiration ; ne le paralysez pas. Les alcalins, le benzoate de soude, le chlorate de potasse ? Utiles dans les stomatites, ils ne trouvent, ni dans l'état général, malgré les théories sur l'oxygénation du sang qu'ils doivent favoriser (G. Sée), ni sur l'état local qu'ils n'atteignent pas, aucune indication.

Dans la série des antiseptiques internes, nous avons vu que les mercuriaux doivent être rejetés, surtout chez l'enfant, ils sont débilitants et dangereux (Sanné). Le soufre, de même, à cause de son action irritante sur les muqueuses aériennes ; les balsamiques, copahu et cubèbe, à cause de leurs difficultés d'introduction et des difficultés digestives qu'ils entraînent ; le perchlorure de fer, préparation instable dont on n'explique pas l'intervention dans l'estomac et dont l'efficacité est également niée, après avoir été exaltée. On a vu que nous avions gardé par des raisons exposées, le sulfate de quinine. Nous faisons des vœux sincères pour que le chloral repris dernièrnment après avoir été essayé par Bergeron, justifie toutes les espérances. Arrivés à ce point de l'étude du traitement, les auteurs ajoutent en général : Voici notre traitement. Et chacun naturellement a le ien. Voici donc le nôtre :

Notre préoccupation première et continue, d'un bout à l'autre de la maladie, est de ne heurter, ni de fatiguer le malade en rien. C'est au premier instant pour nous, un organisme miné par une infection dont nous ne mesurerons qu'au fur et à mesure la profondeur. Nous savons qu'elle est traîtresse, que, bénigne et limitée aujourd'hui, elle sera demain peut-être maligne, généralisée, compliquée. Si elle ne tue pas, elle sera longue, à manifestations multiples ; après la gorge et le poumon, le rein ; après le rein, le système nerveux. Par conséquent pas de lutte avec l'enfant, dans laquelle il épuisera ses nerfs et congestionnera sa gorge, aucun topique de la fausse membrane ou de l'angine, ni badigeonnages, ni lavages ou irrigations, sauf dans quelques cas rares précédemment indiqués ; nous reculons même le simple examen des fausses membranes quand il se fait trop péniblement, nous tâchons d'obtenir la quiétude morale du malade et celle de son entourage.

Avant le croup. — L'enfant est installé dans une chambre suffisamment aérée munie d'une cheminée — pour assurer un renouvellement continuel de l'air respirable. Faute de mieux, une large loge lui est faite avec des draps ou des couvertures, de façon à pouvoir emmagasiner autour de lui la chaleur et l'antisepsie aérienne, que nous pratiquons aussitôt suivant les règles données plus loin. Il sera constamment tenu dans cette buée, humide et chaude à 20-22° de chaleur. Il sera alimenté aussi abondamment que le permettra l'état gastrique qu'on surveillera, stimulé avec les vins généreux, l'alcool, le quinquina. Il prendra des doses quotidiennes et proportionnelles de quinine. Il n'a près de lui que le nombre de gardes strictement nécessaires. L'examen de sa poitrine, de ses urines, de son état général et local est fait.

Le croup confirmé. — Les indications de la trachéotomie réalisées, elle est pratiquée dans ce milieu, avec les précautions sur lesquelles nous n'avons plus à revenir. Le traumatisme est surveillé, la température et la vaporisation phéniquée surveillées également. On continue la médication tonique, antiseptique, l'alimentation comme avant. Nous savons ce qui peut arriver du côté de la plaie, du côté de la diphtérie. La médication instituée y obvie, y remédie également quand les lésions sont faites. — Contre les accidents broncho-pulmonaires on ajoutera, si l'on veut, les ventouses sèches ou les sinapismes comme révulsifs, on évitera les expectorants qui fatiguent l'estomac et débilitent le malade, on emploiera plutôt les excitants diffusibles, comme l'acétate d'ammoniaque et l'éther. L'athrepsie particulière aux intoxiqués de la diphtérie sera combattue d'une façon très attentive et très énergique. Un diphtérique avec croup qui ne s'alimente pas, survit rarement. Trousseau battait quelquefois les enfants pour les forcer à manger. « Il faut les gaver avec la sonde, dit M. de Saint-Germain. « La sonde est applicable [1] : 1° à ces enfants gâtés, volontaires, qui refusent absolument de se nourrir, et sur lesquels auront échoué tous les autres moyens de coercition et de douceur. Je dirai plus, l'introduction de la sonde par les fosses nasales, sans être pénible, ne manquera pas d'inspirer une salutaire appréhension à ces jeunes rebelles, comme il arrive pour l'huile de foie de morue que les mêmes sujets se résignent souvent à ingurgiter pour éviter l'introduction des cuillers *ad hoc* ou d'autres engins de compulsion ; 2° aux intéressantes victimes des cautérisations intempestives, dont la bonne volonté, impuissante dans l'état ordinaire des choses, à procurer la déglutition, se prêtera facilement à une manœuvre, d'ailleurs inoffensive, dans laquelle ils reconnaîtront bien vite un véritable secours ; 3° enfin aux petits opérés qui, frappés de cette paralysie absolue du voile du palais, dont je viens de citer un exemple, risquent de s'éteindre dans une athrepsie complète, s'ils ne succombent pas avant ce terme à une asphyxie foudroyante, par l'introduction subite d'une grande quantité de liquide à la fois dans les voies respiratoires. Le gavage d'ailleurs est une opération facile qui, après une répétition ou deux, peut être pratiqué par les parents. »

Hors ce cas spécial, les autres formes de paralysie diphtérique, non plus que l'albuminurie, n'offrent point

____

[1] DE SAINT-GERMAIN, *Revue des maladies de l'enfance*, 1883.

ici d'indications sur lesquelles nous ayons à insister. Nous préférerons rappeler ce conseil d'Archambault, qu'il n'est jamais trop tard pour pratiquer la trachéotomie tant qu'il y a vie. Le fait suivant m'a été communiqué par mon excellent confrère, le docteur Dezanneau, d'Angers : « Je fus mandé pour opérer du croup un enfant à Château-Gontier. Un membre de la famille me reçut à la gare et m'annonça qu'il était trop tard, l'enfant devait à ce moment avoir succombé. A la porte de la maison je rencontrai deux confrères qui me dirent que l'enfant était à ses derniers soupirs. Je montai néanmoins, et vis en effet un enfant de trois ans, respirant à de rares intervalles, la figure exsangue, couverte de sueurs, plus de pouls. J'insistai pour qu'à tout hasard on essayât une intervention qui ne pouvait plus être offensive, en supposant qu'elle n'amenât aucun résultat. La trachéotomie fut faite en un instant sans que la plaie donnât une goutte de sang. Il fallut vingt minutes au moins de respiration artificielle pour faire revivre assez l'enfant avant qu'il fît une respiration spontanée. Il finit par se remettre, fut insallé dans l'atmosphère chaude phéniquée et guérit, malgré une infection diphtérique grave. »

Il nous reste à exposer dans ses détails la technique de ce moyen d'antisepsie du diphtérique, dont nous avons plusieurs fois parlé déjà au cours de ces études, et que nous avons fait connaître en 1883.

La vaporisation phéniquée fit à cette époque, comme les anti-diphtériques d'éclosion à peu près quotidienne,

son tour de presse. La pulvérisation antiseptique était
à l'ordre du jour autour des trachéotomisés ; beaucoup
sans prendre garde à l'ensemble du traitement, n'y
virent rien de nouveau. On a le tort de chercher toujours
un remède, un spécifique à la diphtérie ; ce ne pouvait
en être un. D'autres nièrent toute action médicamenteuse à ce procédé se fondant sur ce que les expériences
de désinfection de Schotte et Gärtner avaient démontré
que l'acide phénique n'était pas *volatilisable*. Comme si
l'acide phénique et une solution d'acide phénique étaient
la même chose ; comme si, dissous dans sa solution, il ne
restait pas dissous dans le simple changement d'état de
cette solution devenue vapeur !

Les principes physiques sur lesquels s'appuie notre
procédé, sont donc ceux-ci : Pulvériser un liquide est le
diviser. La pulvérisation produit deux choses : une action
du liquide divisé limitée aux termes de la projection, (ce
qui explique comment l'action d'une pulvérisation s'arrête
au vestibule commun sur le trajet de la respiration), et
une évaporation. Or, l'évaporation d'un liquide abaisse
la température de l'air dans laquelle elle se produit,
abaisse par conséquent son degré hygrométrique.

La vaporisation au contraire est un changement d'état
du liquide, qui le rend, chacun le sait, très assimilable à
l'air, augmente et sature son dégré hygrométrique, peut
le transformer, par exemple, en une véritable solution
médicamenteuse. D'où immédiatement deux moyens de
rendre cette solution aérienne plus active, ou de la
concentrer en vaporisant une solution plus forte., ou de

la rendre dans l'air même plus abondante, en élevant la température, c'est-à-dire la puissance d'assimilation des vapeurs, l'état hygrométrique en un mot.

L'air ainsi saturé de vapeurs, et si l'on veut de vapeurs médicamenteuses, va-t-il d'un bout à l'autre de la respiration, jusqu'à son terme, l'absorption pulmonaire? A n'en pas douter, puisque dès qu'on a mis un malade dans une atmosphère saturée de vapeurs phéniquées on retrouve presque aussitôt l'acide phénique dans ses urines.

Au point de vue qui nous occupe, cette constatation suppose deux résultats : La solution antiseptique aérienne sera en contact permanent dans le va-et-vient de la respiration avec les muqueuses malades, ce qui semble devoir leur constituer un pansement qui n'est plus à donner des garanties ; elle imprégnera l'organisme entier par l'absorption si active du poumon.

Là se trouve un danger qu'on dénonça avec raison. Etant donné la sensibilité si grande des enfants à l'acide phénique la rapidité de l'absorption pulmonaire, le peu de précision du dosage, n'allez-vous point provoquer des désastres? Des morceaux d'ouate phéniquée sur une plaie, des injections intra-pleurales phéniquées, de simples lavements phéniqués, ont amené des collapsus mortels, à plus forte raison ce bain phéniqué des muqueuses.

Est-ce parce que les muqueuses absorbent moins que les séreuses ou les plaies, est-ce parce que la dose est petite à la fois, graduelle, coïncide avec l'élimination?

Je n'en sais rien. Ce que j'ai constaté maintes fois et beaucoup d'autres comme moi, c'est que la vaporisation phéniquée devient plus vite *caustique* que *toxique;* que si par ce moyen on peut empoisonner ou du moins déterminer des accidents toxiques, ils sont lents, on les voit venir, on a le temps d'y obvier. Les urines vert-olive, les vomissements et la pâleur ont bientôt éveillé l'attention, pour peu qu'elle soit prévenue. Jamais un de nos malades n'est arrivé au collapsus ni aux accidents sérieux.

Tels sont les principes, voyons l'application :

1° *Une chambre.* — Celle dont nous avons parlé, aérée, pas trop grande, permettant le renouvellement de l'air. Une loge, a son défaut, est naturellement d'un emploi défectueux, plus difficile, parce qu'elle concentre les vapeurs phéniquées au delà de la mesure facilement constatable. Trop vaste, la chambre s'échauffera plus mal.

2° *La température.* — Nous cherchons 20 à 22° parce que cette température est très supportable, comporte un état hygrométrique assez élevé, facilite les fonctions éliminatrices de l'appareil cutané, est favorable à toutes les affections des voies respiratoires, prévient les refroidissements. Elle s'obtient par la cheminée, mais surtout par le fourneau et la vapeur.

3° *Le bouilloir.* — Un fourneau de cuisine à pétrole, deux à l'occasion, une casserolle contenant la solution phéniquée à vaporiser, laquelle sera renouvelée au fur et à mesure. Un fourneau vaporise une trentaine de litres d'eau par vingt-quatre heures.

4° *La solution antiseptique.* — La pièce a été cubée ; voici une mesure qui nous a semblé limite : *Un gramme d'acide phénique par mètre cube et par vingt-quatre heures.* On graduera les doses suivant l'effet poursuivi ou obtenu, suivant l'acidité de l'air, qui doit être maintenu très respirable. Le médecin et la garde sont d'excellents juges d'après leurs propres muqueuses. Les urines de l'enfant seront surveillées avec soin ; au premier signe, renouveler l'air et diminuer l'acide phénique. Après la trachéotomie, redoubler de surveillance. Il faut à ce moment réduire toujours et sensiblement la dose antiseptique.

Le malade trouve donc dans son milieu aérien la chaleur, la vapeur, l'antisepsie. Nous n'insistons pas sur le bénéfice qu'il peut retirer de la chaleur. La vapeur seule ou médicamenteuse a été employée dans un grand nombre des voies respiratoires. Elle a semblé augmenter les sécrétions des muqueuses et faciliter l'expectoration. Elle a été recommandée dans la bronchite, et la broncho-pneumonie des enfants (Aberlin, de Stockolm), dans l'asthme, dans la laryngite striduleuse (Peter), dans le croup (Archambault, d'Espine et Picot, William Budd). L'antisepsie, la vapeur phéniquée, auront sur les parties enflammées avec lesquelles la respiration établit un perpétuel contact, les propriétés modificatrices qu'elles ont partout. Action générale, action locale, qui ne soulèvent ni doute ni conteste.

Mais nous sommes allés plus loin. Nous avons pensé à une intervention de l'acide phénique sur l'organisme même, dans lequel il est, par la vaporisation et l'absorption pulmonaire facilement, sûrement et rapidement introduit.

Nous avons pensé que cette antisepsie de l'air respiré et de l'appareil respiratoire pouvait être un moyen d'empêcher ces complications broncho-pneumoniques qui entrent dans les causes des décès après trachéotomie trois fois sur quatre, soit en raison de l'amélioration qu'elle amène à l'état général et local, soit en atteignant ces pullulations microbiennes que Thomas, Thaon et Darier ont vues dans les aréoles.

Nous avons pensé, enfin, que le microbe de la diphtérie, comme il résulte de l'observation et de l'étude de la contagion, étant aréobie, l'antisepsie aérienne devait avoir pour conséquence, d'une part la protection de l'entourage contre le malade, d'autre part la protection du malade contre lui-même.

Sans aller, si l'on veut, jusqu'à admettre une auto-infection, d'un genre nouveau, du malade par son haleine, il est évident qu'il ne saurait y avoir qu'avantage à désinfecter pour le malade même un air qui, s'il envoie dans l'expiration les contages, les exhalaisons putrides puisés sur l'angine, retourne au poumon dans l'inspiration les mêmes germes, les mêmes putridités.

Diminuer les colonies microbiennes, semées dans le champ respiratoire aux abords de la circulation qui les charriera ensuite dans les profondeurs de l'économie, doit être diminuer l'intensité de l'infection ou tout au moins limiter ses ravages.

Il ne nous est nullement coûteux de reconnaître ce qu'il y a d'hypothétique en de pareilles données, toutes conformes qu'elles soient à la pathologie, à la pathogénie de la diphtérie. Nous devons dire pourtant que les observations que nous avons faites, celles surtout des médecins qui ont bien voulu expérimenter notre manière de faire, sont confirmatives de notre appréciation ; les résultats acquis désormais dépassent la proportion des séries heureuses [1]. Nous l'avons répété bien des fois, il ne s'agit pas d'un remède, mais d'un traitement, dont les éléments sont complexes. Il importe peu que le succès thérapeutique, s'il le contient, vienne de l'ensemble ou de telle partie. A l'avenir de prononcer un jugement que nous savons, autant que qui que ce soit, plein de difficultés.

Tout n'est pas avantage, d'ailleurs, dans la vaporisation antiseptique. Si l'air saturé devient difficilement toxique, il devient assez facilement caustique, surtout quand il est clos par une loge, quand le bouilloir est enfermé avec l'enfant dans une alcôve ou dans des rideaux. Les deux causes que nous avons signalées peuvent se réunir pour réaliser cet effet : ou la concentration du calorique qui élève proportionnellement la puissance hygrométrique de l'air, ou la quantité d'acide que la garde trop zélée peut jeter dans le bouilloir. On en est aussitôt averti par le mordant de l'air sur ses propres bronches, du côté du malade par une petite toux continuelle et sèche. S'il a subi la trachéotomie, l'expectoration se supprime, les rares mucosités se sèchent dans la canule. Pour peu que cela se prolonge, l'agitation devient vive,

[1] Th. du Dʳ Paterne. *Des vaporisations antiseptiques dans la diphtérie*, Paris, 1887.

l'enfant demande souvent à boire, il a un peu de fièvre.
Une auréole rouge, érythémateuse, se produit autour de
la plaie, elle s'étend, se couvre de phlyctènes, peut envahir largement la poitrine. J'ai eu le regret de voir
mourir deux enfants, sauvés du croup, de véritables
brûlures intra-pulmonaires déterminées par un air sur-
chargé d'acide phénique. Les alcôves, les rideaux et les
loges ramassant la vaporisation, sont assez dangereux à
cet égard et exigent une diminution relative des doses
d'acide, une surveillance beaucoup plus attentive. — Je
n'ai jamais observé d'empoisonnement phéniqué grave,
mais souvent des urines vert-olive, et les signes d'une
imprégnation organique exagérée, qu'il est très facile de
faire disparaître.

Du côté de l'entourage du malade, il est remarquable
que les asthmatiques et les cardiopathes ne s'accommodent
pas du tout de l'atmosphère phéniquée. Les bronchites et
les catarrhes des bronches s'y trouvent au contraire très
bien. Les gardes ont à surveiller pour elles-mêmes l'intoxication médicamenteuse, puisqu'elles partagent à peu
près le traitement aérien du malade. Elles ont, comme le
médecin, à s'assurer au sortir de la chambre contre les
transitions quelquefois considérables de température.

Telle est, dans son ensemble, cette méthode de traitement de la diphtérie et du croup à laquelle on m'a fait
l'honneur d'attacher mon nom. OEuvre commune en
plusieurs points, je suis heureux de pouvoir le dire ici
avec mes excellents confrères à Saumur, l'un d'eux plus
particulièrement dont les conseils éclairés et l'appui

moral m'ont souvent été précieux, le docteur Besnard.

Elle est, en résumé, fondée sur la doctrine pathologique que nous croyons avoir solidement établie, de l'infection diphtérique primitive, faisant de la manifestation locale une symptomatologie dont nous n'avons pas cherché à amoindrir la gravité considérable, mais qui pratiquement ne peut que s'accentuer par les interventions locales actives. Nous n'avons pas besoin de faire ressortir la simplicité de cette thérapeutique.

En attendant une confirmation plus autorisée et plus complète, nous avons tâché de l'appuyer sur des renseignements pathologiques sérieux et un nombre aussi grand que possible de résultats positifs et contrôlés. Le reste ne nous appartient plus, à d'autres désormais de se prononcer.

Mais ne serions-nous arrivés qu'à redonner à quelques médecins confiance en eux-mêmes, vis-à-vis de cette maladie terrible, dont on constate de tous côtés l'envahissement, nous nous croirions suffisamment récompensés de nos efforts. A la campagne plus particulièrement, un enfant pris de croup, quelque peu grave qu'il soit, est un enfant perdu. Le médecin s'effraye d'une intervention chirurgicale, pleine de difficultés pendant et après, quadruplées par son isolement, il ne croit plus à sa thérapeutique ; il constate, cautérise, prescrit et s'en va. Derrière lui arrive la légion des conseils de bonnes femmes, de bonnes sœurs, les recettes, des spécialités pharmaceutiques abominables, solutions pour la plupart saturées de chlorate de potasse. Je les ai vus empoisonner deux

enfants, que leur croup livré à lui seul aurait probablement laissé vivre. Nous disions qu'il y a une croisade à
entreprendre contre la diphtérie ; c'est vrai. Il y a d'abord
à éclairer et à rassurer le médecin sur le compte de cette
maladie ; il y a des armes, au moins inoffensives, à lui
mettre entre les mains. Il y a à empêcher le mal, à décou-
vrir quelque part le bien. Puissions-nous y avoir quelque
peu contribué !

XII

PRATIQUE ET RÉSULTAT DES VAPORISATIONS ANTISEPTIQUES DANS LA DIPHTÉRIE ET LE CROUP

Considérations générales sur l'antisepsie dans les maladies infecticieuses. — Statistique de l'Hôtel-Dieu d'Orléans, Dr Geffrier. — Autres statistiques. — Observations. — Conclusions.

Les études précédentes présentent la diphtérie; il n'est pas inutile d'y revenir ici, comme une maladie infectieuse, en tout point assimilable à la variole, à la fièvre typhoïde, et comme elles de nature microbienne. Son virus peut être inoculé, seul cas ou la cautérisation soit thérapeutique. Dans la presque totalité des faits la fausse membrane est un phénomène secondaire, d'ordre éruptif, symptomatique; l'infection l'a précédée et l'a produite. Par où a pénétré le microbe? Beaucoup pensent qu'il a pénétré par l'air, par la respiration: beaucoup que c'est plutôt par contact direct, c'est-à-dire qu'il est apporté sur les muqueuses par les choses, les objets de toute sorte, les ingesta, les doigts. Quoi qu'il en soit, parvenu dans l'aréole ou sur une muqueuse, il est le principe d'une culture ; en un point ou un autre l'effraction se produit, le sang est envahi et, quand le médecin est appelé a constater une diphtérie, il a devant lui un organisme infecté. L'infection est le résultat d'une pullulation bacillaire au sein de l'économie et des désordres organiques qui en dérivent. La gravité est une question de doses d'une part, de résistance de l'autre. — La dose peut être immédiatement toxique, ou progressivement toxique. La progression se comprend d'autant mieux ici qu'elle tient aux développements naturels des micro-organismes, aux progrès de la culture, aidés du temps et de conditions plus ou moins favorables, spéciales à chaque contaminé. Si, comme nous l'avons fait précédemment, nous prenons comme exemple l'infection paludéenne, nous savons qu'elle a une forme pernicieuse qui peut être à peu près foudroyante, une forme plus lente avec répétition d'accès qui aboutit à la cachexie. Un empirisme heureux a trouvé la quinine ; la science expérimentale a démontré plus tard ses qualités antiseptiques et expliqué par là son action. Mais la quinine tue si peu, ou du moins si incomplètement le germe, qu'un paludéen reste, comme chacun sait, paludéen, et qu'une pneumonie ou un traumatisme suffisent à faire reparaître l'accès. Qu'a fait la quinine ? Elle a arrêté une infection en voie d'évoluer. Il est donc possible de limiter une infection, la réduire aux dégats déjà commis, ou, comme avec le mercure dans la syphilis, faire un minimum d'évolution morbide. Le traitement non seulement préventif, mais curatif de toute maladie infectieuse appartient donc à l'antisepsie.

C'est l'idée qui nous a amené pour la diphtérie, non pas à un remède, mais à un traitement qui peut se formuler ainsi :

1° Indifférence absolue, sauf pour les accidents d'ordre mécanique, vis-à-vis des manifestations pseudo-membraneuses, préocupation grande vis-à-vis de l'état général ; 2° vin, alcool, comme tonique et antiseptique ; 3° par les mêmes raisons, sulfate de quinine à dose active ; 4° athmosphère spéciale, chaude, humide, antiseptique, destinée à agir non seulement localement, mais sur l'infection même par l'absorption pulmonaire.

J'ai pris l'acide phénique parce que c'est l'antiseptique par excellence. Geffrier et la plupart des médecins de l'Ouest ont pris l'acide phénique ; à Nantes et dans quelques autres endroits on a pris la thérébenthine. Le *modus faciendi* a été exposé un peu plus haut.

Que l'acide phénique soit absorbé et passe largement et vite dans la circulation, il ne saurait y avoir doute à cet égard, puisqu'on le retrouve aussitôt dans l'urine, puisque, si surtout le rein fonctionne mal, on peut pousser l'absorption jusqu'aux premiers accidents toxiques, faciles du reste à supprimer. Son rôle thérapeutique, avec ce mode d'absorption, est à chercher dans les faits. Les observations sont désormais assez nombreuses pour jeter sur la question une certaine lumière. Les plus démonstratives vont figurer ici. Beaucoup de celles que j'ai receuillies personnellement et avec mes confrères de

Saumur (soixante-deux) ont été publiées dans différents journaux ou recueils. Le docteur Paterne dans sa thèse inaugurale[1] a trente deux observations recueillies à l'hôtel-Dieu d'Orléans dans le service du docteur Geffrier, qui lui-même en a publié plusieurs.

« La diphtérie, écrit M. Geffrier, est malheureusement très fréquente à Orléans et aux environs. Aussi, bien que le service d'enfants que je dirige ne soit ouvert que depuis moins de deux ans et demi, j'y ai vu passer un nombre déjà respectable de diphtéries, ainsi qu'en témoigne ma statistique qu'on trouvera plus loin.

Voici le procédé que j'emploie pour obtenir facilement une action antiseptique continue :

Le pavillon d'isolement se compose de deux salles pouvant contenir six à huit lits et cubant environ 180 à 200 mètres cubes chacune. Autant que possible une seule salle est occupée à la fois, et au bout d'un temps qui varie de un ou deux mois je fais évacuer dans l'autre salle. Celle qui vient d'être occupée est désinfectée par la combustion du souffre et largement aérée ensuite.

Dans la salle se trouve un fourneau à pétrole, à deux becs, sur lequel on place un large plat en fer battu. Ce plat contient un litre environ de solution d'acide phénique :

<pre>
Acide phénique.............. }
Acool......................   } aa 50 grammes.
Eau........................   1 litre.
</pre>

---

[1] Dr D. Paterne. *Des vaporisations antiseptiques dans le traitement de la diphtérie*, th. Paris, 1888.

Cette solution est maintenue constamment en ébullition lente et renouvellée au fur et à mesure du besoin.

Dans la solution on ajoute une poignée de feuilles d'eucalyptus, qu'on renouvelle une fois par jour. Au milieu du plat, depuis un certain temps, je fais mettre un vase de terre contenant de l'essence de térébentine qui s'évapore ainsi au bain-marie.

L'appareil est toujours rapproché du lit des enfants qui semblent en avoir le plus grand besoin, afin que les vapeurs leur arrivent plus directement.

La moyenne de la vaporisation journalière est d'une dizaine de litres de solution, ce qui correspond à 450 grammes d'acide phénique pour vingt-quatre heures.

Malgré cette quantité énorme d'acide phénique et en dépit de la prétendue intolérance des enfants, je n'ai jamais vu survenir d'accidents sérieux imputables à l'acide phénique. J'ai vu, à peine dans un dixième des cas, apparaître une coloration noirâtre de l'urine, et il m'a suffi pour la voir disparaître, tantôt de faire placer l'enfant à l'extrémité opposée de la salle, tantôt de faire momentanément réduire à 25 pour 1000 le titre de la solution. Je l'ai parfois réduit à un chiffre encore plus bas, quand, ayant un enfant dont les urines se coloraient en noir, je n'avais d'ailleurs dans la salle que des enfants ne présentant plus de fausses membranes.

Des enfants de moins d'un an ont parfaitement supporté cette atmosphère phéniquée pendant plusieurs semaines, exemple:

B..., onze mois, croup, trachéotomie, sort guéri au

bout de trois semaines — observation publiée dans la *Revue des maladies de l'enfance* et dans la thèse du docteur Paterne.

Un enfant de quinze mois (observation cinquante-huitième, personnelle, inédite), trachéotomisé, ayant un point de broncho-pneumonie qui se généralisa des deux cotés, sortit guéri après *trois mois* de séjour dans l'atmosphère phéniquée et térébenthinée, sans avoir présenté un seul instant d'intolérance.

Cependant, voici ce qui a lieu dans ce moment même : la scarlatine, qui règne à Orléans, a fait son apparition dans le pavillon d'isolement. Un premier cas a bientôt été suivi de quatre autres, et tous ont eu très rapidement la coloration noire de l'urine, alors qu'avant l'apparition de la fièvre éruptive, ils supportaient bien l'acide phénique et présentaient une coloration normale de l'urine, cependant déjà albumineuse pour deux d'entre eux, du fait de la diphtérie.

—Enfin, je crois avoir remarqué que sous l'influence des vaporisations antiseptiques, un certain nombre d'enfants ont pu échapper à la trachéotomie (douze sur soixante-cinq croups). Cette proportion est certainement faible, mais elle tient à ce qu'on m'envoie à l'hôpital surtout des malades dont l'état semble nécessiter une trachéotomie immédiate ou à peu près ; ceux qui sont moins malades restent le plus souvent dans leurs familles.

En résumé voici ma statistique : elle débute le 27 décembre 1885, et je l'arrête au 31 décembre 1887, — soit deux ans.

72 cas de diphtérie, se répartissant ainsi :

Angines couenneuses sans croup — 7 cas — 7 guérisons

Croups non opérés 14 cas { 12 guérisons.
{ 2 morts par broncho-pneumonie.

Croups opérés 50 cas.... { 36 guérisons.
{ 14 morts.

Ceci est ma statistique de l'hôpital d'Orléans — ma statistique de clientèle est d'abord beaucoup moins nombreuse, puis nullement concluente, parce que les précautions antiseptiques n'y ont que rarement été prises avec une rigueur absolue. Les résultats par conséquent y sont moins bons : six guérisons sur douze trachéotomies. — » (Dr Geffrier.)

Cette note du docteur Geffrier met en relief plusieurs points importants de la pratique des vaporisations phéniquées employées comme traitement de la diphtérie et du croup, sur lesquels j'ai bien des fois insisté dans les diverses communications relatives à cette méthode thérapeutique. Les voici : 1° les doses considérables d'acide phénique, employées en solution vaporisée et mêlées à l'air respiré, ne développent pas de phénomènes à redouter d'empoisonnement par l'acide phénique. Il suffit de surveiller les urines et diminuer la dose dès qu'elles prennent la coloration vert-olive ou noirâtre. Cette coloration arrivera d'autant plus vite que l'urine est plus albumineuse, c'est-à-dire que l'élimination par le rein, rendue plus difficile, permettra l'accumulation dans l'organisme. La scarlatine atteignant davantage le rein que la diphtérie, les scarlatineux du pavillon d'isolement de l'hotel-Dieu d'Orléans ont immédiatement pris les urines noires. La néphrite infectieuse de la diphtérie va quelquefois, bien que beaucoup plus rarement, à la même intensité [1]. 2° L'âge du malade (enfant de onze

[1] Voici une observation du docteur Barbot, de Jonsac, où l'usage de doses considérables d'acide phénique, employées sans inconvénient constaté, a coïncidé avec la guérison dans un cas de croup désespéré : « Je fus appelé le 25 décembre 1887, à six kilomètres de chez moi, pour une petite fille de deux ans atteinte de diphtérie : toux éteinte, voix éteinte, accès de suffocation, tirage modéré dans l'intervalle. J'installai la vaporisation phéniquée, dans une chambre de petit cubage. Le lendemain matin le tirage était effrayant. Le visage était cyanosé, l'enfant se jetait d'un côté à l'autre de son lit, avait dans ses yeux largement ouverts une expression d'angoisse inexprimable, la dépression sus-sternale telle qu'on eût caché au-dessus de la fourchette du sternum un gros marbre à jouer ; on n'aurait pu compter le pouls. L'âge de l'enfant, les difficultés de la trachéotomie et des soins consécutifs, dans le cas présent, me firent rejeter l'opération urgente. Je crus l'enfant perdue et donnai simplement le conseil d'augmenter la vaporisation, d'augmenter la température. Je fus presque surpris d'être redemandé le lendemain. L'état était à peu près le même, le tirage moins dur, ce que j'attribuai à la fatigue et à l'asphyxie. On avait exagéré ma prescription ; il y avait dans la chambre 32° de chaleur et on avait dépensé depuis le 25 au soir 600 grammes d'acide phénique. Rien ne contre-indiquant, je laissai continuer dans les mêmes proportions, dont personne ne se plaignait d'ailleurs dans l'entourage. Je n'ai jamais vu dans les cinquante-quatre cas que j'ai soigné par le même système, une atmosphère phéniquée comme celle de cette petite chambre. Enfin le 27 décembre à 11 heures du soir l'enfant antisepsiée de cette sorte depuis le 25, et tirant sans rémission comme je viens de l'exposer, eut une quinte de toux qui détacha un gros crachat, formé probablement de fausses membranes, qu'elle amena bien à ses lèvres, mais avala comme tous les enfants de cet âge ; la suffocation cessa aussitôt, l'enfant s'endormit et passa paisiblement le reste de la nuit.

« Lorsque j'arrivai le lendemain matin, on me raconta ce que je viens de dire et je constatai, en effet, un changement énorme. La respiration encore ronflante au larynx était facile : plus de tirage, pouls à 110, physionomie calme, voix éraillée mais non aphone. Je fis continuer la vaporisation à la même dose jusqu'au lendemain, à partir duquel on diminua. L'enfant guérit (Dr Barbot). »

J'ai eu soin de citer cette observation non à l'appui de la méthode mois, trachéotomisé, reste trois semaines soumis à la vaporisation phéniquée et guérit), la durée du traitement ne fournissent aucune contre-indication : (enfant trachéotomisé, atteint de broncho-pneumonie généralisée reste trois mois dans l'atmosphère phéniquée et guérit). 3° Il semble résulter de l'observation que des croups en évolution, arrivés à la deuxième période, puissent souvent rétrocéder, soit par l'action locale des vapeurs antiseptiques, soit par l'intervention générale de l'antisepsie. Cette question ne peut être jugée, très délicate qu'elle est, que par le grand nombre de faits. 4° Le docteur Geffrier constate une différence, dont il fait bénéficier la méthode des vaporisations antiseptiques, entre la statistique de la ville et celle de l'hôpital. Ceci est parfaitement exact ; on obtient difficilement dans les familles une régularité ponctuelle ; la chaleur, par exemple, si importante, par son uniformité hygrométrique, sera mal surveillée. Les croups que j'ai soigné, moi-même, dans une maison de santé où j'avais un appartement approprié et un personnel spécial, m'ont donné de bien meilleurs résultats.

des vaporisations antiseptiques, à laquelle je n'en fais pas honneur, mais à l'appui de l'innocuité de doses en apparences excessives d'acide phénique, introduites, mêlées à la vapeur d'eau, dans la respiration. A coup sûr elles facilitent beaucoup le détachement des fausses membranes, après le départ desquelles tombe souvent la crampe laryngienne, le spasme, l'asphyxie. Pour peu que la repullulation n'ait pas lieu, la guérison suit. Mais il a été signalé, nous l'avons dit plus haut. un bon nombre de croups. même à la troisième période ou période ultime, qui guérissent après expulsion de fausses membranes avec toute médication, et rentrent sous l'étiquette « cas rares, » dans la guérison spontanée du croup.

La trachéotomie du reste, est peut-être de toutes les interventions chirurgicales celle dont les suites, les soins consécutifs, comportent, la diphtérie étant toujours là, le plus de détails, d'attentions, de petits soins dont aucun n'est indifférent et qui font une large part du succès. Le calme et l'autorité de l'entourage ont pareillement une grande importance, de même que la surveillance assidue du médecin. Les trachéotomies faites loin de lui, à la campagne, échouent dans une grande proportion. J'ai vu mourir pour une ostruction de la canule, une accumulation de fausses-membranes au-dessous d'elle, un bouchon de mucosités durcies, des enfants qui eussent guéri par un secours facile apporté à temps. En sorte qu'il est possible que la diphtérie, surtout la diphtérie avec croup, devienne, au cas en particulier où le succès de la thérapeutique que nous préconisons ici se confirmerait, devienne, dis-je, une maladie de pavillon d'isolement ou de maisons de santé. Le médecin par persuasion, le public par confiance y contribueraient à l'envi, assurément tout le monde y gagnerait.

Toutefois, comme on va le voir, ma statistique personnelle recueillie en grande partie dans la clientèle, n'est pas trop inférieure en résultats à celle du docteur Geffrier.

La diphtérie, ainsi que j'ai eu l'occasion de le dire, était entrée dans le rayon de mon observation sous la forme *noire* (ch. II — *Histoire d'une épidémie de diphtérie*) toxique d'emblée et à haute dose ; c'est sous cette forme que la diphtérie se fait le mieux juger. La thérapeutique à laquelle nous nous arrêtâmes, mes confrères et moi, fut la médication tonique à outrance, suivant l'expression du docteur Frouslin. A quelque période de la maladie que nous fussions appelés, un traitement local, caustique, fondant ou antiseptique, se présentait tout d'abord à l'esprit comme parfaitement insignifiant, insuffisant, ridicule. Puis la diphtérie entra, pour Saumur et ses environs, dans une zône que j'ai appelée *blanche*, devint plus localisante, plus membraneuse que toxique, ou du moins à intoxication tardive. Presque inconnu dans la zône toxique, le croup devient l'accident commun de cette dernière (vingt-trois trachéotomies sur soixante-deux observations). La médication tonique et stimulante fut continuée, l'action locale essayée sous quelques-unes des mille variétés qu'on lui connaît. Ce fut sans résultats appréciables; les diphtéries qui guérissaient semblaient bien guérir sans rien emprunter au traitement. Quant à la trachéotomie, sauf un ou deux cas par hasard, elle commença par compter autant d'insuccès que de tentatives, au point de décourager absolument public et médecins.

Un jour, en octobre 1882, j'eus à soigner un enfant de deux ans atteint d'angine diphtérique assez grave et de croup à la première période [1]. Le misérable faisait une lutte désespérée pour le simple examen de la

[1] Dr Renou. Note sur une application de la méthode antiseptique au croup et à l'angine couenneuse. (*Bulletin de la Société de médecine d'Angers.*)

gorge; il fut absolument démontré par plusieurs essais inutiles qu'on ne lui introduirait ni un pinceau, ni une cuillérée de potion, quelle qu'elle fût. Très vigoureux et très obstiné, il décida de s'en tenir à sa tasse de lait. J'eus l'idée de placer sur la table de nuit un fourneau à pétrole à deux becs, une solution phéniquée dans une casserole sur ce fourneau, de ramener en arrière de ce vaporisateur improvisé le rideau de la tête du lit pour ramasser les vapeurs autour de mon rebelle et de lui faire ainsi, obligatoirement, respirer son remède. Cela fit au bout de peu de temps une buée chaude, pénétrante, nullement désagréable. Quatre jours après l'enfant avait la voie normale, la toux rare et sans caractère spécial, la gorge nettoyée de fausses membranes, la muqueuse gutturale rose et non enflammée. Il fut gardé à la chambre, dans la buée antiseptique, encore une semaine, jouant et courant à travers cette chambre toute la journée ; puis rendu à la vie ordinaire.

A quelque temps de là l'occasion s'offrit d'une trachéotomie difficilement acceptée par la famille.

L'enfant fut installé dans une chambre dont on éleva la chaleur à 20°, la buée antiseptique fut faite autour de lui, aucun autre traitement pratiqué *intus et extra*. Le quatrième jour la canule put être enlevée et huit jours après le malade auquel on avait progressivement diminué les doses de vaporisation, était abandonné aux seules précautions d'hygiène d'un convalescent de sa sorte.

Ainsi sept trachéotomies, sept guérisons successivement; guérisons en général assez simples, quelque intensité qu'ait eue la diphtérie, quelques complications qu'elle eut données vers les bronches ou le poumon, avec une longueur proportionnée et variable du traitement unique par la vaporisation phéniquée [1].

Dans le même temps six autres enfants atteints de dipthérie avec croup qui presque tous arrivèrent à la seconde période, traités de la même façon, échappèrent à la trachéotomie et guérirent. De même trois angines couenneuses sans accidents laryngiens. J'arrivai ainsi à un total de dix-huit observations détaillées se décomposant comme suit :

> Croup, trachéomie : 7 cas, 7 guérisons.
> Diphtérie avec croup sans trachéotomie : 6 cas, 6 guérisons.
> Angine diphtérique sans croup : 3 cas, 3 guérisons.
> Diphtérie avec croup non opéré : 2 cas, 2 morts.

Etait-ce une série heureuse, dont la diphtérie est assez coutumière ? avait-elle subi certaines atténuations viru-

---

[1] J'ajoutais à cette époque dans la solution à vaporiser : de l'acide salicylique, de l'acide benzoïque, suivant la formule suivante :

Acide phénique....	280 grammes.
Acide salycilique...	56 grammes.
Acide benzoïque...................	112 grammes.
Alcool rectifié.....................	468 grammes.

Ce qui donne un litre d'une solution transparente dont chaque cuillerée représente :

Acide phénique......................	5 grammes.
Acide benzoïque.....................	2 grammes.
Acide salicylique....................	1 gramme.

Le prix élevé de l'acide benzoïque, que je pensais à tort devoir ajouter aux vapeurs une odeur balsamique agréable, et le mordant de l'acide salicylique, me les ont fait abandonner.

lentes observées au cours de toutes les maladies infectieuses épidémiques? Collatéralement à ces résultats on
continuait à mourir de diphtérie dans le même milieu ;
d'autre part, j'avais intentionnellement rejété du traitement tout autre moyen que l'antisepsie de la respiration,
y avait-il donc une relation de cause à l'effet ? Je le
pensai et crus devoir appeler l'attention sur l'idée, son
innocuité, son succès possible dans une affection terrible
où le médecin est positivement peu armé. Nous venons
de voir ce qu'elle a valu pour le docteur Geffrier à Orléans, nous le verrons pour d'autres observateurs dont j'ai
pu me procurer les statistiques; voici en attendant la
suite de mon observation :

J'ai recueilli depuis 1882, avec le précieux concours
de mes confrères à Saumur, soixante-deux observations de
diphtérie traitée par l'antisepsie suivant la formule indiquée, à l'intérieur lorsque c'était possible, toujours et
presque toujours *exclusivement* par la buée antiseptique
du milieu respiratoire à l'extérieur :

Diphtérie sans croup........	18 cas	17 guérisons	1 mort.
Diphtérie avec croup non opéré le plus souvent à la seconde période.	21 cas	18 guérisons	3 morts.
Croup opéré.	23 cas	16 guérisons	7 morts.
	62	51	11

Il est utile de faire remarquer que cette statistique
confirme l'opinion du docteur Geffrier : qu'un assez grand
nombre de croups, même entré dans la deuxième période,
ou période de tirage permanent sus et sous-sternal, peu-

vent, sous l'influence de l'action antiseptique, guérir sans intervention. Sur le moment précis où s'applique dans notre pratique cette intervention, je n'ai rien à ajouter à ce qui a été dit au chapitre des indications de la trachéotomie. Il me paraît plus intéressant de consigner ici les causes de la mort des sept enfants opérés qui ont succombé. Deux sont morts, guéris en apparence de leur diphtérie, d'une action caustique exagérée de la vaporisation phéniquée ; leur observation a été publiée et sera reproduite plus loin. Un est mort intoxiqué par la diphtérie, le surlendemain de l'opération, avec hémorrhagie nasale, intestinale, vésicale. Trois, de paralysie dipthérique ayant pour deux d'entre eux amené l'inanition ; le troisième a succombé à la paralysie du pneumogastrique. Le dernier, enfin, a été étouffé au quatrième jour (il était à la campagne et loin des secours) par une obstruction sous-canulaire, par un bouchon pseudo-membraneux détaché des bronches. La veille j'avais pu arriver à temps pour parer à un accident du même genre, et déterminer l'expulsion d'un rouleau de gros tubes bronchiques. La mort eut lieu en quelques minutes le lendemain, après une nuit très bonne. Cinq de ceux qui ont guéri ont présenté la broncho-pneumonie à des degrés divers ; pour deux d'entre eux elle a été bilatérale et l'un est resté six semaines, l'autre deux mois dans l'atmosphère phéniquée. La statistique du docteur Geffrier (cinquante trachéotomies, trente-six guérisons) donne une proportion de soixante-douze guérisons sur cent opérés ; la mienne (vingt-trois trachéotomies, seize guérisons) donne soixante-dix pour cent. Or, on sait que la statistique des salles de diphtérie des hôpitaux de Paris arrive aux proportions de trente pour cent environ de succès chaque année. Ce serait, par conséquent, la proportion renversée en faveur des résultats.

Le docteur Barbot (de Jonzac) eut à lutter en 1884-85 contre une épidémie de diphtérie qu'il traita uniquement par les vaporisations phéniquées. « Quarante cas, m'écrit-il, furent des angines pseudo-membraneuses d'apparence bénigne. Les fausses membranes se détachaient et disparaissaient dans un espace de temps qui variait de trois à cinq, huit jours au plus. J'eus six cas de croup seulement, quatre furent opérés, un seul guérit ; je dois dire que, pour deux de ceux qui ont succombé, le traitement antiseptique fut absolument illusoire. Les deux non opérés guérirent après avoir présenté un tirage considérable. Un grand nombre de mes diphtériques compris dans mes quarante cas eurent des symptômes laryngés, voix et toux rauques ou éteintes, mais n'allèrent pas jusqu'au tirage. Chez huit de mes malades, dont plusieurs adultes, la diphtérie prit dès l'abord l'aspect le plus toxique, en dépit duquel deux seulement succombèrent. Je fus l'un de ceux qui ne succombèrent pas et sais gré une fois de plus à l'antisepsie, à laquelle j'attribue ma guérison. Au total, sur cinquante-quatre cas, je n'ai perdu que six malades.»

Un bon nombre de statistiques très favorables, mais omettant des renseignements suffisants relatifs aux cas traités, leur gravité, leur distinction en croups opérés ou non, m'ont été adressées, soit d'Algérie par un médecin distingué de l'armée, soit de divers points de la région de l'Ouest et d'ailleurs. Le but rigoureusement expérimental et scientifique poursuivi dans ce travail m'oblige à ne pas en parler.

A Nantes et les environs, l'antiseptique préféré a été la térébenthine (docteur Couëtoux) dont l'action est telle, au dire de Koch, qu'elle arrête à un soixante-quinze millième le développement des germes du charbon. Voici ce que nous trouvons dans la thèse du docteur Paterne. « De mars en septembre 1885, M. le docteur Barthélemy a expérimenté lui aussi dans les baraquements de Saint-Jacques, à l'hôpital de Nantes, les vaporisations antiseptiques. Il plaçait sur un poèle deux vases larges et peu profonds contenant l'un de l'eau bouillante et une poignée de feuilles d'eucalyptus, l'autre un mélange de goudron et d'essence de térébenthine ; de plus, il administrait à l'intérieur la glycérine, l'eau de chaux, le chlorate de potasse et les toniques sous toutes les formes.

Sur dix-sept cas de diphtérie dont onze avec croup, il n'a compté que six décès. Faite cinq fois, *in extremis*, la trachéotomie a donné trois succès. M. Barthélemy fait remarquer que : « chez tous ceux qui ont succombé, la constitution était fortement ébranlée avant l'apparition de la diphtérie par la phthisie, le rachitisme, et que deux enfants qui lui ont été apportés mourants mériteraient d'ètre classés à part. Par contre, toutes les diphtéries primitives ont guéri. Sur les onze succès six fois la maladie intéressait le larynx.

Dans les mêmes conditions M. le docteur Bonamy de Nantes a soigné six cas et n'a eu qu'un décès,

Le docteur Couëtoux, de Blain (Loire-Inférieure), s'est également bien trouvé des vaporisations antiseptiques. Pour éviter les intoxications que peut produire leur emploi prolongé, il s'adresse tour à tour au goudron, à l'essence de térébenthine, au cubèbe, à l'alcool, etc. et pour atténuer leur action irritante, il leur associe des espèces émollientes, telles que molène, hysope, mauve. Il complète ce traitement par des irrigations dans la gorge avec une décoction de feuilles d'eucalyptus additionnée de borate de soude, par l'alimentation et les toniques dans la mesure du possible. Je lis dans le mémoire manuscrit qu'il a eu l'obligeance de me communiquer : « Tous les enfants de Blain atteints de diphtérie sont morts jusqu'au jour où j'ai commencé à me servir de cette méthode. Dans le temps que je mettais à recueillir quinze observations avec un seul décès (du 24 mai 1884 au 1er janvier 1885), seize décès avaient lieu autour de moi chez des malades soignés par d'autres moyens » — Sa statistique se compose actuellement de quarante-trois observations avec ou sans croup, sur lesquelles il ne compte que sept décès dont quatre incombent au degré avancé de la maladie et au refus de la trachéotomie. Cette opération lui a fourni trois guérisons et un décès.

Je sais, continue le docteur Paterne, que la diphtérie est sujette aux séries alternatives de succès et d'insuccès ; je sais qu'il est prudent de professer à l'égard de toutes les médications dirigées contre elle un septicisme presque absolu. J'ai peine à admettre que les séries dont il est question ici soient simplement dues au hasard et que le hasard poursuive pendant des années de pareils éléments d'illusion. Non, l'avenir est à l'antisepsie, et les traitements antiseptiques bien institués feront désormais les séries heureuses (Dr Paterne). »

Nous allons maintenant laisser parler quelques faits :

OBSERVATION I

Diphtérie grave. — Croup à la première période. — Traitement exclusif par les vaporisations phéniquées. — Coryza et broncho-pneumonie. — Guérison. — Cessation trop prompte du traitement. — Réapparition de la diphtérie plus grave encore. — Bubon cervical. — Paralysie. — Guérison.

P..., quatre ans, Saumur, rue du Pressoir-Saint-Antoine, est pris le 15 mai 1886 d'angine couenneuse grave. La luette, les piliers, les amygdales et une partie du pharynx sont envahis par des fausses membranes grisâtres et épaisses. La voix est éteinte, la toux de même, sifflement de la respiration au larynx sans gêne respiratoire. Il y a un jetage abondant par les narines, de gros ganglions sous-maxillaires ; la face est pâle, le pouls petit et fréquent.

Sulfate de quinine, 0,40 centigr. en deux doses dans la journée.
Vin vieux, café, alimentation autant que possible.
Vaporisations phéniquées.

La chambre est convenable, cube 80 mètres environ. La température extérieure est assez fraîche, on entretiendra du feu. Fourneau à pétrole et casserolle de 2 litres environ sont placés près de l'enfant. On cherchera |20° de chaleur ;

on dépensera par doses successives, dans l'eau vaporisée par le fourneau, 120 grammes d'acide phénique pour vingt-quatre heures.

15 *mai, soir.* — L'enfant a vomi sa quinine, a eu un autre vomissement alimentaire. Pouls meilleur, peau moins chaude. Le sifflement laryngien est plus accentué.

16 *mai, matin.* — L'enfant a fait quelques sommes, a été agité, tousse souvent, la toux est rauque mais semble moins sèche, la respiration, toujours sifflante au larynx, est assez facile. Même état membraneux de la gorge, toutefois la muqueuse est moins turgescente, moins violacée, les fausses membranes de la luette et du pharynx paraissent soulevées sur leur bord. L'engorgement ganglionnaire n'a pas augmenté, la physionomie est bonne. Urines fiévreuses sans coloration particulière. J'essaye à faire passer la quinine, elle est aussitôt vomie. On n'insistera plus sur l'ingestion de ce médicament. On alimentera, on portera à 140 grammes la dose d'acide phénique en vaporisation pour vingt-quatre heures. Il y a 22° de chaleur dans la chambre.

Soir. — Les fausses membranes de la luette et du pharynx sont tombées. Mais malgré que le larynx ne soit en apparence pas davantage obstrué, l'enfant tousse très fréquemment, est très agité, la fièvre a considérablement augmenté, le thermomètre donne 40, 2, la respiration est courte, il y a du battement des ailes du nez. Je trouve à la partie moyenne du poumon droit de la submatité, du souffle, il y a des râles disséminés de bronchite des deux côtés : broncho-pneumonie.

Rien n'est changé au traitement.

17 *mai, matin.* — Nuit très mauvaise, toux presque continuelle, soif considérable, alimentation nulle à peu près. L'enfant a pris deux tasses de bouillon et une quantité de vin rouge vieux coupé d'environ une bouteille, avec de l'eau. Mêmes signes de broncho-pneumonie, T. 39, 7. Pouls très vif, faciès crispé, lèvres plus violacées que la veille. La muqueuse

gutturale est rose, les amygdales restent membraneuses.
Même quantité d'acide phénique dans les vaporisations.

Soir. T. 39. — Respiration un peu moins fréquente. L'enfant a pris du bouillon, du café, du vin en proportion moindre, il a vomi deux fois.

18 *mai, matin.* — A dormi trois heures en deux ou trois sommes. Aspect meilleur, moins d'agitation. Il n'y a plus rien à la gorge ; le coryza persiste, l'engorgement des ganglions est le même. T. 38, 6 ; pouls meilleur. Diminution considérable du souffle pneumonique, râles muqueux ; l'enfant a craché une fausse membrane tubulée. Les urines ne sont point albumineuses ; rares, épaisses, non noirâtres. Mêmes vaporisations.

Soir. — T. 38, 5. Respire mieux, a dormi, a pris deux potages.

19 *mai, matin.* — Plus de souffle, râles de bronchite, la toux s'éloigne, l'enfant a reposé une partie de la nuit. L'adénite cervicale disparaît, la voix est revenue.

Soir. — Même état ; l'alimentation reprend ; l'enfant a joué sur son lit.

20 *mai.* — Nuit excellente, réduire la vaporisation à 100 grammes.

21 *mai.* — Il ne reste de la maladie qu'un peu d'engorgement des glandes cervicales, une pâleur assez notable de la face ; le coryza n'est pas complètement disparu. Réduire encore la quantité d'acide phénique à 80 grammes.

23 *mai.* — État toujours satisfaisant. On réduit à 50 grammes, on laissera l'enfant dans son milieu à cette dose jusqu'à nouvel ordre. La mère est très fatiguée, a de l'embarras gastrique, qu'elle attribue au milieu dans lequel elle vit près de son enfant depuis le début de la maladie. J'insiste pour qu'elle se fasse suppléer et que le petit malade qui garde du coryza suspect soit maintenu dans son atmosphère.

Je ne vis pas l'enfant le 24 ni le 25.

Le 26 mai, on m'appela le matin en toute hâte. L'enfant

avait dans la nuit repris sa toux rauque, il avait un accès
de suffocation. Non seulement la laryngite diphtérique était
revenue, mais de larges fausses membranes avaient fait leur
apparition dans la gorge, l'adénite s'était refaite, très volumineuse du côté droit; la face était pâle, morne, un peu bouffie,
le pouls déprimé et fréquent.

La mère me raconta que, croyant son enfant sauvé, fatiguée par la chaleur et la vapeur, elle avait, dans la nuit du
24 au 25, éteint le fourneau, cessé tout traitement par conséquent, puisque la diphtérie n'avait eu de lutte qu'avec l'a-
cide phénique, mais qu'el e s'était empressée de le rallumer
le 25 au soir, trouvant que le petit toussait de sa mauvaise
toux.

La vaporisation est en effet reprise comme ci-dessus, à
80 grammes seulement, parce que l'examen des urines m'a
révélé une notable quantité d'albumine.

Soir. — Il y a eu deux accès de suffocation dans la journée, l'enfant est très agité, le larynx siffle bruyamment, il y a
un peu de tirage sus-sternal.

27 mai, matin. — Nuit mauvaise, mais sans nouvel accès. L'enfant est très pâle, abattu, paraît intoxiqué. Il a
vomi plusieurs fois. L'urine, toujours très albumineuse, est
peut-être un peu verdâtre.

Soir. — Même état, la laryngite diminue, la toux est grasse,
la respiration moins bruyante. Même fausses membranes
gutturales, l'enfant n'a pris qu'un peu de bouillon et deux
grogs représentant quatre cuillerées à café de cognac. L'urine
se noircit manifestement. Aérer rapidement la chambre, réduire la quantité d'acide phénique.

28 mai, matin. — Nuit meilleure, face moins terne, pouls
moins déprimé. Le tissu peri-ganglionnaire du cou à droite
adhère aux ganglions, la peau rougit. Respiration bonne, la
voix revient. Les fausses membranes de la gorge sont à moitié
disparues. Urines moins albumineuses, toujours un peu verdâtres. L'enfant prend du lait et des grogs à l'eau-de-vie.

Soir. — Même état. Vaporisations phéniquées à 50 grammes par vingt-quatre heures.

29 *mai.* — Etat stationnaire. Un vomissement de lait.

30 *mai.* — De même, plus de fausses membranes à la gorge, toujours du coryza.

Le bubon cervical du côté droit s'abcède. Plus d'albumine ; urines claires.

2 *juin.* — J'ouvre le bubon. L'état général s'est beaucoup amélioré, l'enfant dort, reprend un peu d'appétit. Mêmes vaporisations.

6 *juin.* — L'enfant est bien, joue sur son lit toute la journée, l'ouverture de l'abcès est fermée, les forces reviennent, le coryza est enfin disparu. L'enfant boit difficilement, s'engoue ; paralysie du voile du palais légère, les purées passent.

Le malade quitte sa chambre le 22 juin, conserve jusqu'à la moitié de juillet du nasonnement et de la difficulté à boire.

J'ai placé au premier rang cette observation comme la plus concluante que j'aie pu recueilir. La diphtérie, en effet, semble y avoir groupé comme à dessein ses multiples manifestations, sur un fonds infectieux d'une gravité indéniable. Le croup y figure deux fois avec un tirage il est vrai modéré, la bronchite pseudo-membraneuse et la broncho-pneumonie, le coryza, le bubon diphtérique s'y rencontrent également. Une réapparition de la maladie aggravée coïncide avec une suspension des vaporisations antiseptiques, qui ont constitué l'unique moyen contre l'infection et ses symptômes. Le tout finit par céder sous l'action apparente des mêmes vapeurs phéniquées.

Deux choses peuvent entraîner la conviction dans l'appréciation difficile d'un moyen thérapeutique :

1° des faits du genre de celui-ci ou la relation de cause à effet ressort de l'observation. Nous devons dire que nous n'en possédons qu'un très petit nombre, malgré le nombre assez considérable de cas de diphtérie traités de la même façon qui nous sont passés sous les yeux.

2° Un ensemble de résultats et leur comparaison, l'expérimentation sur une vaste échelle. Quelqu'important que soit le total que nous avons rapporté plus haut nous attendrons pour conclure, nous-mêmes, une expérience plus générale, plus étendue, tout en insistant sur les promesses contenues dans une méthode inoffensive, et complètement en rapport avec les données scientifiques sur les maladies infectieuses, la diphtérie en particulier.

OBSERVATION II [1]

Diphtérie avec croup. — Trachéotomie. — Récidive de la diphtérie et du croup. — Guérison.

Marie T..., rue du Vieux-Pont, Saumur, six ans. Je fus appelé dans la matinée du 7 août 1883. Gorge très membraneuse, ganglions sous-maxillaires volumineux, croup avec tirage sus et sous-sternal.

> Loock soufré.
> Vaporisations phéniquées.

Le soir, aggravation face vultueuse, agitation extrême, tirage augmenté, lèvres violacées, dépression épigastrique énorme, pouls très petit et très rapide.

[1] Observation publiée dans le *Bulletin de la Société de médecine d'Angers*, 1883, à l'appui de ma première communication sur le traitement de la diphtérie et du croup par l'antisepsie phéniquée. De même pour l'observation suivante.

Les parents hésitaient devant l'intervention chirurgicale. Il fut décidé qu'on risquerait les quelques heures qui nous séparaient encore du jour prochain. Il était neuf heures du soir.

8 *août.* — Le matin à cinq heures et demie, l'enfant étant en plein dans la période d'asphyxie, nous fîmes la trachéotomie, M. le docteur Besnard et moi. Au moment de l'opération, l'enfant rendit de longues fausses membranes par la plaie trachéale.

Alimentation. — Stimulants.
Vaporisations phéniquées.

Le 14 *août.* — Plus de fausses membranes dans la gorge l'enfant est gaie et s'alimente bien. La canule est ôtée.

Le 17. — La trachée est fermée, la plaie extérieure va bien; mes recommandations faites aux parents, je crois pouvoir cesser de voir l'enfant.

Le 19 au matin, rappelé près de la petite malade, je trouve de nouveau la gorge littéralement tapissée de fausses membranes, la voix de nouveau éteinte, la toux rauque, le larynx siffle, réapparition complète de la maladie au premier jour. J'apprends qu'on a cessé le 17, croyant tout sauvé, la chaleur et la vapeur étant désagréables, on a cessé, dis-je, toute vaporisation.

Naturellement, tout est aussitôt repris; ce qui n'empêche que le soir, le croup s'est aggravé dans des proportions telles que la trachéotomie redevient imminente.

Le lendemain matin de très bonne heure, je revis l'enfant avec le docteur Besnard. La trachéotomie fut décidée, l'asphyxie faisant des progrès. Toutefois différentes causes urgentes nous obligèrent à la reculer d'une heure. Or, il arriva que sous les yeux de mon confrère, premier au rendez-vous, l'enfant, dans un effort de toux, expectora avec des mucosités deux larges fausses membranes et reprit aussitôt une facilité respiratoire absolue.

L'angine disparut progressivement et le 30 la seconde guérison était complète et se maintint.

Le traitement avait été, on l'a vu, tout entier dans la vaporisation phéniquée, suivant les règles et les doses indiquées plus haut. La diphtérie fut simple, d'intensité moyenne, sans complication autre que la grave complication laryngée.

OBSERVATION III

Diphtérie grave pharyngienne, laryngienne et nasale. — Croup. — Trachéotomie. — Guérison.

Marie B..., trois ans, 80, rue de la Visitation, Saumur. Je fus appelé le 24 février au soir. La gorge est tapissée de fausses membranes, ganglions volumineux de chaque côté du cou, œdème du cou, pâleur de la face, fièvre considérable, voix et toux éteintes, sifflement laryngien sans trop d'oppression.

La famille B... loge dans une arrière-boutique mal éclairée par deux portes vitrées, ouvrant l'une dans une boutique d'épicerie et de légumes, l'autre sur une petite cour en puisard, infecte et concentrant toute sorte de détritus.

Le 25, aggravation, tirage considérable dans les deux temps de la respiration, crises d'étouffement, face pâle, lèvres bleuissantes. MM. les docteurs Bouchard et Bontemps me sont adjoints. Il fut décidé que l'enfant serait transportée à la maison de santé pour y trouver d'abord un air convenable, et être immédiatement opérée.

L'enfant fut opérée en effet à cinq heures du soir. Elle avait de l'anesthésie cutanée, était absolument violacée et avait un œdème du cou qui rendit l'opération assez pénible. Traitement après la trachéotomie : chambre antiseptique à 20°, cravate antiseptique au devant de la canule, vin, café, bouillons.

26. Nuit très agitée, toux fréquente. On nous montre plusieurs fausses membranes rendues par la canule. La plaie est très gonflée, le pavillon de la canule fortement projeté en avant et il nous semble que c'est son mouvement de bascule qui fait frotter la trachée par l'extrémité du tube, et détermine les quintes répétées de toux. La plaie trachéale s'est couverte d'une couenne épaisse. Fièvre très forte, qui tombe un peu dans la soirée. L'enfant prend très peu de chose.

27. — Nuit meilleure, pouls diminué, l'enfant a pris, tousse moins, respire mieux. Elle a encore rendu de fausses membranes par sa canule. Un écoulement abondant se fait par le nez, la face interne des narines est tapissée des fausses membranes. On passe plusieurs fois par jour sur la plaie trachéale diphtérique le pinceau trempé dans la solution qui sert à la vaporisation. La plaie fait toujours une saillie énorme, il y a toujours de l'œdème du cou, dans lequel les lacets qui fixent la canule font un sillon. On est obligé de les relâcher et de les déplacer de temps en temps.

28. L'enfant est pâle, la fièvre a augmenté, il y a eu quelques vomissements. Même écoulement par le nez, même état extérieur de la plaie et du cou. Les fausses membranes qui tapissaient la gorge ont disparu. La canule laisse sortir avec quelques fausses membranes très petites et rares des mucosités sanguinolentes. Evidemment la trachée s'ulcère un peu sous le bec de la canule, toujours projetée en avant par la plaie boursouflée.

Mais ce qui appelle bientôt mon attention est l'état des urines tout à fait noirâtres. Sur mon avis, en effet, en raison de la gravité de cette diphtérie, on avait monté la vaporisation phéniquée à 100 grammes par vingt-quatre heures. Celle-ci est ramenée aussitôt à 50, et en effet dans la journée même, l'enfant a mieux toléré ses bouillons, son vin, a même supporté un potage.

29. — La nuit a été bonne, les urines sont moins foncées, comme d'ailleurs l'œdème du cou a diminué. Il y a toujours

une expectoration sanguinolente par la canule, la toux est douloureuse et redoutée par l'enfant, mais la plaie se maintient gonflée et membraneuse. On n'a plus trouvé de fausses membranes dans les produits d'expectoration.

1er *mars*. — Rien à signaler, l'amélioration s'accuse. Il n'y a pas de fièvre, l'enfant est gaie et s'amuse. Amélioration de la plaie trachéale, la canule rentre et est moins douloureuse.

La canule ne put être ôtée que le neuvième jour. La plaie considérablement élargie par les complications diphtériques est bourgeonnante et grisâtre seulement sur les parties inférieures, sans qu'on puisse bien dire qu'il ne s'agissait pas simplement d'un exsudat plastique. En tous cas, elle est quotidiennement cautérisée par le pinceau et la solution. Aucun pansement, simple cravate antiseptique.

Le 11 mars, la plaie est fermée et n'a plus qu'un ou deux bourgeons charnus ; les fosses nasales, la gorge ne présentent rien d'anormal, cependant l'enfant est rouge, fièvreuse, a cessé de manger, tousse beaucoup.

On a laissé se refroidir la chambre, on a éteint le réchaud deux nuits, il faisait au dehors un temps humide et glacial. Je constate une broncho-pneumonie du côté droit.

Cette pneumonie fut soignée par la même méthode que la diphtérie, la fumigation antiseptique faible, la chaleur ambiante et quelques cuillerées à café de sirop d'aconit. Elle guérit en quelques jours.

OBSERVATION IV
(Du Dr Geffrier, d'Orléans)

Trachéotomie. — Complication de broncho-pneumonie. — Guérison.

L..., âgé de trois ans. Enfant chétif, délicat, légèrement rachitique. Genu valgum à gauche.

Le jeudi 16 avril 1885, à cinq heures et demie du matin, on vient me chercher pour un enfant qui étouffe. Je m'y rends à la hâte, et je trouve cet enfant en proie à une dyspnée intense : cornage laryngien, tirage permanent sus-sternal et épigastrique, teinte violacée de la peau. Toux assez fréquente, voilée, caractéristique ; voix très voilée sans être complètement éteinte.

Les renseignements sont les suivants: l'enfant a paru malade depuis le samedi 11 avril ; il toussait et a refusé de manger : il aurait eu un peu de fièvre. Malgré la persistance de cet état, il fut envoyé à l'école le lundi 13 et le mardi 14. L'enrouement étant survenu et la respiration paraissant gênée, on consulta un pharmacien qui vendit un flacon de sirop de Desessarts.

La journée du 15 fut assez mauvaise, et, dans la nuit du 15 au 16, il y eut plusieurs accès de suffocation dans l'intervalle desquels la respiration restait fort gênée.

En examinant la gorge, on constate qu'il y a des membranes diphtériques sur les deux amygdales, quelques petites plaques disséminées d'un côté, une plaque large et unique recouvrant toute l'amygdale du côté opposé. Pas de membranes sur le pharynx ni sur le voile du palais. Il n'y a pas de gonflement sous-maxillaire ; les ganglions n'y sont pas tuméfiés d'une façon appréciable ; pas de jetage nasal ; le teint non plombé est cyanosé sur un fond pâle qui est le teint habituel de l'enfant. En somme, pas de signes d'intoxication. L'examen de la poitrine est difficile à cause de l'agitation de l'enfant et du bruit de cornage laryngien qui s'entend partout. On ne perçoit nulle part de murmure vésiculaire, ni souffle, ni râles, mais il y a de la submatité au niveau de la fosse sus-épineuse gauche. Le nombre des respirations est d'environ 36 par minute, sans battement des ailes du nez. Le pouls est à 120 environ.

Tout en prévenant la famille de la probabilité d'une trachéotomie, nous prescrivons du sirop d'ipéca, et une potion contenant : chlorate de potasse, 2 grammes ; rhum, 15 grammes pour 100 grammes de sirop. A huit heures et demie du matin, nous revoyons l'enfant qui est dans le même état, mais se fatigue visiblement, il s'assoupit de temps en temps, et il faut le pincer fortement pour qu'il donne signe de sensibilité. Le sirop d'ipéca l'a fait vomir un peu, mais n'a amené aucun soulagement. A dix heures et demie, l'asphyxie progresse, l'anesthésie augmente, et de peur d'intervenir trop tard, nous devons nous hâter de faire les derniers préparatifs pour l'opération.

La trachéotomie est faite avec l'aide du docteur Lemoine et de M. Artzrouny, interne à l'Hôtel-Dieu. L'opération est rapide, la canule mise sans dilateur sur le doigt. L'enfant n'a perdu que quelques grammes de sang.

Les premiers efforts de toux expulsent par la canule quelques fausses membranes, dont une cylindrique ayant un millimètre d'épaisseur et plusieurs centimètres de longueur, comparable à du gros vermicelle et provenant manifestement d'une petite division bronchique. L'état asphyxique cesse promptement ; la respiration devient assez bonne ; l'enfant boit un peu de vin sucré.

Vaporisations autour du lit d'une solution phéniquée au 1/50.

A quatre heures du soir, la fièvre est assez vive ; le pouls à 140, la respiration à 52 par minute ; l'enfant a bu du vin sucré et sa potion A dix heures du soir l'état reste le même : cependant l'enfant s'est endormi.

17 *avril*. — Fièvre vive ; l'agitation de l'enfant et son indocilité empêchent de prendre sa température. Il a 150 pulsations ; de 50 à 52 respirations. Submatité au sommet gauche en arrière, ainsi qu'aux deux bases. Un peu de rudesse de la respiration à la partie moyenne à gauche ; souffle bronchique à la base du même côté.

L'enfant prend 3/4 de litre de lait et du malaga. Teinture d'iode sur le côté gauche. La nuit est relativement bonne.

18 *avril*. — Le souffle bronchique occupe presque tout le tiers inférieur du poumon gauche. Le pouls et la respiration restent aussi fréquents. Expectoration abondante, inco-

lore, assez visqueuse, aérée. Il refuse le lait, mais prend un peu de viande crue râpée, mélangée à son vin de malaga. Teinture d'iode en badigeonnage.

19 avril. — Le souffle a diminué d'étendue ; on l'entend par points très limités, disséminés dans les 2/3 inférieurs du poumon gauche ; on en entend aussi un peu à la base droite. L'enfant se nourrit un peu. Le pouls dépasse encore 140 ; la respiration plus lente quand l'enfant est calme, remonte à 48 ou 50 dès qu'il s'agite. La peau est moins brûlante.

20 avril. — Disparition du souffle. L'enfant dort bien la nuit ; la respiration est à 30 ou 32 par minute, le pouls à 120. Il boit du lait, un peu de bouillon, du malaga avec viande crue râpée. On continue les vaporisations d'eau phéniquée. L'expectoration est abondante, épaisse, grisâtre. La canule est enlevée, nettoyée, replacée. La respiration se fait bien pendant les quelques minutes nécessaires au nettoyage.

La plaie a bon aspect ; elle est légèrement excoriée à gauche.

22 avril. — Pas de souffle pulmonaire, moins de toux, l'expectoration diminue. Pas de fièvre. Pouls, 104; respiration de 22 à 30. L'enfant mange un peu. Il reste vingt minutes sans canule ; la respiration se fait bien. Crachats teintés de sang après la réintroduction de la canule.

23 avril. — Ablation définitive de la canule à trois heures du soir. Nous restons jusqu'à quatre heures et demie auprès de l'enfant qui joue et respire facilement. A six heures et demie, il a continué à jouer et commence à parler. Il mange des tartines de pain beurré et ne tousse que quand il boit (les liquides ne sortent ni par la plaie ni par les narines). A dix heures du soir, l'enfant dort depuis plus d'une heure, la respiration est un peu plus bruyante que pendant la journée; mais régulière et assez lente (de 18 à 20 par minute).

24 avril. — Le mieux continue. L'enfant parle bien. Pansement de la plaie à la vaseline boriquée.

25 avril. — La plaie est déjà rétrécie de moitié. On la ferme avec un linge vaseliné. Le soir du même jour, il a un

peu de fièvre et a moins mangé que les jours précédents. Pour
permettre aux crachats de s'expulser, on enlève le pansement,
se contentant de mettre au-devant de la plaie une cravate de
linge.

27 avril. — Plaie complètement bouchée. L'enfant tousse
encore de temps à autre ; sa voix est encore un peu enrouée,
et, quand il se met en colère, ce qui lui arrive souvent, on
entend un bruit de cornage laryngien à l'inspiration. On ne
constate plus rien à l'auscultation ni à la percussion. L'enfant
mange assez bien.

Tartrate ferrico-potassique.
Vin de quinquina au malaga.

Je revois l'enfant le 22 mai. Il continue à aller bien ; il a
encore un peu de toux assez grasse. Rien à l'auscultation. Il
mange comme par le passé, sort et va à l'école.

OBSERVATION V

(Du Dr Geffrier, d'Orléans)

Trachéotomie. — Complication de broncho-pneumonie. —
Guérison.

Marie-Louise X..., trois ans.

Cette enfant, généralement bien portante, aurait été un peu
souffrante à la fin de juin. Elle a souffert de la gorge, a eu de
la fièvre et en même temps une éruption mal caractérisée
suivie peu de temps après d'un peu de bouffissure de la face.
(Scarlatine ?)

Vers le 8 juillet 1886, l'enfant fut prise de fièvre et d'agitation nocturne ; elle allait mieux pendant le jour et continuait
à sortir au jardin ; l'appétit était diminué et elle avait eu un
peu de toux parfois un peu rauque. Rien d'anormal dans la

gorge ; quelques râles de bronchite à l'auscultation. Le 15 juillet dans la matinée, la toux se voile, la voix s'éteint ; le croup est diagnostiqué ; il n'y a pas d'angine. Le soir, la respiration devient plus gênée ; la dyspnée s'accentue pendant la nuit. Râles nombreux à l'auscultation, léger souffle à droite. Le 16, à trois heures de l'après-midi, la dyspnée est continuelle ; il y a un peu de tirage, pas d'accès de suffocation. Le teint est blême, déjà légèrement cyanosé ; il y a 40 respirations à la minute avec battements des ailes du nez ; le pouls est a 140. L'auscultation est difficile, car on n'entend dans toute la poitrine que le bruit de cornage laryngien ; on distingue cependant quelques râles sous-crépitants à la partie moyenne du poumon gauche en arrière. La submatité est très étendue à ce niveau. L'enfant a vomi dans la matinée sans être soulagée. On lui applique du coton iodé sur le dos ; on lui fait prendre toutes les heures alternativement une cuillerée à dessert d'une potion alcoolisée additionnée de quelques gouttes de teinture de digitale, et d'une potion à l'oxyde blanc d'antimoine. On commence à installer dans la chambre auprès du lit de l'enfant des vaporisations phéniquées avec une solution à 30 pour 1000 additionnée de feuilles d'eucalyptus, bouillant constamment sur une forte lampe à alcool.

Le même jour, à neuf heures du soir, la dyspnée et le tirage augmentent, l'asphyxie s'accentue, sans qu'il y ait d'accès de suffocation bien nets.

L'enfant paraît destinée à succomber si on n'intervient pas ; les parents réclament l'opération, bien qu'on leur ait fait connaître le peu de chance de succès que laisse l'existence de la broncho-pneumonie concomitante. La trachéotomie est pratiquée sans incident digne d'être noté. Il est rendu à travers la canule (canule n° 1) quelques débris de fausses membranes molles. L'enfant boit un peu de malaga étendu d'eau sitôt après l'opération. L'auscultation montre à ce moment combien le pronostic est sombre. Depuis le niveau de la grosse bronche gauche jusqu'à la base du poumon, on entend un souffle bronchique avec râles sous-crépitants et matité absolue. Nombreux râles humides du côté droit. Quelques râles en avant.

L'enfant dort pendant la nuit ; mais la fièvre est intense, le pouls très rapide, la toux fréquente. Il sort une assez grande quantité de fausses membranes molles, mélangées de mucosités.

17 *juillet*. — L'enfant est assez calme. La fièvre est moins vive. Elle a le soir 39°,3 et 132 pulsations. Mêmes signes à l'auscultation ; la respiration devient un peu soufflante à droite.

18 *juillet*. — Nuit agitée, sans sommeil. Toux fréquente.

Expulsion de nombreuses fausses membranes.

Température, le matin, 36°,5 ; le soir, 39°,1.

Le pouls est à 130 le matin et à 108 le soir.

Mêmes signes à l'auscultation. Un vomissement.

L'enfant boit assez volontiers du lait additionné de rhum.

19 *juillet*. — Nuit meilleure. La toux encore fréquente expulse beaucoup de fausses membranes molles. La température monte le matin à 38°,4 et le pouls est à 120. L'enfant prend avec plaisir son lait au rhum. On change la canule. La face interne de la plaie et une excoriation due à du coton iodé laissé trop longtemps au-devant du cou au début de la maladie sont recouverts de membranes diphtériques. Ces surfaces sont badigeonnées avec du jus de citron. On introduit une canule n° 2. Le souffle s'entend encore du côté gauche, mais moins étendu.

20 *juillet*. — Nuit calme, moins de toux. L'enfant prend du lait et quelques laits de poule mêlés de rhum. Peu de fausses membranes expulsées. La sonorité reparaît à la base gauche et le souffle diminue. Quelques râles des deux côtés. La température égale 38°,4 le matin et 37°,8 le soir. Le pouls est à 108, le matin. Les vaporisations phéniquées sont continuées sans relâche jour et nuit. Pansement à l'iodoforme à

l'intérieur de la plaie. Vaseline boriquée sur les excoriations cutanées.

21 juillet. — Le mieux persiste. Le souffle a presque disparu. Râles encore nombreux à gauche. Plus de température.

22 juillet. — Il n'a pas été expulsé de fausses membranes depuis deux jours, mais des mucosités épaisses. La toux est encore fréquente malgré la diminution des râles ; il n'y a plus de souffle, mais de la submatité aux deux bases surtout à gauche. Alimentation satisfaisante. Lait au rhum. Jaunes d'œufs. Un peu de poulet. Champagne étendu d'eau.

23 juillet. — Nuit calme. La canule est enlevée à cinq heures du matin. La respiration est un peu rude encore à gauche. Quelques râles disséminés. La journée se passe sans gêne de la respiration ; l'enfant mange, boit et dort sans sa canule. Un accès de colère n'amène pas de suffocation. La canule n'est pas remise pour la nuit.

24 juillet. — La nuit s'est bien passée. La plaie a bourgeonné et est dejà fort étroite. Toux fréquente, mucosités bronchiques abondantes. Quelques râles peu nombreux à gauche ; respiration faible à la base droite.

25 juillet. — Plaie presque fermée. Encore quelques râles. Pansement au précipité blanc d'une brûlure assez profonde faite au mollet avant l'opération par un cataplasme au vinaigre trop chaud.

27 juillet. — Même état.

29 juillet. — Voix nasonnée. Toux quand l'enfant boit. La toux a un caractère éructant et un timbre nasal témoignant d'un peu de parésie pharyngo-laryngée. Quelques râles dans la toux près du hile du poumon. L'enfant dort, mange et digère bien. Elle a bonne mine, pas de fièvre. Les vaporisations ont été continuées sans interruption. Première sortie en plein air par une température de 25°.

30 juillet. — On ne fait plus de vaporisations que pendant trois heures, matin et soir.

7 août. — L'enfant est changée de chambre. Elle va tout

à fait bien. On désinfecte à l'acide sulfureux la chambre où elle a séjourné ; on supprime les vaporisations. Elle tousse encore de temps en temps. Eau du Mont-Dore.

<pre>
           ┌ Sulfate de strychnine . . .   1 centigr.
Potion :   │ Tartrate ferrico-potassique .   5 gram.
           └ Sirop d'écorces d'oranges am. 250 —
</pre>

9 août. — L'enfant est envoyée à la campagne, guérie, mais conservant encore sa voix un peu nasonnée.

OBSERVATION VI (Dr PATERNE)

Guérison sans trachéotomie.

Lehoux Madeleine, trois ans et demi (rue de Joie, Orléans). Cette enfant vient d'avoir la coqueluche. Depuis plusieurs jours, elle a mal à la gorge; elle tousse, respire difficilement. Sa voix s'est altérée, et, dans la nuit du 11 février, elle a eu quelques accès de suffocation.

Elle entre le même jour, dans la soirée, à l'Hôtel-Dieu d'Orléans.

Les amygdales sont rouges, tuméfiées et présentent en plusieurs points des taches blanches, couenneuses, espacées. Pas de ganglions engorgés. La voix et la toux sont voilées. Dyspnée. Légère dépression épigastrique à chaque inspiration. Quelques râles sibilants dans la poitrine.

12 février. — Les amygdales restent enflammées, mais les fausses membranes sont déjà plus minces. La toux est rauque. Il y a encore un peu de dyspnée. Plus de tirage.

<pre>
     Vin d'Alicante. Bouillon. Lait.
     Potion. Chlorate de potasse et rhum.
     Vaporisations phéniquées.
</pre>

13 février. — Les fausses membranes ont disparu, de même que les symptômes laryngés. Il ne reste plus que de la rougeur de gorge et de la bronchite.

14 *février*. — Mêmes symptômes que la veille. Bon état général. Les vaporisations sont continuées, mais à dose plus faible, au 1/40 au lieu d'au 1/20.

15 *février*. — La nuit a été mauvaise. L'enfant a mal dormi, a toussé. La toux est coqueluchoïde, et les râles, plus nombreux et plus fins, indiquent une propagation de l'inflammation aux petites bronches.

Pas de souffle. Légère submatité de chaque côté de la poitrine.

16 *février et jours suivants*. — Les vaporisations sont reprises à la dose ordinaire. Les symptômes thoraciques s'atténuent.

L'enfant va de mieux en mieux et sort sur la demande de ses parents le 20 du même mois.

OBSERVATION VII (Dr Paterne)

Trachéotomie. — Complications de pleurésie avec épanchement
et d'emphysème sous-cutané. — Guérison.

Moneau Claire, deux ans et demi (rue de la Poterne, 6, Orléans). Entrée le 19 février.

Cette enfant a eu une broncho-pneumonie au commencement de l'hiver. Elle est malade depuis trois jours. Les parents la laissent pendant deux jours sans soins, et ce n'est que le troisième jour qu'on l'envoie à l'Hôtel-Dieu.

19 *février (soir)*. — Fausses membranes épaisses et peu adhérentes sur les deux amygdales. Toux et voix croupales. Inspirations sifflantes. Tirage très prononcé.

Pas de symptômes de complication thoracique. Pas de signes d'intoxication. Pas de coryza. Pas d'engorgement ganglionnaire. Conservation des forces, de l'appétit, de la gaieté.

Commencement d'asphyxie vers dix heures du soir. Trachéotomie. L'enfant se débat et est maintenue difficilement par les aides. Elle rejette plusieurs fausses membranes pendant l'introduction de la canule.

Vaporisations phéniquées.
Lait. Bouillon. Vin d'Alicante.

20 février. — La nuit a été bonne. L'enfant a dormi et a bu plusieurs fois. Elle a rendu par sa canule des mucosités sanguinolentes avec débris de fausses membranes. La respiration est calme et silencieuse. Il n'y a plus de tirage. Les fausses membranes qui tapissaient les amygdales ont été rejetées et remplacées par d'autres moins épaisses.

Température, le matin, 37°,5 ; le soir, 37°,8.

Pouls, 144 Respiration, 40.

21 février. — Bon état général. Changement de canule. La plaie du cou s'est couverte de fausses membranes. Pansement à la vaseline boriquée et à la poudre d'iodoforme.

Température, le matin, 37°,9 ; le soir, 39°,2.

Pas d'albumine dans les urines.

22 février. — Changement de canule, et pendant les accès de toux qu'occasionne ce changement, rejet de plusieurs fausses membranes. L'enfant continue à bien s'alimenter. Respiration normale.

Température, le matin, 38°,4 ; le soir, 38°,8.

23 février. — Mêmes symptômes. Température, le matin, 37°,8 ; le soir, 38°,8.

24 février. — Plus de fausses membranes dans la gorge. L'enfant est plus pâle que de coutume. Submatité du côté gauche, diminution du murmure vésiculaire du même côté. Quelques râles sibilants, surtout à droite.

25 février. — Les symptômes thoraciques de la veille sont atténués. La plaie du cou s'élargit et est toujours couverte d'un enduit grisâtre de mauvais aspect. On la panse chaque matin en changeant la canule avec la vaseline boriquée et la poudre d'iodoforme.

Température, le matin, 38°,4 ; le soir, 38°,6.

Les urines ne sont pas albumineuses.

26 *février*. — Mêmes symptômes. L'enfant respire une heure et demie sans canule.

Température, le matin, 37°,4 ; le soir, 37°,8.

28 *février*. — L'enfant reste trois heures sans canule.

1er *mars*. — La plaie canulaire, toujours élargie, est plus rosée et a pris meilleur aspect. L'enfant reste sans canule dans le courant de la journée. Vers quatre heures, je suis appelé en toute hâte, et je la trouve en état de mort apparente. Elle est pâle ; ses muqueuses sont violacées, sa tête pendante. Les mouvements respiratoires et les battements du cœur ne sont plus perceptibles. Je replace la canule ; je fais la respiration artificielle, et après plusieurs minutes d'efforts, j'arrive à ranimer l'enfant sans avoir insufflé d'air.

Température, le soir, 37°.

Vers huit heures du soir, l'enfant a repris ses couleurs, dort d'un sommeil paisible et respire aisément.

2 *mars*. — Nuit bonne. La plaie continue à prendre meilleur aspect. La canule est enlevée à dix heures du matin. Je la replace à six heures du soir sans qu'il y ait eu le moindre accident dans le courant de la journée.

Température, le matin, 36°,8 ; le soir, 36°,6.

3 *mars*. — L'enfant a bien dormi. Elle reste sans canule depuis neuf heures du matin.

Température, 36° matin et soir.

Vers six heures, elle est prise d'un accès de suffocation. A huit heures, elle a de la dyspnée ; sa respiration devient bruyante et s'accompagne de tirage. Je replace la canule, mais avec peine, l'orifice trachéal s'étant déjà considérablement rétréci. La canule en place, l'enfant suffoque ; sa respiration et sa circulation se ralentissent ; elle asphyxie. Je retire avec une pince une fausse membrane assez volumineuse qui probablement obturait la trachée et arrêtait le passage de l'air. Je renouvelle avec mon collègue Cullerre mes tentatives de l'avant-veille, et j'ai la bonne fortune de voir l'enfant se ranimer de nouveau.

Je reviens vers dix heures du soir. Elle dort et respire librement.

4 *mars*. — La nuit a été agitée à partir de minuit. Nous trouvons le matin de l'emphysème sous-cutané autour de la plaie s'étendant sur les parties latérales du cou, s'arrêtant en haut dans la région sus-hyoïdienne jusqu'aux angles de la mâchoire, descendant dans la paroi thoracique et dans le dos jusqu'au voisinage des omoplates. Cet emphysème est dû sans doute à un décollement qui se sera produit la veille dans les parties molles péritrachéales au moment où j'ai passé la canule à travers l'orifice rétréci, et l'air se sera infiltré secondairement dans le tissu cellulaire de la région pendant les efforts de toux. Cette complication inattendue nous oblige à laisser la canule à demeure.

Température, le matin, 36°,7 ; le soir, 39°,5.

Urines légèrement albumineuses.

5 *mars*. — L'emphysème persiste, quoique un peu moins étendu. La canule est maintenue. État général meilleur.

Température, le matin, 37° ; le soir, 38°,5.

6 *et* 7 *mars*. — Mêmes symptômes. Plus de fièvre. Les urines ne peuvent être examinées, l'enfant va sous elle.

8 *mars*. — L'emphysème ayant presque complètement disparu, nous retirons la canule dans la matinée. Après une journée assez calme, l'enfant s'endort vers huit heures. La respiration devient gênée et bruyante avec le sommeil, et vers neuf heures j'essaye d'introduire la canule. Mais l'orifice s'est de nouveau considérablement rétréci et j'éprouve de grandes difficultés. Je n'ose pas forcer, de crainte de déterminer un nouvel emphysème, et je préfère passer la nuit dans une chambre voisine, afin de pouvoir, en cas d'urgence, remettre la canule au premier appel, en agrandissant la plaie avec le bistouri boutonné.

9 mars. — L'enfant a passé la nuit sans accident, par conséquent aussi sans canule. Bon état général.

10 mars et jours suivants. — L'enfant va mieux et s'améliore de plus en plus. Dans la nuit du 12 au 13, elle tousse plus que de coutume et dort d'un sommeil agité.

13 mars. — Elle continue à tousser, perd son entrain, sa gaieté, n'a plus d'appétit. La plaie est cicatrisée. Quelques signes de broncho-pneumonie limités à la partie inférieure du poumon gauche. Percussion : matité de la moitié inférieure du poumon gauche. Auscultation : souffle doux au même niveau. Quelques râles crépitants. Bronchophonie. Peu de dyspnée.

14 mars. — Ces symptômes de la veille persistent. Les pommettes sont rouges.

Température, 39°,9, matin et soir.

Badigeonnage de teinture d'iode

Pot. g. { Sirop diacode 8 grammes.
{ Cognac. . . 5   —

15 mars. — Dyspnée intense. Lésions plus étendues et modifiées. Les 2/3 inférieurs du poumon gauche sont pris. On trouve de la matité absolue et du souffle. Épanchement pleural.

Badigeonnage de teinture d'iode.

Pot. g. { Sirop diacode. 8 grammes.
{ Cognac . . . . 5 grammes.
{ Alcoolat. de rac. d'aconit, VI gouttes.

16 mars. — La matité s'étend à tout le poumon. Sonorité exagérée sous la clavicule gauche. Souffle à gauche. Plus de murmure vésiculaire. L'épanchement pleural, quoique considérable, ne dévie pas la pointe du cœur.

Température, 37°,6 le matin ; 38°,6 le soir.

L'enfant va toujours sous elle, et les urines ne peuvent être examinées.

17 *mars.* — Mêmes symptômes.

Température, 37°, 4 le matin ; 37°,9 le soir.

18 *mars.* — La matité persiste en arrière. En avant, il n'y a que de la submatité. Plus de son skodique. Souffle plus doux.

Température, le matin, 38°,1 ; le soir, 37°,5.

19 *mars.* — Matité moins franche en arrière. Le murmure vésiculaire s'entend, mais comme lointain. Le souffle a disparu. Quelques bruits de frottement mêlés de râles sous-crépitants.

X gouttes de teinture de scille dans la potion.

Température, le matin, 37°,3 ; le soir, 37°,9.

20 *mars.* — L'épanchement n'a pas encore entièrement disparu. Submatité en arrière et en avant. Plus de souffle. Quelques frottements en arrière à la partie moyenne. Le murmure vésiculaire s'entend, mais il est toujours affaibli. État général bon. Appétit. Gaieté. Pas de fièvre.

Badigeonnage de teinture d'iode.

21 *mars.* — La ligne de matité n'est plus aussi élevée, et la sonorité est normale sous la clavicule. L'air pénètre mieux et la respiration est moins obscure.

22 *mars et jours suivants.* — Même état. Mêmes symptômes. Même traitement.

24 *mars.* — Suppression de la potion. Sirop d'iodure de fer.

29 *mars.* — Plus d'épanchement. On entend bien le murmure vésiculaire, dans les fortes inspirations quelques frottements. L'état général est toujours satisfaisant, et l'enfant sort guérie le 7 avril.

OBSERVATION VIII (Dr PATERNE)

Trachéotomie. — Guérison.

Parcignau René, quatre ans et demi (rue du Poirier-Rond, Orléans). Entré le lundi 8 mars dans la matinée à l'Hôtel-Dieu.

Quinze jours avant, le père a eu une angine diphtérique qui a été prise et soignée pour une angine herpétique. Les cinq enfants n'ont pas été éloignés du foyer de contagion, et la fille aînée âgée de douze ans était prise presque en même temps d'une angine couenneuse qui n'a pas été suivie de complication laryngée et dont elle a guéri.

Le jeudi 4 mars, Parcignau René avait à son tour une angine de même nature qui ne tarda pas à se compliquer de laryngite. Les parents ne se décident à nous l'amener que le 8 au matin.

> Vaporisations phéniquées.
> Traitement tonique.
> Potion. Chlorate de potasse et rhum.

8 *mars*. — L'enfant respire mal. Chaque inspiration s'accompagne d'une dépression profonde au creux épigastrique Il a aussi du tirage sus-sternal. La toux et la voix sont complètement éteintes. Pas de ganglions. Il a déjà des symptômes d'asphyxie. Son visage est cyanosé. Pour ne pas perdre de temps, la gorge n'est pas examinée, la poitrine n'est pas auscultée et la trachéotomie est pratiquée séance tenante. Mobile dans la plaie, la trachée se laisse mal ponctionner. La première ouverture n'est pas assez grande et l'opérateur est obligé de l'agrandir avec le bistouri boutonné. L'opération détermine une légère hémorrhagie, mais la pression exercée par la canule suffit pour l'arrêter. Pendant l'introduction de la canule, l'enfant rejette quelques fausses membranes.

La journée est bonne. L'enfant s'alimente bien.

Température, le soir, 38°,8.

9 *mars*. — Nuit assez bonne. L'enfant a rendu par sa canule plusieurs fausses membranes. La gorge est enflammée surtout au niveau des piliers postérieurs et du pharynx. On n'y voit pas de fausses membranes. Éruption assez abondante de vésicules d'herpès sur les parties latérales du nez. Langue blanche. Diarrhée abondante. Pas de symptômes thoraciques. Urines normales.

Température, le matin, 39°,1 ; le soir, 40°.

Respiration, 48. Pouls, 168.

10 *mars*. — Changement de canule. La plaie est bonne. L'état local est satisfaisant ; seul l'état général demeure inquiétant. La température reste élevée ; 39°,7 le matin et 38°,7 le soir. Le pouls est fréquent, 176 pulsations, et de plus irrégulier. Pas de symptômes thoraciques. Persistance de la diarrhée.

Le lait est coupé avec de l'eau de chaux.

11 *mars*. — La diarrhée a diminué. La langue est moins blanche. L'état général semble amélioré. Changement de canule. La plaie a toujours bon aspect. Pendant le changement de canule, l'enfant rejette quelques fausses membranes.

Température, le matin, 38°,4 ; le soir, 38°,7.

Pouls, 140.

12 *mars*. — Amélioration. Plus de diarrhée. L'enfant reste le matin une heure sans canule.

Température, le matin, 37°,9 ; le soir, 37°,2.

13 *mars*. — Bon état général. L'enfant commence à prendre des aliments solides. Il passe plusieurs heures sans canule.

Température 37°,2 le matin et 37°,4 le soir.

14 *mars*. — La canule est enlevée le matin, et n'est pas remise de toute la journée. L'enfant joue, se nourrit, dort. Sa respiration est calme.

Température, le matin, 37°,8 ; le soir, 36°,8.

15 *mars*. — L'enfant a passé la nuit sans canule. L'état

général est bon. Les urines examinées ne renferment pas d'albumine.

Température, le matin, 37°,2 ; le soir, 37°,6.

16 *mars*. — L'orifice trachéal est complètement bouché ; il ne reste plus qu'une plaie cutanée que recouvrent deux gros bourgeons charnus. L'enfant commence à articuler quelques sons.

18 *mars*. — Cautérisation des bourgeons charnus au nitrate d'argent. L'enfant parle à haute voix ; la voix est moins claire qu'autrefois ; elle est plus rude, un peu rauque.

19 *mars*. — Nouvelle cautérisation.

L'enfant se lève le 22, sa plaie est cicatrisée, il passe le 25 dans les salles communes et sort guéri le 29.

OBSERVATION IX (Dr PATERNE)

Trachéotomie. — Guérison.

Berthe Ernestine, trois ans (Saint-Jean de la Ruelle, près Orléans). Entrée le dimanche 21 mars.

Bonne santé habituelle. Souffre depuis vendredi et se plaint de mal de tête, de mal de gorge. Elle a de la fièvre, tousse, a vomi plusieurs fois et les parents ont vu des fausses membranes dans les vomissements.

La gorge est rouge, enflammée. La luette et les amygdales sont tuméfiées et le pharynx est tapissé de fausses membranes grises et verdâtres. Les ganglions sous-maxillaires sont à peine engorgés. La voix est peu altérée ; la toux est rauque, ressemble assez bien à un aboiement. La respiration est bruyante et j'observe à chaque inspiration une légère dépression épigastrique.

En résumé, la petite malade présente des symptômes de croup peu accentués ; les symptômes d'angine couenneuse prédominent.

Je prescris un vomitif. Pas de fausses membranes dans les vomissements. Nuit assez calme.

22 *mars*. — Les fausses membranes sont toujours étalées sur la face postérieure du pharynx. Quelques points blancs sur les amygdales, surtout sur l'amygdale droite. On les touche au pinceau imbibé d'acide lactique. Ce toucher détermine un petit accès de suffocation. Les symptômes laryngés ne se sont pas aggravés depuis la veille. La percussion donne un peu de matité au sommet droit, mais on ne perçoit à ce niveau qu'une légère diminution du murmure vésiculaire.

> Vaporisations pheniquées. Toniques.
> Potion. Chlorate de potasse et cognac.

L'enfant a été prise pendant la journée de trois accès de suffocation. Dans l'intervalle des accès la respiration est calme. Nuit assez paisible. Les respirations sont bruyantes pendant le sommeil, le tirage peu prononcé. ·

Température, le matin, 37°,5 ; le soir, 37°,8.

23 *mars*. — Moins de fausses membranes que la veille. Les respirations sont toujours bruyantes, mais le tirage est à peine perceptible. Les symptômes thoraciques persistent du côté droit.

Température, le matin, 37°,7 ; le soir, 39°,6.

Dans la soirée, la dyspnée et le tirage reparaissent ; ils s'accentuent de plus en plus, et vers onze heures l'opération devient urgente. Trachéotomie. Pas d'accidemt à signaler pendant l'opération. La nuit a été excellente.

24 *mars*. — Il y a toujours des fausses membranes sur la face postérieure du pharynx. Les symptômes thoraciques semblent s'être atténués. L'état général est bon.

> Même régine. Vin de peptone, 100 grammes.

Température, le matin, 37°,8 ; le soir, 37°,3.

Pouls, 140. Respiration, 40.

25 *mars*. — Changement de canule. La plaie a bon aspect Les fausses membranes de la gorge ont tendance à disparaître et la face postérieure du pharynx en est débarrassée en un point. Rien au poumon. Bon état général.

Température, le matin, 37°,8 ; le soir, 38°,1.

26 *mars*. — L'arrière-gorge se nettoie. Plus de fausses membranes au pharynx qu'à sa partie inférieure. Quelques points blancs isolés sur les amygdales. Respiration normale. La canule est enlevée à dix heures du matin, et l'enfant est prise presque immédiatement après d'un accès de suffocation de courte durée. Les accès ne se renouvellent pas, et je replace la canule vers quatre heures de l'après-midi.

Température, le matin, 38° ; le soir, 37°,6.

27 *et* 28 *mars*. — Même état. Enlevée chaque matin, la canule est remise le soir avant le sommeil. La température se maintient au degré normal.

29 *mars*. — Plus de fausses membranes. Les urines ne sont pas albumineuses. L'enfant passe la journée et la nuit sans canule.

30 *mars*. — L'enfant s'alimente bien, mais elle ne veut prendre que du lait. Nous parvenons à lui faire accepter la viande râpée mélangée à la gelée de groseilles.

L'amélioration est progressive, et notre petite malade, envoyée le 8 avril dans les salles communes, sort guérie le 11, après une courte convalescence.

OBSERVATION X (Dr PATERNE)

Trachéotomie. — Broncho-pneumonie. — Guérison.

Diot Augustine, sept ans (rue du Faubourg-Madeleine, 40, Orléans). Entrée le 31 mars.

L'affection a débuté comme une angine simple. Depuis une huitaine de jours, l'enfant tousse et se plaint de mal de gorge.

Elle a eu quelques frissons, un peu de fièvre, mais ne s'est alitée que depuis trois jours. Sa voix est alors devenue enrouée ; la fièvre, la céphalalgie, l'anorexie ont augmenté, et les symptômes de laryngite pseudo-membraneuse sont venus compliquer ceux de l'angine du début. Malgré les instances du médecin, les parents se refusent à amener leur enfant à l'Hôtel-Dieu. Ils ne s'y décident qu'en voyant les progrès de l'affection.

Nous trouvons une gorge entièrement tapissée de fausses membranes laiteuses, opalines. Les ganglions sous-maxillaires ne sont pas engorgés. La dyspnée est intense. La respiration est bruyante et s'accompagne de tirage sus-sternal et sous-sternal permanent. Les accès de suffocation sont nombreux et rapprochés. Pendant les accès, l'enfant s'agite, veut quitter le lit ; son visage, couvert de grosses gouttelettes de sueur, est pâle, anxieux ; les lèvres sont cyanosées, les extrémités refroidies.

M. le Dr Halma-Grand qui se trouve par hasard à l'Hôtel-Dieu, fait la trachéotomie. Difficultés à introduire la canule. Rejet pendant l'opération de fausses membranes assez épaisses. L'enfant reste abattue, prostrée. Injection sous-cutanée d'éther.

1er *avril*. — La nuit a été assez bonne. L'enfant s'alimente bien. Pas de symptômes thoraciques. La percussion ne donne pas une sonorité très franche, mais l'auscultation ne révèle aucun signe.

Vaporisations phéniquées.

Température, le matin, 38°,1 ; le soir, 39°,9. Pouls, 160.

Dans la nuit du 1er au 2, plusieurs accès de suffocation ; l'un d'eux est tellement intense que la petite malade demeure cyanosée et reste quelques instants sans respiration et sans pouls. La canule est retirée immédiatement, et l'interne de garde retire avec des pinces courbes une fausse membrane tapissant entièrement la surface interne de la trachée et mesurant 5 centimètres de longueur, puis une seconde un peu moins longue (3 centimètres) représentant un moule exact de l'extrémité inférieure de la trachée et de la bifurcation des deux bronches. Inhalations d'éther, respiration artificielle. L'enfant revient à elle.

2 *avril*. — Elle est abattue, pâle, sans forces. Sueurs profuses sur le visage. Changement de canule. On retire encore avec les pinces des fausses membranes, moins étendues, mais plus épaisses. Les amygdales en sont tapissées. Le cou est un peu œdématié. La percussion donne de la matité du sommet droit. Bruit de souffle du côté droit. Même traitement.

Température, le matin, 38°,5 ; le soir, 39°,1.

3 *avril*. — Changement de canule. On retire avec les pinces de nouvelles fausses membranes. Matité à droite et à la base gauche. Le bruit de souffle persiste du côté droit. A gauche, respiration faible. L'enfant est restée assoupie toute la journée ; elle n'a pris qu'un potage au tapioca.

Température, le matin, 38°,6 ; le soir, 38°,9.

4 *avril*. — L'enfant est moins somnolente ; elle respire mieux. On retire la canule et on laisse couler un peu d'eau boriquée dans la trachée ; la toux se produit et, avec les pinces, on retire encore quelques fausses membranes. Le cou est toujours œdématié et infiltré. La plaie est pansée à la poudre d'iodoforme, et la canule remise presque aussitôt. Les symptômes thoraciques ne semblent pas aggravés.

Température, le matin, 38°,6 ; le soir, 38°,2.

5 *avril*. — La malade est calme, respire mieux et reste pour la première fois deux heures sans canule. Elle rend moins de fausses membranes que les jours précédents. Il y a toujours un peu de matité du côté droit et à la base gauche. L'enfant s'alimente bien.

Température, le matin, 37°,8 ; le soir, 38°.

6 *avril*. — La canule enlevée le matin vers dix heures, n'est remise qu'à cinq heures du soir. Bon état général. Bonne alimentation.

Température, le matin, 37°,8 ; le soir, 38°,1.

7 avril. — Plus de fièvre. La canule est enlevée le matin et replacée vers six heures du soir. Potion, extrait de quinquina.

8 avril. — Même état que la veille. La canule n'est remise qu'à sept heures du soir. Les urines sont un peu noires et présentent la réaction des urines phéniquées.

9 avril. — L'enfant va bien, respire à l'aise et s'endort dans la soirée d'un sommeil calme. Je ne lui remets pas sa canule et elle s'en passe toute la nuit sans inconvénient.

10 avril. — La plaie se rétrécit. L'état général va toujours s'améliorant, et l'enfant prononce distinctement devant moi le mot : maman. Les urines sont redevenues normales.

11 avril. — Les urines sont encore un peu noires.

12 avril et jours suivants. — Amélioration progressive. La plaie se rétrécit et l'enfant parle à haute voix, de plus en plus distinctement. Elle se lève le 16. Le 18, la plaie est cicatrisée, et l'enfant passe dans les salles communes. Elle sort guérie le 23.

L'observation suivante présente un intérêt tout particulier, car elle a trait à un enfant de onze mois atteint d'angine et de laryngite diphtériques et opéré avec succès. Les auteurs sont unanimes à considérer comme contre-indiquée la trachéotomie au dessous de deux ans. « Avant l'âge de deux ans, la guérison est très peu vraisemblable, le nombre des terminaisons heureuses ne dépasse pas 2 à 3 pour cent. » (Descroizilles.)

« Jusqu'à deux ans, les exemples de guérison sont si exceptionnels, qu'on peut considéres l'opération comme inutile. » (Bouchut.)

« Au dessous de deux ans, la guérison est exceptionnelle ; depuis six ans que je dirige le service de la crèche à l'hôpital Saint-Antoine, je suis encore à en observer un cas. » (Dujardin-Beaumetz.)

Je ne veux pas multiplier les citations, et si quelques médecins d'enfants conseillent une moins grande rigeur, il n'en reste pas moins démontré que les cas de guérison au-dessous de deux ans, et à plus forte raison au-dessous d'un an, sont exceptionnels. Le cas cité dans l'observation suivante fait honneur à l'opérateur, et plaide en faveur des vaporisations, avec d'autant plus de valeur qu'il ne constitue pas un fait isolé. Nous verrons plus loin, un enfant âgé de deux ans et un enfant de vingt et un mois également trachéotomisés avec succès.

OBSERVATION XI (Dr Paterne)

(Publiée dans la *Revue mensuelle des maladies de l'enfance*.)

Trachéotomie. — Bronchite pseudo-membraneuse. — Guérison.

Besnard Georges, *onze mois et dix jours* (rue du Faubourg-Madeleine, 77). Entré le 6 avril 1886, à huit heures du matin.

L'enfant est d'une bonne santé habituellement; il semble vigoureux, cependant il n'a pas encore une seule dent et pour ainsi dire pas de cheveux. Il est élevé au sein par sa mère qui semble assez bonne nourrice; il prend en outre habituellement un peu de soupe. On s'est aperçu qu'il était malade le 2 avril, mais les parents ne se sont pas inquiétés et le traitement a été à peu près nul.

La gorge est entièrement tapissée de fausses membranes; la toux est fréquente, rauque at voilée; le cri est également voilé. La respiration assez fréquente (25 inspirations en moyenne par minute) est pénible et bruyante, les tirages sus-sternal et épigastrique sont très prononcés. Cet état dure en s'aggravant depuis la veille au soir sans qu'il y ait eu d'accès de suffocation bien tranchés. Le murmure vésiculaire ne peut s'entendre en aucun point de la poitrine, mais la sonorité y est normale. Le tirage augmente de plus en plus et, vers onze heures du matin, l'enfant commence à être en proie à l'asphyxie.

Prenant en considération la constitution vigoureuse de l'enfant, l'allaitement maternel qui a pu être continué (l'enfant ayant consenti à prendre le sein malgré la dyspnée), l'intégrité probable des poumons, et enfin le désir exprimé par la mère, qui, mise au courant de la situation, prie de faire ce qui sera possible pour sauver la vie de son enfant, M. le Dr Geffrier se décide à pratiquer la trachéotomie.

Le tubercule antérieur du cartillage cricoïde étant bien reconnu à travers la peau, l'incision cutanée est commencée 2 millimètres plus haut, et prolongée sur une longueur d'environ 2 centimètres.

Un second coup de bistouri incisant les parties molles donne un jet de sang veineux arrêté immédiatement par l'application de l'index gauche, qui en même temps reconnaît au fond de la plaie le tubercule du cricoïde et l'espace intercrico-thyroïdien.

La trachée et le larynx étant très mobiles, et l'enfant s'agitant passablement, pour assurer l'ouverture de la trachée, le pouce et l'index de la main gauche saisissent latéralement le larynx et l'attirent en avant, l'énucléant pour ainsi dire, comme dans le procédé en un seul temps de M. de Saint-Germain. Le cricoïde est ainsi fixé et rapproché de l'orifice de la plaie. Le bistouri plonge facilement dans la membrane crico-thyroïdienne en glissant sur l'ongle de l'index gauche qui n'a point bougé de place. Le cricoïde et deux anneaux de la trachée sont incisés, et la canule n° 0 avec embout de

Krishaber est introduite facilement sans dilatateur sur l'ongle de l'index introduit dans la plaie trachéale qu'elle préserve de l'introduction du sang. La canule mise en place est attachée un peu serrée ; l'hémorrhagie s'arrête immédiatement sans que l'enfant ait perdu plus de 10 grammes de sang environ.

Plusieurs fausses membranes ont été rejetées par la canule au moment de son introduction.

L'enfant reste quelques instants encore abattu, prostré et respirant mal ; on le ranime en le frictionnant avec de l'alcool camphré, en lui frappant les joues et les tempes avec un linge mouillé d'eau froide ; on active les mouvements respiratoires en excitant la muqueuse de la trachée avec l'extrémité d'une plume d'oie introduite par la canule. L'état devient rapidement satisfaisant et l'enfant prend avec avidité le sein de sa mère.

Il tette abondamment et fréquemment pendant le courant de la journée et ne prend aucune autre nourriture, aucune potion. Vaporisations antiseptiques auprès de son berceau. Température, le soir, 38°,8.

7 *avril*. — État général satisfaisant ; les poumons respirent bien partout. Changement de canule : la canule une fois enlevée, l'enfant est pris d'un violent accès de suffocation. On lui retire de la trachée avec une pince courbe, puis avec une plume d'oie, plusieurs fausses membranes ; l'une d'elles présente la forme parfaitement moulée de la trachée et de l'origine des deux bronches. Température axillaire, le matin, 38°,6 ; le soir, 39°,4.

Plusieurs fausses membranes ont été rejetées par la canule pendant le jour et la nuit. Il y a un peu de diarrhée.

8 *avril*. — Il continue à bien téter ; respiration normale ; cependant l'enfant semble abattu, fatigué. Il n'a pas rejeté de fausses membranes pendant le changement de canule, et la pince courbe introduite par la plaie n'en ramène pas.

Température, le matin, 38°4 ; le soir, 38°6.

On prescrit la potion suivante :

Cogna?.................................... 5 gr.
Sirop de sucre........................... 55 —
Solution de sulfate de strychnine au 1/5000.   XXX gouttes.

9 *avril*. — Même état ; on continue la potion. Température, le matin, 37⁰,6 ; le soir, 38°,2.

10 *avril*. — L'enfant a un peu plus d'entrain ; il commence à jouer ; il prend très bien le sein. Température, le matin, 37°,5 ; le soir, 38°,5.

11 *avril*. — Bon état général, rien aux poumons. Il boit un peu de lait au verre.

12 *avril*. — L'enfant passe trois heures sans canule et respire bien pendant ce temps. Il tousse un peu dans la journée. Température, le matin, 37°,5 ; le soir, 38°,4.

13 *avril*. — La canule enlevée le matin n'est remise qu'à 4 heures du soir. L'enfant continue à tousser et présente des symptômes de bronchite, surtout du côté gauche. Il n'y a plus de fausses membranes dans la gorge. Température, matin, 37°,2 ; le soir, 38°,5.

14 *avril*. — Râles humides dans tout le poumon gauche. Malgré cela, la canule est enlevée dans la matinée. Le soir, vers huit heures, l'enfant s'endort sans canule, et la nuit se passe sans qu'il ait été nécessaire de la replacer.

On fait à gauche un badigeonnage de teinture d'iode. Température, le matin, 37°,2 ; le soir, 37°5.

15 *avril*. — Râles de bronchite de chaque côté de la poitrine. Pas de température.

16 *avril*. — Même état. Cependant l'enfant a pris de la soupe. Il continue à bien téter et sa digestion est parfaite. On abaisse à 10 gouttes au lieu de trente la solution de sulfate de strychnine au 1/5000 qui entre dans la potion alcoolisée.

17 *avril*. — L'état général reste bon malgré la persistance de la bronchite. Nouveau badigeonnage de teinture d'iode.

18 avril. — La plaie opératoire est complètement cicatrisée. La voix est claire. Diminution des râles de bronchite.

21 avril. — L'enfant va bien.

Il quitte l'hôpital le 24 ayant encore quelques râles muqueux disséminés. On le ramène à la consultation quelques jours après ; son état n'a pas changé. Il y est encore ramené dans les premiers jours du mois de mai. A ce moment il va tout à fait bien.

OBSERVATION XII (Dr Paterne)

Trachéotomie. — Guérison.

Godart Victor, vingt mois (rue Sous-les-Saints, 4).

Entré le 23 avril, dans le courant de la journée.

Enfant strumeux, portant des croûtes d'impétigo à l'oreille droite et à la narine droite. Malade depuis la veille seulement. Fièvre, perte d'appétit, mal de gorge. Amygdales gonflées, enflammées, couvertes ainsi que les piliers de fausses membranes peu épaisses, mais assez étendues. Ganglions maxillaires engorgés. Toux croupale. La voix n'est pas encore éteinte. Respiration gênée. Pas de cornage. Le murmure vésiculaire se perçoit mal ; pas de symptômes de complication broncho-pulmonaire. Tirage sus et sous-sternal.

Le tirage s'accentue dans la soirée, et bien qu'il n'y ait pas de symptômes d'asphyxie, l'opération est pratiquée vers six heures du soir. Rien de particulier pendant l'opération. Une fausse membrane est expulsée au moment de l'introduction de la canule. Les croûtes d'impétigo sont saupoudrées d'iodoforme.

Vaporisations phéniquées. Toniques.

OBSERVATION XIII (Dr Paterne)

Croup. — Trachéotomie. — Complication de bronchite
pseudo-membraneuse. — Guérison.

Guyot Albert, quatre ans et demi (Saint-Loup, commune
de Saint-Jean de Braye, Loiret).

Entré le 9 mai. Malade depuis le 2. La maladie a débuté
par du mal de gorge ; on lui a prescrit un gargarisme et des
badigeonnages au jus de citron.

Le mal de gorge a persisté ; la toux est survenue devenant
chaque jour plus fréquente et plus rauque. Quelques accès de
suffocation. Les parents consultent le 9 au matin un médecin
d'Orléans, qui conseille de transporter immédiatement l'enfant à l'Hôtel-Dieu.

Gorge enflammée, tuméfiée, tapissée de fausses membranes;
pas de ganglions engorgés. Voix altérée, toux voilée, respiration bruyante. Tirage. Commencement d'asphyxie.

La trachéotomie est faite à onze heures du matin, rapidement et presque sans écoulement de sang.

L'auscultation dénote une diminution du bruit respiratoire.

10 *mai.* — Nuit assez bonne. Maintien de la canule. Peu
de fausses membranes rendues. Un peu de toux.

11 *mai.* — Nuit mauvaise. L'enfant refuse les aliments,
tousse fréquemment. Les fausses membranes expulsées sont
un peu plus nombreuses. Pendant le changement de canule,
on fait tomber à dessein quelques gouttes d'eau dans la trachée ; l'enfant tousse et il se détache alors une fausse membrane mesurant 6 centimètres de longueur, bifurquée à sa
partie inférieure et s'étendant dans les deux bronches. Cette
fausse membrane est épaisse et porte, sur une de ses faces,
l'empreinte des anneaux de la trachée.

Matité du côté droit, disparition du murmure vésiculaire au

sommet droit, sans doute par oblitération partielle de la bronche droite par les produits pseudo-membraneux.

12 mai. — Nuit meilleure. Changement de canule. Beaucoup de fausses membranes expulsées. L'enfant s'alimente peu. Mêmes symptômes à l'auscultation.

13 mai. — Changement de canule. Beaucoup de fausses membranes expulsées. Un peu d'inflammation de la plaie. Gorge rouge, encore parsemée de points blancs.

Alimentation difficile. La respiration revient au sommet droit; elle est encore un peu silencieuse.

14 mai. — Les fausses membranes expulsées sont moins nombreuses. La bronche droite est toujours embarrassée et la respiration devient rude au sommet droit.

15 mai. — La canule est enlevée pendant deux heures. Mêmes symptômes que la veille.

16 mai. — L'enfant reste six heures sans canule. Les fausses membranes sont moins nombreuses et mêlées à des mucosités assez épaisses Il y a encore de la submatité au sommet droit, quelques râles muqueux.

17 mai. — Plus de canule. Amélioration des symptômes pulmonaires. L'appétit revient.

18 mai et jours suivants. — Disparition de tous les symptômes d'angine et de bronchite. Cicatrisation de la plaie. La voix redevient bien claire. Exeat le 27.

OBSERVATION XIV (Dr PATERNE)

Angine et croup. — Broncho-pneumonie et pleurésie gauches.
Guérison sans trachéotomie.

Aubry Camille, trois ans. Entrée le 8 octobre.

Depuis le dimanche 3 octobre, elle est lasse, courbaturée; elle se plaint de la gorge le mardi soir et commence à tousser.

Le jour de son entrée, l'état général est bon. Elle semble

forte et bien constituée. C'est la première maladie qui l'arrête à la chambre. Un de ses frères vient de mourir du croup (obs. précédente).

Dans la gorge, on aperçoit une large fausse membrane sur l'amygdale droite. La muqueuse est rouge. Pas d'engorgement ganglionnaire. La voix et la toux sont claires. Pas de dyspnée. Peau chaude. Pouls fréquent. Température du soir, 39°. Deux selles diarrhéiques abondantes et fétides. Le sommeil n'est pas agité. Sonorité dans toute la hauteur du poumon. Rien d'anormal à l'auscultation.

> Vaporisations antiseptiques.
> Badigeonnages de la gorge avec l'essence de térébenthine.
> Vin d'Alicante et potion au chlorate de potasse et au rhum.

9 *octobre*. — Un peu de dyspnée. Dépression sus-claviculaire pendant l'inspiration. La face est rouge et les ailes du nez battent légèrement. Toux plutôt catarrhale que croupale. La voix reste claire. Un peu de matité au sommet du poumon gauche ; l'auscultation révèle un souffle encore peu intense au niveau du hile du poumon gauche. Dans la gorge, la fausse membrane de l'amygdale gauche est plus étendue. Pas de ganglions engorgés. La diarrhée persiste.

10 *octobre*. — Persistance de la dyspnée. Tirage sus et sous-sternal. La zone de matité persiste au sommet du poumon gauche. Le souffle s'étend un peu plus bas. Pas de râles. Encore plusieurs selles de diarrhée. Moins de fausses membranes sur les amygdales.

La petite malade se nourrit mal ; elle prend encore assez volontiers son vin d'Alicante et sa potion alcoolisée, mais elle refuse les aliments.

11 *octobre*. — La nuit a été assez bonne. Moins de dyspnée. Le souffle est pourtant plus étendu. Il s'étend dans toute la hauteur du poumon et a un timbre pleurétique. Matité moins franche. Pas de râles. Badigeonnage de tein-

ture d'iode. La diarrhée a diminué. Il y a toujours des fausses membranes dans la gorge. Les urines sont albumineuses.

12 *octobre*. — Fausses membranes dans la gorge. Plus de signes de croup. Plus de diarrhée. L'enfant commence à prendre un peu de nourriture. Mêmes signes de percussion et d'auscultation. On ajoute 10 gouttes de teinture de racines d'aconit dans la potion.

13 *octobre*. — État général assez bon. Deux fausses membranes disposées symétriquement, une sur chaque amygdale. La matité a disparu en arrière; elle persiste dans la ligne axillaire. Il y a toujours du souffle. L'épanchement pleurétique est certain.

14 *octobre*. — Bonne alimentation. Plus de diarrhée. Il ne reste plus qu'une fausse membrane siégeant sur l'amygdale droite. La matité a diminué en arrière; elle n'a pas changé dans la ligne axillaire. Diminution du murmure vésiculaire en bas et en arrière. On entend au-dessus des râles fins de broncho-pneumonie. Souffle pleurétique dans la région axillaire. Badigeonnage de la gorge à l'essence de térébenthine.

15 *octobre*. — Plus de fausse membrane à droite; sur l'amygdale gauche un exsudat blanchâtre peu épais. La toux est un peu rauque, mais la voix est claire. Pas de dyspnée; plus de râles; le souffle persiste.

16 *octobre*. — Même état. Plus de fausses membranes.

17 *octobre*. — L'enfant va bien. Toujours un léger souffle en arrière et à gauche.

21 *octobre*. — Submatité en arrière. Souffle léger. Quelques râles au niveau du hile du poumon. Toux un peu rauque.

23 *octobre*. — Rien à ta percussion. Rien à l'auscultation. L'enfant se lève dans l'après-midi.

Exeat le 2 novembre.

OBSERVATION XV (Dr PATERNE)

Croup. — Trachéotomie. — Guérison.

Boudin Fernand, *âgé de deux ans.* Entré le 10 octobre. Souffre d'une angine depuis deux jours. Il y a eu la semaine précédente deux cas de diphtérie dans la maison qu'il habite.

10 *octobre.* — Constitution médiocre. Plusieurs petites fausses membranes peu épaisses sur les deux amygdales. Pas d'engorgement ganglionnaire. Tirage sus et sous-sternal. Toux un peu rauque ; la voix n'est pas encore voilée.

Sonorité partout. Pas de souffle, pas de râles, mais une respiration sifflante due à l'obstacle qui s'oppose au libre passage de l'air. Un peu de diarrhée.

11 *octobre.* — Le tirage a augmenté ; l'enfant ne respire plus qu'avec beaucoup de peine. Il est anxieux, en proie de temps en temps à des accès de suffocation. On n'entend plus le murmure vésiculaire. Toux rauque, voix complètement éteinte. L'enfant se nourrit et prend même avec avidité ce qu'on lui donne. A trois heures, la dyspnée est telle que l'opération est indispensable. Elle est pratiquée séance tenante. Dans la soirée, le bébé a été bien agité, il se tourne fréquemment dans son berceau. Rien dans la poitrine.

> Potion alcoolisée. Vin d'Alicante.
> Vaporisations phéniquées.

12 *octobre.* — Dyspnée assez intense. Submatité à la base droite. Souffle léger au même point. Figure pâle et fatiguée. Diarrhée persistante. Alimentation satisfaisante.

13 *octobre.* — Moins de dyspnée. Le souffle a disparu ; on n'entend plus que des ronchus et quelques petits frottements à la base droite. La diarrhée persiste.

> Laudanum, deux gouttes ; bismuth, 2 grammes.

La plaie du cou est très belle ; il sort peu de fausses membranes de la trachée. Bonne alimentation, bon sommeil.

14 *octobre*. — Bon état général. Plus de dyspnée. Quelques frottements à la base droite. La plaie va bien. Diarrhée moins intense. On continue le bismuth laudanisé.

15 *octobre*. — L'enfant va bien.

17 *octobre*. — On essaye de laisser l'enfant sans canule, mais il est pris d'une toux quinteuse qui nous oblige à la lui remettre immédiatement.

21 *octobre*. — L'enfant reste une demi-heure sans canule ; mais, à l'occasion d'une colère, ils est pris d'un accès de suffocation suivi de syncope. Un quart d'heure de respiration artificielle est nécessaire pour le rendre à la vie.

Rien de particulier à noter dans la suite. L'enfant est guéri ; mais chaque tentative de suppression de canule détermine jusqu'au 15 novembre des accès de suffocation avec menaces d'asphyxie. L'emploi de la canule à soupape démontre qu'il pourrait se passer de canule, et que les accès de suffocation sont dus à des spasmes causés par la colère.

Le 17 *novembre* seulement, la canule peut être définitivement enlevée. Exeat le 10 décembre.

24 *avril*. — Nuit bonne. Plusieurs fausses membranes ont été expulsées pendant la nuit par les efforts de toux. Quelques râles de bronchite disséminés dans les deux poumons.

Température, le matin, 37°,3 ; le soir, 37°.9.

25 *avril*. — Changement de canule. Nuit bonne. L'enfant s'alimente bien. Un peu de submatité au sommet droit avec légère diminution du murmure vésiculaire. Application de teinture d'iode.

Température, le matin, 37°,5 ; le soir, 37°,7.

26 *avril*. — Changement de canule. Il faut la replacer immédiatement ; l'enfant asphyxie. Percussion normale. Le murmure vésiculaire a reparu.

Température, le matin, 37°,4 ; le soir, 38°,2.

28 *avril*. — La canule est enlevée pendant un quart

d'heure et pendant ce temps la plaie est pansée à la poudre d'iodoforme.

Les croûtes d'impétigo sont tombées et se sont couvertes de pseudo-membranes. Nouvelle application de poudre d'iodoforme. Plus de symptômes thoraciques. L'enfant s'alimente très bien.

Température normale.

29 *et* 30 *avril*. — Rien de nouveau. Il ne reste plus sur la gorge que deux petits points blancs et de la rougeur diffuse. L'enfant ne peut se passer de sa canule plus de cinq ou six minutes. Chaque fois qu'on l'approche, il se met en colère, se débat, et a des accès de suffocation.

1er *mai*. — Pour la première fois l'enfant reste trois heures sans canule. La température se maintient normale. État général bon.

3 *mai*. — L'enfant reste quatre heures sans canule, mais quand on s'approche de lui, il se met toujours en colère et a des accès de suffocation. Rien dans la gorge. Les croûtes d'impétigo se recouvrent encore d'un enduit diphtéroïde. Poudre d'iodoforme.

4 *mai*. — La canule est enlevée définitivement, et la plaie le soir même est presque cicatrisée.

6 *mai*. — L'air ne passe plus par la plaie ; la voix est assez claire. La cicatrisation s'achève.

Le petit malade se lève le 7 ; la guérison se maintient, et le 12 il est rendu à ses parents.

J'ai dit que deux enfants trachéotomisés avaient succombé à l'action caustique, non toxique, des vaporisations phéniquées. Voici leurs observations résumées :

H. T..., quatre ans. Diphtérie grave avec croup, et bronchite pseudo-membraneuse. Débâcles successives de fausses

membranes au moment de la trachéotomie et les jours sui-
vànts. Au neuvième jour, état satisfaisant, mais persistance
inaccoutumée des fausses membranes, qui retarde naturellement l'ablation de la canule. Je conseillai d'élever en même
temps la température ambiante et la quantité d'acide phénique dans la vaporisation. De plus le fourneau vaporisateur
fut placé tout à côté du lit de l'enfant, le rideau du lit ramené
par derrière, de façon à concentrer la vapeur sur le malade,
largement aéré il est vrai du côté des pieds. Le lendemain, le
docteur Bontemps, qui suivait également le malade, et moi,
constations une fièvre considérable et une agitation qui n'é-
tait justifiée par aucun point de broncho-pneumonie, une
toux sèche et fréquente amenant quelques mucosités rares et
sanguinolentes, et autour de la plaie du cou rouge et gonflée
une auréole rouge faisant relief sur la peau, à bords assez limités, ressemblant tout à fait à un érysipèle. Quelque extraordinaire que pût paraître une culture du spectrococcus de
l'érysypèle dans un pareil milieu, ce fut l'idée à laquelle nous
nous arrêtâmes en raison de l'état local et général. Rassurés,
un peu étourdis par les séries précédentes de résultats heureux, qui nous avaient montré l'innocuité et les avantages de
la vaporisation, nous ne songeâmes pas à l'en rendre responsable et l'antisepsie fut continuée dans les mêmes conditions.
 · Les urines surveillées n'étaient d'ailleurs ni albumineuses
ni noirâtres. Il arriva que la rougeur s'étendit circulairement,
descendit, couvrit la poitrine, se parsema de larges phlyctènes. L'expectoration devint de plus en plus rare et sanguinolente, la plaie noircit, la déglutition extrêmement pénible
était aussitôt suivie de vomissements L'enfant succomba trois
jours après l'apparition de la rougeur érysipélateuse.
 A quelques jours de là je dus opérer du croup un autre
enfant dans le voisinage de celui-ci. Je n'avais à ma disposition qu'une grande pièce, d'échauffement difficile. Une ten-
ture fut mise qui la sépara du haut au bas, et forma une loge
au malade, assez large. Il y était couché dans un grand lit à

deux personnes, le fourneau vaporisateur sur la table de nuit. Tout marcha à souhait jusqu'au douzième jour, les fausses membranes étaient disparues ; toutefois la trachée était très irritable, l'ablation momentanée de la canule déterminait un spasme qui forçait à la réintroduction immédiate. Il y avait un peu de sang mêlé à une expectoration muqueuse que j'attribuais au frottement du bec de la canule sur la pa roi trachéale antérieure. Le treizième jour des phyctènes apparurent autour de la canule sur un fond rougeâtre et tuméfié, la plaie avait mauvais aspect, l'enfant était fiévreux et abattu, il refusait de prendre, et la déglutition semblait très douloureuse. Le cas précédent m'avait donné à réfléchir et je m'empressai de réduire la quantité d'acide employé. L'enfant mourut le surlendemain dans le collapsus, avec une plaie noirâtre, gonflée, très élargie, n'expectorant plus que quelques concrétions sanguines. Il s'était fait une accumulation d'acide phénique dans l'air restreint de la loge, où il était très difficile qu'il fut renouvelé. Les urines, n'ont jamais que le dernier jour, présenté l'aspect noirâtre de l'empoisonnement phéniqué.

Pour le premier les vapeurs avaient été trop concentrées et la dose d'acide excessive ; il est probable pour le second qu'une dose convenable d'acide s'est emmagasinée dans une loge empêchant par sa disposition l'apport de nouvelles provisions d'air.

Voici, pour terminer, les conclusions qui résument cette étude :

1° Le traitement de la diphtérie avec ou sans croup par l'antisepsie, *intus et extra*, est conforme aux données scientifiques sur la nature des maladies infectieuses en général, de celle-ci plus particulièrement, à cause du siège même de ses manifestations.

2° Le traitement de la diphtérie par les vaporisations

antiseptiques, phéniquées ou térébenthinées, offre à considérer un effet local ou de contact direct. Les vapeurs sont charriées par l'air respiré tout le long des voies respiratoires, tandis que les pulvérisations n'ont qu'un champ d'action limité aux premières voies. Véritables solutions médicamenteuses, elles font partie intégrante de l'air qu'elles assainissent, s'opposent aux pullulations microbiennes sur les muqueuses qu'elles baignent.

3° Les vaporisations antiseptiques ont une action générale sur le malade, non seulement par la chaleur favorable qu'elles lui fournissent, mais par une absorption pulmonaire qu'on sait être si rapide, et qui, pour l'acide phénique comme pour la térébenthine, n'est plus à démontrer.

4° A ce double titre d'agent local et général, elles offrent à surveiller dans la pratique une action caustique, une action toxique. L'examen des urines qui deviennent d'abord vert-olive, puis noires, suffit à garantir contre cette dernière. L'action caustique s'évitera par des doses modérées bien que suffisantes. On a vu par le détail des observations que la dose inoffensive peut être très élevée. Le renouvellement de l'air autour du malade sera assuré : on se défiera des rideaux et des loges. Les gardes, le médecin seront d'excellents juges d'après leurs propres sensations. Nous avons dit que les asthmatiques et les cardiaques supportent très mal l'atmosphère phéniquée.

5° Malgré ce qu'on a affirmé de l'intolérance des enfants

pour l'acide phénique, les vaporisations, non seulement
se supportent facilement, mais ont produit entre nos
mains et de l'avis d'autres observateurs dont la compétence ne saurait être mise en doute, des résultats
remarquables.

6° Une preuve d'action qui demande à être confirmée
et serait considérable est l'arrêt qu'on a cru voir, sous
l'influence des vaporisations phéniquées, dans le développement des manifestations pseudo-membraneuses au
larynx, et l'arrêt de laryngites confirmées et avancées.

7° Nos résultats, et ceux des confrères que nous
avons cités, se sont obtenus sur des diphtéries infectieuses ou graves, ou bénignes, ce que nous avons
appelé la diphtérie blanche, à localisations, celles du
croup, de la bronchite, de la broncho-pneumonie diphtérique, celle qui tue par asphyxie quand elle ne se termine pas par l'intoxication tardive, et cela dans des
proportions que nous avons connues et que le traitement préconisé ici paraît considérablement diminuer. Il
y a des diphtéries à intoxication primitive, destructive
d'emblée, les hypertoxiques, les noires ou gangréneuses ;
elles échappent à peu près à la thérapeutique. Il y a
donc, pour toute statistique, pour tout jugement thérapeutique, des termes importants, que nous nous
sommes efforcés de marquer, et avec lesquels il faudra
compter.

XIII

CONSIDÉRATIONS SUR LA PROPHYLAXIE DE LA DIPHTÉRIE

Données scientifiques sur lesquelles elle se fonde. Prophylaxie sociale. — Notre infériorité à cet égard. — Motifs qui la rendent urgente de la part de la diphtérie. — Son extension — les épidémies — sa possibilité.
Prophylaxie hospitalière. — Celle qui existe est un leurre — le lazaret. — Il existe pour les maternités. — Le lazaret de la diphtérie.
Prophylaxie individuelle. — L'entourage. — Le médecin. — La maison.

La science médicale n'a pas que le rôle si difficile, comme on a pu le comprendre d'après ce qui précède, de soulager ou de guérir, elle a celui, aussi difficile et plus important, de prévoir.

Infectieuse, inoculable et contagieuse, la diphtérie rentre de plein droit dans le cadre élargi de ces empoisonnements de nature microbienne, dont quelques-uns déjà ont été si merveilleusement analysés par Pasteur. La méthode existe, les découvertes et le temps feront le reste. Nous avons vu où en était la question relative au microbe de la diphtérie, nous avons vu en même temps

que l'observation, ici comme ailleurs, avait depuis longtemps marché en avant de l'expérimentation. De sorte
que le bilan de nos connaissances sur l'agent pathogène
de la diphtérie est le suivant : nous y revenons parce
que là est naturellement le point de départ de toute prophylaxie. 1° L'inoculation est un mode exceptionnel de
transmission ; le microbe est surtout aérobie, tellement
que la diphtérie se respire, de même que d'après les
découvertes récentes sur le microbe typhogène, la fièvre ,
typhoïde se boit. 2° C'est donc le plus ordinairement
dans les aréoles pulmonaires que l'air dépose son contage. Il passe de là dans la circulation à la recherche
de ses tissus d'élection, les muqueuses, le rein, le système nerveux. Mais si l'air contagieux rencontre une
autre voie d'absorption sur la peau ou sur les muqueuses
exposées à l'air, les aphtes dans la bouche, les excoriations des lèvres, du bord des narines ou des paupières,
des surfaces de vésicatoire, des dermatites ulcérées
comme l'ecthyma, l'eczéma, les furoncles, il peut y
laisser son germe et l'infection part de ces points comme
d'une vraie inoculation. 3° Le contage diphtéritique n'a
pas de force de diffusibilité considérable, comme en ont,
par exemple, les odeurs [1]. Nous avons fourni à l'appui
de cette assertion un assez grand nombre de faits, la
lenteur de développement d'une épidémie, des faits de
transmission de lit en lit sur un même et seul côté d'une
salle d'hôpital, celui de l'isolement naturel d'un lieu par

---

[1] Docteur LANCRY, th. de Paris, 1887. *Contagion de la diphtérie.*

une simple situation géographique (Bourgueil), les observations prises par Lancry dans des écoles, celles que nous avons faites nous-même. 4° La respiration d'un diphtérique se charge du contage et peut le transmettre sur son trajet seulement (Lancry), fait plein de conséquences pour l'infection du diphtérique par lui-même, pouvant surajouter à l'infection première et expliquer les intoxications tardives. 5° Comme tous les germes, il peut s'attacher aux linges, aux personnes, aux objets et se transporter à longue distance par ces objets indéfiniment variés. 6° Il est très résistant ; les contagions à longue échéance, auxquelles il faut vraisemblablement rattacher les cas endémiques, en sont la preuve. Les variations athmosphériques sont sans influence sur lui. 7° Comme tous les microbes, il est attaquable par les désinfectants ordinaires, l'acide phénique par exemple, ce qui ressort non seulement de l'antisepsie et de ses succès en général, mais spécialement pour la diphtérie de ce que nous avons constaté plus haut.

Quelles sont les conséquences prophylactiques de ces données, à peu près acquises à la science, au point de vue social, hospitalier, individuel ?

Il est honteux de constater que la législation sanitaire si bien organisée chez nos voisins : en Angleterre, en Belgique, en Hollande, en Allemagne, soit tout entière à créer en France. Pour prendre un exemple élémentaire, en prophylaxie, il est pénible de constater que la variole fouille chaque année encore quelque coin de notre territoire, tandis que la vaccine obligée en a

depuis de longues années débarrassé l'Allemagne, où on
la regarde désormais comme le privilège des peuples
aux premiers pas de la civilisation. Lancry se demande
s'il y a là le résultat malheureux d'une mauvaise volonté ?
Évidemment non, le peuple français obéit tous les jours
à un arrêté de police. Une lutte entre le droit social
et la liberté privée ? Encore moins. Une ignorance ?
Encore moins ; puisque, heureusement pour nous, nous
avons Pasteur et la gloire d'avoir, grâce à lui, donné au
monde entier des notions enfin précises sur le mode de
transmission des maladies. C'est d'ailleurs un hommage
éclatant à rendre au corps médical, que la lutte à cet
égard contre l'inertie du pouvoir et l'insouciance des
masses vis-à-vis de leur propre intérêt, l'a trouvé infati-
gable ; que partout et toujours réduit à ses propres
forces, au rôle de persuasion souvent discuté dont il dispose, il s'en est toujours servi dans les limites du possible. La vraie cause de notre infériorité doit s'attribuer
à l'instabilité gouvernementale qui nous tourmente
depuis un siècle. Ces pouvoirs qui se succèdent, assez
préoccupés de leur propre existence, n'ont pas le temps
de songer à celle d'autrui ; en tout cas, aucune suite
d'idées ou de projets, relative à une législation nouvelle
si importante qu'elle soit au point de vue purement
social, ne semble pouvoir sortir de fluctuations aussi
rapprochées.

Quoi qu'il en soit, il est évident qu'on ne doit attendre
que de l'action gouvernementale la constitution d'une
prophylaxie sociale, puisqu'elle seule dispose de l'arrêté

de police, inutile sans une sanction. Nous ne pouvons ici que nous borner à déplorer l'état actuel des choses dans notre malheureux pays. Ce que nous pouvons ajouter, en ce qui concerne la diphtérie, c'est son extension continue, à prévoir, annuellement constatée et signalée. M. Ernest Besnier a jeté le premier cri d'alarme en 1876. Voici les chiffres qui indiquent la progression pour la population parisienne. Il y avait à Paris, en 1877, cinquante-trois décès sur cent mille habitants à l'actif de la diphtérie ; il y en a, en 1882, sur le même nombre, cent vingt et un. Dans les hôpitaux d'enfants, il y avait trente-sept pour cent de décès pour la diphtérie, en 1877 ; — il y en a eu, en 1882, plus de cinquante pour cent. Une statistique du docteur Ollivier établit pour le croup, à Paris, la mortalité suivante :

<pre>
        1866 —   815 décès.
        1872 — 1149   —
        1876 — 1572   —
        1880 — 2158   —
        1882 — 2390   —
</pre>

Nous ajouterons avec M. Cadet de Gassicourt que la diphtérie n'augmente pas seulement par le nombre mais par la gravité des cas, et que sa progression de ce côté n'est pas moins sensible que de l'autre. Le docteur Ollivier, après avoir communiqué les chiffres précédents au Conseil d'hygiène publique et de salubrité de la Seine, a fait approuver, par ce Conseil, une instruction prophylactique contre la diphtérie, en le priant de populariser cette instruction par la presse et l'affichage [1]. Mais, pour la diphtérie comme pour les autres maladies contagieuses, pratiquement ces mesures excellentes doivent attendre l'autorité et la sanction absentes. Il est à espérer qu'elles interviendront bientôt, heureusement pour l'honneur du bon sens traditionnel en France.

[1] Dans sa séance du 9 mai, le Conseil d'hygiène publique et de salubrité a approuvé l'instruction suivante sur les précautions à prendre contre la diphtérie.

INDICATIONS GÉNÉRALES. — La diphtérie est une affection éminemment contagieuse.

Toute relation des enfants avec les diphtériques doit être évitée.

On ne connaît, jusqu'à ce jour, aucun médicament qui préserve sûrement de la diphtérie.

Il est important de surveiller attentivement le début de tout mal de gorge.

Il importe, surtout en temps d'épidémie, de nourrir les enfants aussi bien que possible, et de ne pas les soumettre à l'action prolongée du froid humide.

CONDUITE A TENIR QUAND UN CAS DE DIPHTÉRIE SE DÉCLARE DANS UNE FAMILLE. — 1° Il est indispensable d'éloigner immédiatement toute personne qui ne concourt pas au traitement du malade, et surtout les enfants;

2° Les personnes qui soignent le malade éviteront de l'embrasser, de respirer son haleine et de se tenir exactement en face de sa bouche pendant les quintes de toux.

Si ces personnes ont des crevasses ou des plaies, soit aux mains, soit au visage, elles auront soin de les recouvrir de collodion.

Elles se nourriront bien, et devront sortir plusieurs fois dans la journée au grand air. Elles prendront la précaution de se laver préalablement le visage et les mains avec de l'eau renfermant, par litre, 10 grammes d'acide borique ou 1 gramme d'acide thymique.

Enfin elles éviteront de séjourner nuit et jour dans la chambre du malade.

3° A Paris, les familles qui désirent faire soigner leurs enfants à l'hôpital, s'adresseront le plus tôt possible au poste central de police de leur arrondissement ou au commissariat de police de leur quartier, et il sera mis gratuitement à leur disposition, sur le vu d'un certificat de médecin, une voiture pour le transport.

Ce sont les épidémies surtout qui font vivement sentir l'urgence d'une législation sanitaire. J'ai raconté, dans une étude précédente, l'histoire d'une épidémie de diphtérie toxique et cité les observations particulièrement intéressantes du docteur Frouslin. Une de ses lettres contient le passage suivant : « J'ai forcément effleuré dans ma précédente lettre la question des écoles. L'école des garçons et celle des filles occupent, à Restigné, un seul bâtiment, trop petit, mal aéré, situé au milieu du village bien entendu, à 100 mètres de ma maison, ce qui veut dire, d'après ce qui précède, en plein foyer épidémique. Si je vous apprends que les écoles n'ont pas été licenciées, vous aurez peine à le

MESURES DE DÉSINFECTION. — 1° Les matières rendues à la suite de quintes de toux ou de vomissements, seront désinfectées à l'aide d'une solution contenant par litre d'eau 50 grammes de chlorure de zinc ou de sulfate de cuivre.

Les linges, vêtements, etc., souillés par le malade seront immédiatement lavés avec une de ces solutions, puis plongés dans l'eau maintenue bouillante pendant une heure au moins.

Les cuillers, tasses, verres, etc., ayant servi au malade devront, aussitôt après, être plongés dans l'eau bouillante.

2° Quelle que soit l'issue de la maladie, la désinfection de la chambre est indispensable. On fera des fumigations de la manière suivante :

Après avoir fermé toutes les ouvertures, on placera sur un lit de sable une terrine contenant des charbons ardents, sur lesquels on mettra une quantité de soufre concassé, proportionnelle à la capacité de la pièce (20 gr. par mètre cube).

La chambre restera close pendant vingt-quatre heures, puis sera largement aérée.

Les vêtements, linges, draps et couvertures ayant servi au malade seront désinfectés, avant d'être envoyés à la lessive, avec une des solutions indiquées précédemment.

Les matelas seront ouverts et laissés dans la chambre pendant la fumigation.

croire. J'avais pourtant appelé l'attention de qui de droit sur la triste situation qui nous était faite. Mon initiative aboutit à faire désigner une commission composée de MM... Elle prit jour pour se rendre à Restigné, et, au jour dit, je reçus cette réponse colossale : « La « même chose se trouve ailleurs, chez nous-mêmes ; nous « ne savons qu'y faire. » Ce fut tout, personne ne vint, aucune mesure ne fut prise. Toutefois, plus tard, l'autorité préfectorale, mise enfin en éveil, m'envoya le médecin des épidémies de Chinon. Seulement, la mienne était finie. » Les anciens, à tout hasard, allumaient au moins de grands feux aux carrefours ; les choses, on le voit, ont réalisé depuis d'énormes progrès. Et pourtant, si l'on juge des épidémies de diphtérie par celle dont nous avons parlé, la marche lente de la contagion devrait singulièrement faciliter la circonscription du fléau, par la désinfection sur place de chaque foyer.

Cette désinfection est-elle possible ? Il n'est plus permis d'en douter. Une maison se désinfecte comme un navire, et voici les conclusions d'un rapport sur ce sujet lu par M. Proust à l'Académie de médecine le 1er février 1887 : « 1° Les mesures de désinfection exécutées à bord, sous la direction d'un médecin instruit et indépendant des Compagnies de navigation, rendront souvent inutiles les quarantaines dites d'observations, surtout lorsqu'il s'agit de longues traversées ; 2° ce qui vient de se passer sur le *Mytho* montre que la désinfection à bord n'est pas seulement une mesure théorique, mais qu'elle peut être complètement réalisée. » Qui peut nier les résultats quotidiens de la désinfection dans les services de médecine, de chirurgie et d'accouchements? Demandez aux grands propriétaires des environs de Bordeaux, s'ils doutent de la désinfection des caves, contre les différentes maladies dont ils ont ainsi débarrassé leurs vins; désinfection qu'ils ont pratiquée suivant les indications de Pasteur.

D'autre part, la prophylaxie hospitalière laisse encore beaucoup à désirer chez nous. Elle n'a trouvé que l'isolement très incomplet de certains pavillons annexés aux hôpitaux. Le docteur Lancry fait, au point de vue de la diphtérie, la critique de l'hôpital de l'Enfant-Jésus. Il montre d'abord les inconvénients de la promiscuité des malades à la consultation ; cent ou cent-ving enfants accumulés pendant une heure dans une salle, apportant qui la rougeole, qui la diphtérie, qui la scarlatine. « La consultation, dit-il, ne vaut pas le danger auquel expose le manque de sélection préalable. » Il fait ensuite ressortir l'état infectieux, mauvais, des salles, qu'Archambault caractérisait ainsi : « A l'Enfant-Jésus, on ne meurt pas de la maladie qu'on y apporte, mais de celle qu'on y contracte. » Les cas intérieurs de diphtérie sont en progression croissante, en dépit du pavillon d'isolement ouvert en 1882, si bien qu'ils atteignent le chiffre annuel considérable de cent à cent-vingt, sans compter les cas contractés à l'hôpital, à la consultation ou dans les salles, lesquels vont évoluer au dehors. L'isolement, par le fait, n'est qu'un leurre à cause du va-et-vient des gens de service et des élèves, du pavillon aux salles. Cette critique se termine ainsi : « Nous croyons avoir fait notre devóir en signalant les faits qui précèdent ; le reste ne nous appartient pas. On nous permettra de déplorer que, dans une nation où de toutes parts s'élèvent des voix pour signaler la faible natalité ; où, de toutes parts, la protection de l'enfance s'inspire, non seulement de l'humanité, mais d'un patriotisme ardent et éclairé, il puisse exister, à Paris, un établissement où, sous les trompeuses apparences de l'humanité, on renouvelle les horreurs des peuples anciens, qui sacrifiaient impitoyablement les enfants nés faibles et chétifs. Vous dites que vous soignez ces enfants, leurs mères éplorées vous les apportent et vous prient de les garder. Vous les acceptez, et vous les tuez par la rougeole, la scarlatine, la coqueluche, mais surtout par l'angine couenneuse et le croup. Les Spartiates jetaient les leurs du haut du Taygète, ce n'était guère plus barbare et c'était plus franc ! »

L'indignation qui ressort de ces paroles est trop justifiée par ce qui précède, pour qu'on se refuse à l'approuver. L'organisation hospitalière, soumise à une routine administrative, est aujourd'hui bien loin de répondre aux conditions d'hygiène, de salubrité, de prophylaxie surtout, que son but même doit la contraindre à réaliser. Elle n'y arrivera sans doute, et forcément, que dans une certaine limite. Les retards entraînent de déplorables conséquences qu'il est bon de signaler.

La conclusion rêvée est l'isolement complet d'un hôpital de contagieux qui réunira, sous l'autorité absolue

du médecin, les conditions spéciales à la thérapeutique
de telle maladie, celles qui assureront l'extérieur contre
le foyer infectieux qu'il constitue, celles qui protége-
ront, autant que se pourra, son personnel contre la
contagion.

Cet hôpital est un lazaret.

On est déjà entré dans cette voie, pour ainsi dire sans
y penser. Les maternités de Paris sont des lazarets à
rebours, si l'on veut permettre cette expression, c'est-à-
dire un hôpital où l'on est arrivé par les précautions
d'hygiène et d'antisepsie les plus draconiennes à garantir contre les microbes ou contages, venus du dehors,
des femmes en réceptivité physiologique spéciale.
Les résultats ont donné raison aux procédés. Les
mœurs et les habitudes s'y sont désormais accommo-
dées, comme elles se feraient aux sévérités d'un hôpital de contagieux. Il y a d'ailleurs des considérations de
salut public supérieures aux mœurs et aux habitudes.
Les difficultés matérielles ne doivent pas entrer en ligne
de compte, elles pourraient être aplanies par des instal-
lations temporaires, qui se multiplieraient elles-mêmes
tout autant que les maladies contagieuses.

Nous comprendrions, d'après le système de traitement
dont nous avons parlé plus haut, un lazaret de diphtériques séparé en petites chambres de 2 ou 4 lits, d'un
cubage déterminé, d'aération suffisante, pouvant écono-
miser dans des mesures convenables la chaleur et la
vaporisation phéniquée. S'il se confirme que cette vaporisation est un moyen réel de stérilisation du malade et

de l'air ambiant, il n'exige pas d'autres précautions prophylactiques.

La prophylaxie individuelle est tout entière entre les mains du médecin.

Isoler aussitôt le malade, éloigner immédiatement les plus exposés de l'entourage, les faibles, ceux qui ne seront pas indispensables, les enfants surtout : « Partir tôt, aller loin, revenir tard, » dit Bouchut. Isoler, même dans les cas simplement douteux. C'est, on le voit, la chambre du malade devenue un petit lazaret. Nous ne reviendrons pas sur les détails du traitement au point de vue de l'antisepsie.

Le médecin veillera à choisir, s'il le peut, pour donner les soins au malade et l'approcher, des personnes à constitution robuste et saine. Il reconfortera le moral des parents, préviendra les mères d'éviter la direction de la bouche de l'enfant. Les valétudinaires voisins, ceux qui présentent des surfaces épithéliales dénudées, seront éloignés. On fera bouillir les linges et objets de pansements, on passera à l'eau bouillante les objets de cuisine, les cuillers, etc., qui auront servi au malade. Les déjections de toute sorte seront désinfectées au sulfate de fer ou de cuivre.

La diphtérie est la maladie contagieuse dont la transmission du malade au médecin a été le plus souvent et le plus bruyamment constatée. Il faut en chercher les raisons dans le siège des localisations pseudo-membraneuses et les soins nécessités par elles, les examens

obligés de la gorge, l'abouchement du traitant et du
traité, l'intervention chirurgicale au milieu d'un véritable spray sceptique ; tout cela, croyons-nous, a une
toute autre importance que l'hypothèse d'une facilité
plus grande de transmission et d'absorption, spéciale
au germe diphtérogène ou à son mode de transfert.
Une éclaboussure minuscule est projetée de ce gosier
contracté et criant sous la cuiller, elle se dépose sur un
coin des muqueuses de la bouche, du nez, des yeux de
l'observateur, c'est le point de départ d'une culture,
qui se continuera ou échouera suivant le terrain et les
conditions plus ou moins favorables qu'elle va rencontrer. Faut-il donc, comme on l'a bien des fois proposé, que le médecin aborde son malade le visage
protégé contre lui par une sorte de masque ? — C'est
une de ces propositions sages qui restent éternellement
sans réponse. Il nous paraît d'ailleurs possible d'exa-
miner une gorge sans se mettre tout à fait dans la
direction de l'expiration et des éclaboussures. Quant à
l'intervention chirurgicale, la rapidité du procédé, le
mode opératoire même que nous avons indiqué, sont
autant que possible à l'avantage prophylactique de
l'opérateur. Nous n'osons plus trop insister sur les béné-
fices, pour la protection du médecin, de notre buée antiseptique.

Sans être contaminé lui-même, le médecin, comme
l'a fait Guersant, peut porter avec lui et propager la
diphtérie. Cette considération impose la désinfection
scrupuleuse des mains, des instruments surtout, des

vêtements même. On ne saurait mettre d'exagération dans cet ordre d'idées ou de précautions. Jusqu'à précision scientifique de la biologie des germes, de leur mode de propagation plus particulièrement, nous luttons contre un inconnu terrible, mais absolument réel et démontré surtout par ses effets. Les virus se transportent-ils par l'air ou par contact? — On a pu voir, au courant de ses pages, qu'avec la plupart des auteurs nous avons fait une part très large à la contagion aérienne de la diphtérie. Or, à mesure que les observations se multiplient, la théorie de la propagation atmosphérique des germes cède le pas à la théorie de la contagion par contact, beaucoup plus accessible heureusement, aux moyens prophylactiques. De sorte que, sans nier encore le transport des maladies zymotiques par l'air, on le considère aujourd'hui comme exceptionnel. Le professeur L. Lefort vient de porter à la contagion atmosphérique ce défi de laisser pendant un an entièrement exposées à l'air des salles, tout en les préservant du contact, les plaies qu'il avait en traitement dans son service. Aucune infection ne s'est produite, les plaies ont guéri comme sous un pansement de Lister. Le professeur Grancher m'a raconté comment, dans une pièce du laboratoire de Pasteur qu'on appelle la « Chambre des ensemencements », parce que c'est là que se font les cultures, que s'étudient les atténuations virulentes, on n'a pendant très longtemps pénétré qu'avec des précautions infinies. Toute agitation de l'air, tout bruit, toute secousse paraissaient devoir mettre en mouvement quelque poussière.

microbienne endormie ici ou là et brouiller les cultures. Les promiscuités virulentes s'évitent aujourd'hui simplement par la désinfection exacte des vases, le flambage des instruments, les procédés seuls enfin qui garantissent de contacts. De l'air et des germes qu'il peut transporter, il n'est plus question. Près d'un foyer de diphtérie, l'attention du médecin se portera donc spécialement vers les différents contacts possibles, les moyens de les éviter, les moyens de les corriger par l'antisepsie la plus rigoureuse. En sorte que dans l'organisme infecté, et tout autour de cet organisme devenu foyer infectieux, la ressource suprême est toujours l'antisepsie.

Lorsque tout est fini, la chambre du malade doit encore être, en effet, désinfectée. Le meilleur désinfectant est l'acide sulfureux. Vingt grammes de soufre par mètre cube d'air seront brûlés dans chaque pièce de l'appartement, hermétiquement close ; les linges, la literie, les vêtements et la chambre resteront vingt-quatre heures imprégnés de l'atmosphère sulfureuse, que remplacera une large ventilation. L'inconvénient du soufre est dans les dégâts qu'il cause souvent, et sa combinaison facile avec les métaux, les sulfures noirs qu'il laisse partout où il rencontre ces métaux.

Le docteur Couëtoux a mis à profit non seulement pour la désinfection, mais encore pour le traitement antiseptique de la diphtérie pratiqué suivant la méthode que nous avons fait connaître, l'essence de térébenthine en volatilisation. L'action parasiticide qui lui est attribuée par Koch en ferait un moyen de désinfection supérieur ou égal au soufre, sans en offrir aucun des désavantages.

Les lavages usités au sublimé, au chlorure de zinc, à l'acide phénique seront également employés. Tout enfin sera mis en œuvre pour éteindre sur place, dans le présent et dans l'avenir, les germes résistants d'un fléau qu'on ne saurait trop chercher à supprimer.

TABLE DES MATIÈRES

III

LA DIPHTÉRIE

IV

FORMES ET DIAGNOSTIC DE LA DIPHTÉRIE

V

TRAITEMENT DE LA DIPHTÉRIE

VI

LE CROUP

VII

GUÉRISON SPONTANÉE DU CROUP. — SES FORMES. — SON DIAGNOSTIC

VIII

LA TRACHÉOTOMIE. — INDICATIONS

Ce qu'est la trachéotomie. — Elle s'indique à la limite extrême de la guérison spontanée du croup. — Accès violents ou répé-

IX

LA TRACHÉOTOMIE. — MANUEL OPÉRATOIRE

X

LA TRACHÉOTOMIE. — ACCIDENTS. — SOINS CONSÉCUTIFS,
— COMPLICATIONS.

XI

TRAITEMENT DE LA DIPHTÉRIE AVEC CROUP

XII

PRATIQUE ET RÉSULTATS DES VAPORISATIONS ANTISEPTIQUES DANS LA DIPHTÉRIE ET LE CROUP.

XIII

CONSIDÉRATIONS SUR LA PROPHYLAXIE DE LA DIPHTÉRIE.

BIBLIOTHEQUE NATIONALE DE FRANCE
3 7531 00372531 5